U0879594

高等医学院校系列教材

全科理论与社区实践

主　编　孙喜琢　谭学瑞
主　审　王　静
副主编　林常敏　林汉群　林锦春　熊　奕　唐　平　唐爱发
编　委　（按姓氏拼音排序）
陈　勤　西南医科大学
陈晓敏　汕头大学医学院罗湖临床学院
范雪超　深圳市罗湖医院集团翠竹街道社区健康服务中心
付　莹　汕头大学医学院罗湖临床学院
耿金凤　深圳市罗湖医院集团桂园街道社区健康服务中心
顾申红　海南医学院第一附属医院
黄　婵　深圳市罗湖区慢性病防治院
黄瑞杰　深圳市罗湖医院集团莲塘街道社区健康服务中心
黄文静　汕头大学医学院罗湖临床学院
金凤霞　深圳市罗湖区慢性病防治院
李安春　深圳市罗湖医院集团笋岗街道社区健康服务中心
林　恺　汕头大学医学院第一附属医院
林常敏　汕头大学医学院
林汉群　深圳市罗湖医院集团
林锦春　深圳市罗湖医院集团
刘　宇　汕头大学医学院罗湖临床学院
刘彩霞　汕头大学医学院
刘淑慧　汕头大学医学院
秦道新　深圳市罗湖区慢性病防治院
邱珊娇　深圳市罗湖医院集团黄贝岭社区健康服务中心
孙喜琢　汕头大学医学院罗湖临床学院（深圳市罗湖区人民医院）
谭学瑞　汕头大学医学院
唐　平　汕头大学医学院罗湖临床学院
唐爱发　汕头大学医学院罗湖临床学院
万岩岩　汕头大学医学院罗湖临床学院
王　丽　石河子大学第一附属医院
王　爽　中国医科大学附属第一医院
王　颖　汕头大学医学院罗湖临床学院
王荣英　河北医科大学第二医院
翁海兵　深圳市罗湖医院集团仙湖社区健康服务中心
熊　奕　深圳市罗湖区人民医院
杨　曼　深圳市罗湖医院集团东门街道社区健康服务中心
叶剑锋　汕头大学医学院罗湖临床学院
张元东　深圳市罗湖区慢性病防治院
郑芳芳　汕头大学医学院罗湖临床学院

科 学 出 版 社
北　京

内 容 简 介

本书旨在为临床相关专业本科生提供足够的社区卫生服务实践内容，培养其初步具备全科理念，提升其全科基本知识和技能的应用能力，引导其将预防疾病、解除病痛和维护人民群众健康权益作为自己的职业责任。本书中导入医学人文和沟通技巧等思政元素，有助于培养更多的兼具倾听、同理心、人文关怀等职业素养的“有温度”的好医生。基于目前全科医学课程缺乏实用性和体验性难题，本书以汕头大学医学院医学教育积淀和深圳市罗湖医院集团多年新医改经验为基础，构建面向临床相关专业培育全科理念的学生、基于实践的全科医学教育课程。

本书适用于本科临床相关专业学生使用参考。

图书在版编目（CIP）数据

全科理论与社区实践 / 孙喜琢，谭学瑞主编. -- 北京 : 科学出版社，2025. 6. --（高等医学院校系列教材）. -- ISBN 978-7-03-081724-2

Ⅰ. R4

中国国家版本馆 CIP 数据核字第 20254VA170 号

责任编辑：胡治国 / 责任校对：宁辉彩
责任印制：张 伟 / 封面设计：陈 敬

科学出版社 出版
北京东黄城根北街 16 号
邮政编码: 100717
http://www. sciencep. com
三河市宏图印务有限公司印刷

科学出版社发行 各地新华书店经销

*

2025 年 6 月第 一 版 开本：787×1092 1/16
2025 年 6 月第一次印刷 印张：14 3/4
字数：436 000

定价：88.00 元

（如有印装质量问题，我社负责调换）

序

在国家医疗改革深入、人口老龄化加剧的时代背景下，为满足居民对健康的多层次需求，党的二十大报告提出推进健康中国建设，提出把保障人民群众健康放在优先发展的战略位置，发展壮大医疗卫生队伍，把工作重点放在农村和社区。2022年国务院办公厅印发了《“十四五”国民健康规划》，提出要深化医药卫生体制改革，加快建设分级诊疗体系。着力强基层、补短板，促进健康公平可及。强预防、促健康是保障国民健康的重要举措，因此医疗人才早期接触全科理念十分必要，有助于医学生深化对疾病预防、慢性病管理等的感悟和理解，为健康中国的实现提供人才保障。主编孙喜琢教授是深圳市罗湖医院集团创建者，也是深耕多年医疗改革的推动者，他倡导了“少生病、少住院、少负担、看好病”这一深入百姓内心的医改目标，罗湖医改取得了一系列成果，并从用人单位和区域人群健康管理者角度思考未来全科人才需求方向；主编谭学瑞教授是汕头大学医学院院长，也是深耕医学教育改革数十年的践行者，致力于为本地区和全国培养符合临床医学专业教育标准并兼具全科医学理念的高素质医学人才。从2019年开始，两位教授带领团队联合办学，探索建立临床医学专业创新班，学生从大二开始深入医院和社区医疗机构学习，体验全科医学并培育全科理念，这是一个医改和教改的深度融合案例。该书在两位教授的带领下，通过构建面向临床医学专业学生群体、基于实践的全科医学教育课程，促进临床医学专业本科生参与足够的社区卫生服务实践，初步培养全科理念，为今后的学习和工作打下基础。

各位编者以全科医师为主，也有医疗改革者、医学教育管理者和高校教师，他们结合多年临床经验和教学实践，贡献各自的全科思维、卫生管理和改革理念。我很高兴能够为此书作序，相信它将是一本对于我国医学生培养全科理念的有价值、有意义的学习用书。

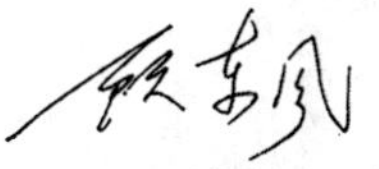

中华预防医学会副会长

2024年3月4日

序

前　言

在国家医改政策的推动与深圳市亟须提升医疗资源配置的需求下，深圳市以罗湖区为试点开始改革，建立紧密型医联体管理模式，尝试推动卫生健康事业发展方式从“以医院为重点”向“以基层为重点”转变，从“以治病为中心”向“以健康为中心”转变，锚定党的二十大关于健康中国战略方向，探索医疗卫生服务体系的资源结构优化升级、发展方向转型升级，努力让辖区居民实现“少生病、少住院、少负担、看好病”的医改目标。

2015 年 8 月 20 日，罗湖区人民医院作为牵头单位与辖区内多家医疗机构成立深圳市第一家紧密型城市医联体——深圳市罗湖医院集团，包括 5 家医院，1 个研究院（深圳市众循精准医学研究院）和 45 家社区健康服务中心（简称社康中心），形成了医疗任务、利益一致的，纵向贯通一体化整合型医疗服务体系；医改 8 年来也取得了一些成果，2018 年《世界卫生组织公报》刊发“中国城市以人为中心的整合保健体系”，详细描述了罗湖医改的核心行动领域及相应的实施策略，文章摘要被翻译成 6 种语言，向全球展示，罗湖医改正式走入世界视野，成为国际上整合型卫生服务体系建设典范。

21 世纪初第三次医学教育改革起始于 21 世纪国际医学教育专家委员会关于 2010 年《新世纪医学卫生人才培养：在相互依存的世界为加强卫生系统而改革医学教育》的报告，该报告指出关注培养医学生岗位胜任力和领导力以及初级卫生保健的能力，提倡建立以患者和群体为中心，以岗位胜任力培养为目标的课程体系，同时重视跨学科教育。该报告推动着各国以卫生系统为中心、以岗位胜任力为导向的现代医学教育模式逐步呈现。

医改推动教改，面对当今愈加复杂的卫生安全局势，我国建立以卫生系统为中心、以岗位胜任力为导向的全科医学教育体系，是十分迫切和必要的。全科医学与“新医科”提出的“生命全周期、健康全过程”的服务理念以及“多学科交叉为支撑”的医学模式高度契合。真正有效的全科理念培养应在全科临床环境中开展，实现“以学生为中心”的现代教育理念和“基于情境培养学生胜任力”的教育目标。汕头大学医学院和深圳市罗湖医院集团探索建立临床医学专业创新班正是顺应了这一时代背景，旨在培养具有全科理念的高素质医学人才。

本书从全科医学的基本理念、社区常见健康问题的识别与管理、公共卫生服务项目及实践等几个方面展开，基于全科医学原则和理念特征，设计实践课程框架和内容，将全科理念贯穿其中，充分调动学生学习的积极性和创造性。融入整体性临床思维、人文素养等思政元素，力争培养兼具倾听、同理心的医学人才。本书编写过程中，得到了深圳市卫生健康委员会、深圳市罗湖区卫生健康局、汕头大学医学院、深圳大学医学部、杭州医学院、西南医科大学、中国医科大学附属第一医院、石河子大学第一附属医院、河北医科大学第二医院、海南医科大学第一附属医院、西安交通大学医学院第一附属医院、牡丹江医学院附属第二医院、安徽理工大学医学院等的领导和专家的大力支持；由深耕在医疗和教育一线多年的全科医师、临床学院教学管理者和高校教师等共同完成，同时作为教学改革体验者的创新班学生团队也参与其中，在此一并表示感谢。编写团队参考了国内外大量文献，并引用了一些内容，在此深表谢意。

虽然整个编写过程中我们投入了大量的时间和精力，但难免有不足和疏漏。我们期盼广大读者不吝指正，愿与大家共同助力我国全科人才培养！

孙喜琢

2024 年 3 月 4 日

目　　录

第一篇　总　　论

第二篇　公共卫生服务项目

第三篇 公共卫生服务项目的实践

第一篇　总　论

第一章　概　述

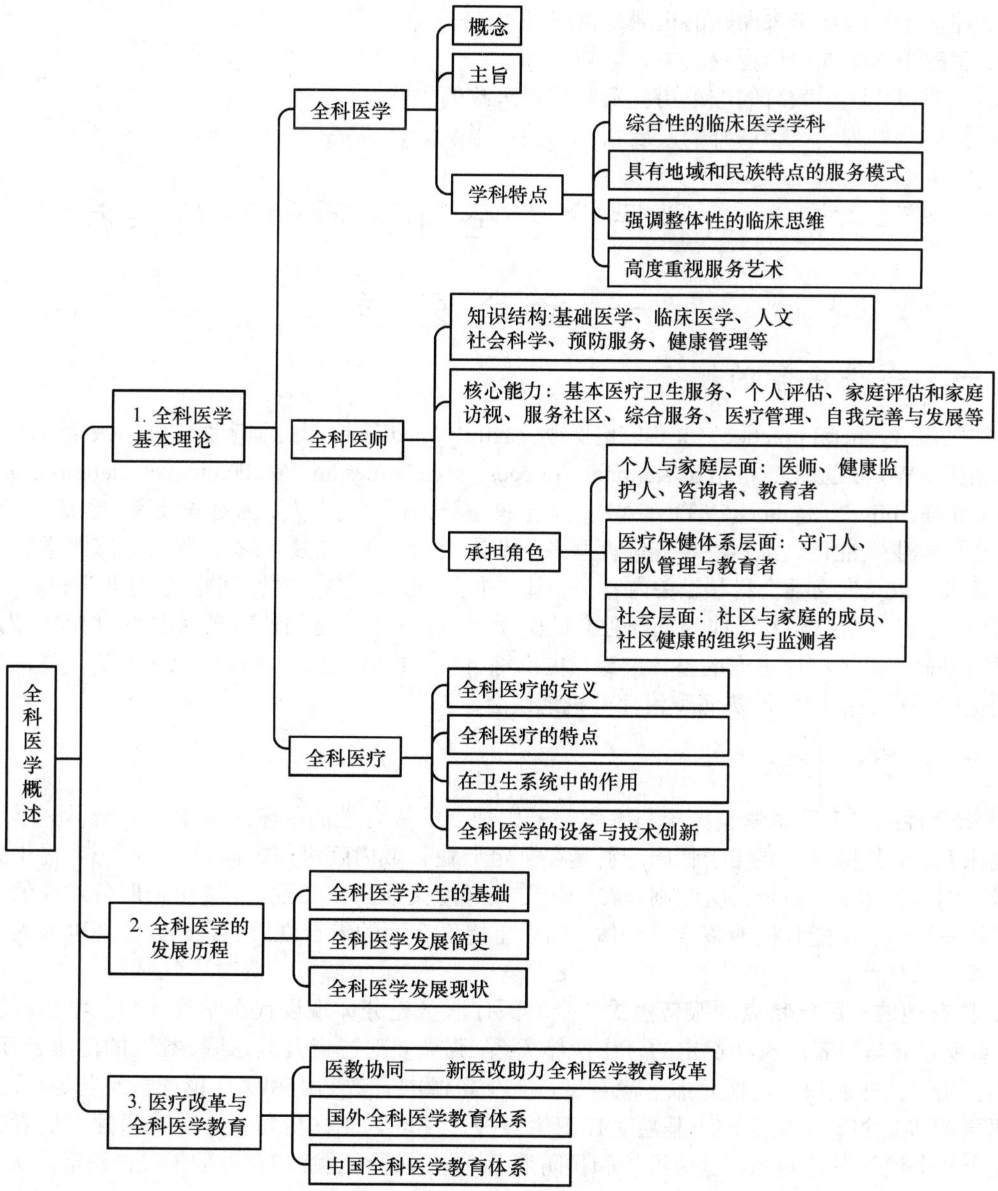

图 1-0-1　全科医学概述

学习目标（图 1-0-1）

1. 定义全科医学的概念，描述全科医学的目标及其在医学中的角色。
2. 评估全科医学的未来趋势及新兴技术对其的影响。

3. 描述全科医学特点与全科医师岗位胜任力。
4. 比较我国全科医师的培养制度及国内外教育体系的差异。
5. 描述现代家居医学特点及其与全科医学的关系。
6. 分析全科医疗在我国医疗卫生系统中的角色及意义。
7. 描述全科医学的演变及重要里程碑。
8. 分析全科医学在国内外的实践模式与发展挑战。
9. 理解全科医学的核心理念及其在医学教育和实践中的影响。
10. 分析全科医学在不同地区的实践模式及其与其他医学专业的关系。
11. 评估全科医学未来面临的机遇与挑战。
12. 理解中国医改的历程及其主要影响。
13. 说明现代医学教育的改革历程及其与新医改的关联。
14. 描述全科医学在国内外的发展状况与关键影响因素。

第一节　全科医学、全科医师和全科医疗

一、全科医学

（一）全科医学的概念

全科医学（general practice）又称家庭医学（family medicine），为临床医学的二级学科。世界家庭医师组织（World Organization of National Colleges，Academies and Academic Associations of General Practitioners/Family Physicians，WONCA）定义全科医学为：面向个人、家庭与社区的医学专业学科，为社区居民提供人性化、综合性、连续性服务。我国对全科医学的解释有：整合临床医学、预防医学、康复医学以及人文社会科学相关内容于一体，面向个人、家庭与社区的医学专业学科。

目前，全科医学已经发展成为一门独立的医学学科。其主旨是强调以人为中心、以家庭为单位、以社区为基础，维护和促进人的整体健康，提供综合性、持续性的基本医疗卫生服务，并将个体与群体的健康医疗卫生服务、防病和治疗有机地结合。

（二）学科特点

1. 综合性的临床医学学科　全科医学是一门独立的综合性的临床医学学科。全科医学不同于其他临床专科，其特点主要在于临床专科是在一定专业领域内朝纵深方向发展，向患者提供独特且范围较窄的专科服务，而全科医学则是在一定专业深度又横向交叉发展，并根据服务对象的健康需求，将相关知识、技能有机地整合为一体，向患者提供全面的综合性服务，充分体现以人为中心的全面照顾模式优势。

2. 具有地域和民族特点的服务模式　全科医疗服务充分体现现代医学模式和医学目标转变的要求，重视发展与患者间长期稳定的合作伙伴关系，强调要对患者及其家庭、社区的健康长期负责；对疾病预防、治疗及康复，医疗服务满意度，卫生资源的有效利用和医疗伦理学问题等全面关注。全科医学的服务领域主要定位于基层医疗卫生服务，主动为辖区内每一个寻找医疗保健者提供连续、综合及个性的医疗照顾、健康维护和预防服务，同时通过适宜和有效的干预，积极维护、促进社区居民的健康。

3. 强调整体性的临床思维　全科医学运用系统和整体的思维来处理和解决人群和个体的健康问题。把患者及其健康相关因素看成一个整体，并关注与患者健康问题相关的社会环境等背景和关系，采取“生物–心理–社会”医学模式，为患者、家庭和社区提供整体化的多学科服务。

4. 高度重视服务艺术　全科医学作为医学领域的一个重要分支，不仅强调医学科学的严谨性

和技术性，还特别强调医疗服务的艺术性和人文关怀。首先，全科医学将维护个体长远的总体健康作为其核心任务。其次，全科医学强调“重视人胜于疾病”的理念。再次，全科医学注重伦理胜于病理，强调在医疗实践中坚守医德和伦理原则。最后，全科医学强调满足患者的需求胜于疾病的诊疗。这种医学模式不仅提升了医疗服务的质量，也使医学更加贴近人性，更好地服务于人。

二、全科医师

（一）全科医师的定义

全科医师（general practitioner，GP）或家庭医师（family physician，FP）在医疗保健体系中扮演着核心角色。他们的工作不仅涉及疾病的诊断和治疗，还包括健康维护、疾病预防、患者教育以及社区资源的协调和利用。世界家庭医师组织对全科医师的定义是：全科医师的基本职责是为每一个寻找医疗保健的人提供综合性的医疗保健服务，必要时也安排其他卫生专业人员为其提供有关服务。美国家庭医师学会（American Academy of Family Physicians，AAFP）对家庭医师的定义是：家庭医师是经过家庭医学范围宽广的医学专业教育训练的医师；家庭医师具有独特的态度、技能和知识，使其具有资格向家庭的每个成员提供连续性和综合性的医疗照顾、健康维护和预防服务，无论其性别、年龄或者健康问题类型是生物医学的、行为的还是社会的。全科医师在医疗保健系统中的多面性和综合性，有助于提高医疗服务的可及性、协调性和连续性，对于提升个人和家庭的整体健康水平具有重要作用。

我国对全科医师的定义：接受过全科医学专门训练，为个人、家庭和社区提供包括预防、治疗在内的多种卫生服务的医师。全科医师为个人、家庭和社区提供基本的、连续的、综合的医疗卫生保健服务，其服务涵盖不同性别、年龄及其所涉及的生理、心理、社会各层面的健康问题。

（二）知识结构

全科医师所掌握的知识是有选择性的，学科特点和服务个体、家庭和社区的健康需求决定了他们在有限的时间内选择性地掌握工作职责所必需的知识。全科医师与专科医师所掌握的知识有相同之处但又有区别，全科医师强调知识的全面性，专科医师则专注于特定领域的深入和专业化。因此，就知识结构和医疗技术来讲，全科医师和专科医师相比并没有水平高低之分，而只是分工不同、学科领域不同、工作任务不同。从总体上看，全科医师的知识结构应包括以下四个方面。

1. 基础医学和临床医学 全科医师首先是为个体、家庭和社区提供医疗服务的临床医师，应能熟练地分析、确定和解决社区常见健康问题。内容主要包括生物学、遗传学、人体解剖学、医学免疫学、医学病原学、病理学、药理学等基础医学科目，以及内科学、外科学、妇产科学、儿科学、急救医学、中医学等临床医学科目。全科医学涉及的常见病和多发病，其知识内容综合多个学科领域，强调服务是全方位、全过程及综合性的。全科医师在处理一个患者的多种疾病时，还需要处理好和专科医师之间的合作关系，有效地诊治多种疾患并在有需要的情况下转诊，这需要全科医师有完整的知识结构和临床分诊思维。

2. 全科医学的基本理论 全科医师应熟练掌握全科医学的基本理论和原则，并用以指导临床与社区实践。内容主要包括全科医学的基本理论和方法、临床思维模式、常见健康问题的处理方式与技巧等。应以常见病、慢性病为基础，以分诊策略为边界，建立多学科知识的连接和融合，在基础和临床学科之间，在各个系统疾病之间建立连接，并不断充实完善全科医师的基本理论结构。

3. 人文社会科学 社区居民除了有生理健康问题外，还是社会人，他们的服务需求经常会受到社会、家庭、文化和心理等因素的影响。所以全科医师在提供健康服务的时候，应全面了解患者，要向社区居民提供以人为中心的健康服务。因此全科医师需要选择性地掌握人文、社会等方面的相关知识，主要包括心理学、社会学、伦理学、医学法学、卫生经济学、卫生事业管理学等。

4. 预防服务和健康管理 为更好地提供以社区为导向包括为个人和群体提供综合有效的健康

服务，全科医师还需要掌握预防医学、流行病学、健康教育与健康促进、社会医学、卫生统计学、健康管理等学科的知识和技能。

（三）核心能力

1. 基本医疗卫生服务能力 基本医疗卫生服务能力是提供首诊服务，处理常见健康和疾病问题的能力。能熟练应用全科医学的原则和方法处理社区中常见的健康问题；鉴别患者的患病状况，及时对急症患者进行必要的处理，准确把握转诊时机；能在社区医疗实践中整合其他专科的知识和技能，整合健康教育、心理咨询、心理治疗等医疗技术，适当运用中西医结合的治疗方法，在日常工作中提供以基本医疗为主，集预防、诊疗、保健、康复及健康管理为一体的服务。

2. 个人评估能力 评价个人心理和行为问题的能力是全科医师必须具备的关键技能之一。它要求医师不仅要有扎实的医学知识，还要有良好的沟通技巧、伦理意识和法律知识，以便能够全面地为患者提供高质量的医疗服务。包括评估和处理行为问题，性格问题，性问题，饮食与营养问题，吸烟、酗酒和药物成瘾等常见的行为问题，儿童、妇女以及老年人等特殊人群的心理和行为问题、心身疾病，以及妥善处理医疗过程中可能遇到的社会和伦理问题。

3. 家庭评估和家庭访视的能力 家庭评估和家庭访视的能力是全科医师在提供以患者为中心的医疗服务中的重要技能，使医师能够更全面地了解患者的生活环境和背景，从而提供更为精准和个性化的医疗服务。包括家庭结构与家庭功能评价、家庭生活周期、家庭资源评估、鉴别有问题的家庭，以及家庭互动关系评价、以家庭为单位的服务、预防性咨询服务、解决医学相关问题等。家庭评估要求医师具备深厚的专业知识、敏锐的观察力和良好的沟通技巧，以便能够及时识别和解决家庭中与医学相关的问题。

4. 服务社区的能力 服务社区的能力是指具有较强的社会工作能力，在平衡社区资源可及性的情况下满足个体和社区卫生需求。社区卫生服务的组织与实施是初级卫生保健体系的重要组成部分，其目标是为社区居民提供全面、连续、协调的医疗卫生服务。这一过程涉及多个层面的工作，包括资源协调、社区调查、健康评估、疾病预防与控制，以及初级卫生保健的实施等。在处理居民健康问题时，应采用以人为中心的思维方式，尊重患者的自主权，促进患者的参与和自我健康管理。社区卫生服务的组织与实施需要卫生专业人员具备广泛的知识和技能，以及与社区内外多方资源协调的能力，以有效提升社区居民的健康水平，促进健康公平，实现初级卫生保健的目标。

5. 综合服务能力 综合服务能力指具备解决具体健康问题的技能，能同时处理患者急性病和慢性病等多种并存的健康问题；为社区相关疾病的患病情况制订干预策略；能在患者的病史问诊、体格检查和问卷调查中获取有效的健康信息，通过患者的参与和协作，为他们制订适宜的干预措施；掌握处理未分化的早期健康问题；通过提供适当有效的卫生干预和疾病预防服务，促进社区居民的健康；提供统筹协调的医疗卫生服务、康复治疗和姑息治疗。

6. 医疗管理能力 具备较强的医疗管理能力意味着能够有效地组织和协调医疗资源，确保医疗服务的顺畅运行。包括对医疗流程、人力资源、财务预算、设备管理等方面的理解和掌控，以及对医疗质量的持续改进。

7. 自我完善与发展的能力 通过不断提升管理能力、适应行业变化、终身学习、参与科研教学以及有效应对挑战，能够促进个人职业成长，提高医疗服务质量和患者满意度。

（四）全科医师承担的角色

1. 个人与家庭层面

（1）医师：医师的职责涵盖了从疾病的早期发现到终末期服务的各个阶段。其职责不仅限于常见健康问题的诊治，还包括对患者健康的全方位管理，以及具备良好的沟通能力和人文关怀。

（2）健康监护人：负责维护个体或群体的整体健康状态。包括促进健康生活方式的形成，如合理饮食、适量运动、戒烟限酒、心理健康以及定期进行健康检查，以便早期发现并干预可能的健康危险因素等。此外，医师在患者与家庭的医疗决策中充当代理人而对外交往，维护当事人的利益。

（3）咨询者：医师作为咨询者，通过倾听和理解患者的感受，提供关于健康和疾病的专业咨询服务，指导服务对象进行有效的自我保健，包括疾病预防、健康促进和疾病管理。

（4）教育者：医师在健康教育方面扮演着关键角色。他们利用各种机会和形式，对健康人群、高危人群和患者进行个性化的健康教育。包括提供有关生活方式、疾病预防、健康风险因素管理等方面的知识和技能。教育内容须保证全面性和科学性，并定期进行教育效果评价，以确保教育活动的质量和效果。

2. 医疗保健体系层面

（1）守门人：守门人（gatekeeper）角色在医疗保健体系中起着至关重要的作用，其核心职责是作为患者接触医疗系统的第一道门槛，确保患者获得适宜的医疗服务，包括首诊、社区医疗服务、有选择性地进行会诊或转诊。该角色在医疗保健体系中起到了桥梁和过滤器的作用，不仅为患者提供基本医疗服务，还负责合理引导和分配医疗资源，确保医疗系统的高效运行和医疗保险的可持续管理。

（2）团队管理与教育者：作为社区卫生团队的核心人物，全科医师不仅负责日常医疗保健工作的有效运行，还需要确保团队成员的专业发展和服务质量的持续提升。包括人员、财务、物资的管理和合理使用，协调好医、护、患关系，以及社区关系，通过有效的团队管理和教育，提升社区卫生服务的质量和效率，满足社区居民的健康需求。

3. 社会层面

（1）社区与家庭的成员：社区医师的角色远远超出了临床治疗的范畴，通过参与社区活动，如健康讲座、志愿服务、社区庆典等，增强与居民的联系，提升社区的凝聚力，建立良好的社区关系，推动健康环境建设等。

（2）社区健康的组织与监测者：医师在社会层面的角色是多维的，通过积极参与社区活动、组织和监测社区健康，开展健康促进和疾病预防活动，提高居民的健康意识和自我保健能力。

案例分享

胡医生是临床医学（农村订单定向）专业的毕业生，2018 年就职于重庆永川区某镇卫生院，2021 年他主动辞去镇卫生院全科主任一职，到村卫生室工作。

作为一名基层的全科医师，接诊、转诊和提供公共卫生服务是胡医生工作内容的重要组成部分。兼顾公共卫生服务，难免要占用临床的时间，他就在公共卫生服务需要入户的时候顺便给村民看病并完成随访。目前双向转诊还不成熟，如何实现更好地与上级医院对接，减少患者就医的不便，胡医生也有自己的一套方法。他利用能直接联系到当地三甲医院专科医疗的优势，将患者转诊至上级医院对应的专科医师，从而极大地节省了患者的时间与精力。胡医生认为全科医师接诊时不仅要解决患者的主观诉求，还要发掘患者的根本需求，解决潜在的问题。

在工作过程中，胡医生体会到，想要获得村民的信任，除了具备强大的临床能力，还需要具有良好的沟通技巧。由于医学知识匮乏，患者往往有不良的就医习惯，这时医师就需要去慢慢地纠正患者，纠正的过程很难，甚至会引起很多误解，比如感冒后患者要求医师打针或输液，被拒绝后可能会觉得医师是不想给他看病或者是水平不够，但是医师要坚持自己的原则，慢慢地去沟通，耐心地去讲解。沟通对于基层来说非常重要，面对同样的患者，不同的医师可能都能够处理，但沟通方式不一样，患者的依从性差别可能会特别大。经过基层的实践，胡医生有了自己对医学的见解。他认为卫生室的工作模式或许才是能够充分发挥居民健康“守门人”作用的形式，在这种模式下，全科医师有足够的时间去给患者提供健康教育，也能够跟临床结合，更好地提供适合患者的教育方法。此外，在胡医生看来，全科医师与专科医师的区别主要包括诊疗范围、诊疗场景与公共卫生服务三个方面。首先，与专科医师相比，全科医师诊疗范围更加广泛，可能统筹患者整体的健康状况乃至家庭情况、生活环境等，而专科医师则专注于针对性地解决患者某一个专科范畴的问题。其次，全科医师的诊疗场所不局限于诊室，当患者无法到卫生室就诊时，全科医师不仅可以入户为患者提供服务，还可以通过微信、电话等方式接受患者的咨询并给予健康指导。最后，在公共卫生服务方面，全科医师在疾病的早期预防和慢性病等的长期管理方面更有优势。

作为一名青年全科医师，胡医生认为："基层要有一批有实干精神的青年医师，踏踏实实地把基层工作做好。对于我而言，就是要在基层把工作实实在在地做好，获得老百姓的认可，有合适的收入，让别人看到青年全科医师在基层也能找到自己的定位，走出自己的道路。"

三、全科医疗

（一）全科医疗的定义

美国家庭医师学会对全科医疗的定义：是指一门对个人和家庭提供连续性与综合性卫生保健的医学专业，是一门整合生物医学、临床医学与行为医学的宽广专业。家庭医疗的范围涵盖了所有年龄、性别，每一种器官系统以及各类疾病实体。

我国对全科医疗的定义：全科医疗（general practice）是将全科/家庭医学理论应用于患者、家庭和社区照顾的一种基层医疗专业服务，是社区卫生服务中的主要医疗服务形式。是一门集合了多学科领域内容的一体化的临床专业，除了利用医学专业的内容外，还强调运用家庭动力学、人际关系、咨询以及心理治疗等方面的知识和技能提供服务。

（二）全科医疗的特点

全科医疗作为基层医疗保健服务的核心，具有一系列特点，在医疗保健体系中发挥着至关重要的作用。全科医疗主要提供以门诊服务为主体的首诊服务，为社区居民提供全面、连续、可及的多学科协作医疗服务。除了提供优质的诊疗服务，全科医师还通过家访和社区调查，关心未就医的患者以及健康人的需求。全科医疗以相对简便、低廉而有效的手段解决社区居民80%～90%的健康问题，并根据需要安排患者及时、适当地利用其他级别或类别的医疗保健服务。

全科医疗的特点包括：

1. 强调连续性、综合性、个体化的照顾。
2. 强调早期发现并处理病患。
3. 强调预防疾病和维持、促进健康。
4. 强调在社区场所对患者提供服务，协调利用社区内外资源。

全科医疗的“长期负责式照顾”是其核心理念之一，这一理念体现全科医疗不仅仅关注疾病的治疗，更重视患者的整体健康，包括身体、心理和社会层面。全科医师视患者为一个整体，关注其生活方式、社会关系、工作环境等对健康的影响。全科医疗的服务始终以患者的需求和健康为中心，尊重患者的意愿和选择，提供个性化的医疗服务，通过这种“长期负责式照顾”，为患者提供连续、全面、协调的医疗服务，同时也有助于提高医疗资源的使用效率和医疗保健系统的可持续性。

（三）在卫生系统中的作用

卫生系统的层级（levels of the health system）是指卫生系统针对具体人群，按卫生机构服务功能的不同而划分的功能层次。基层或社区卫生机构，于所在地区提供基本服务；二级卫生服务机构，常由高年资医师（顾问医师、主任医师）或专科医师提供有选择性的专科服务；三级卫生服务机构，为有限的、需要复杂诊疗技术和设备的人群提供服务，通常以医院服务为主。理想的医疗体系应该向每个人提供公平、可及、全面、持续的卫生服务。世界卫生组织（World Health Organization，WHO）确定基本卫生保健是提供基本医疗服务的最有效途径。

全科医疗是基本卫生服务系统中的主要医疗服务形式，并以其合理使用卫生资源、有效节约卫生经费的特点，成为整个卫生保健系统的坚实基础。发展全科医疗是我国医疗卫生事业改革的关键，也是解决医疗卫生事业改革中遇到的重要问题的有效方法。以全科医疗为主的基本卫生服务系统具有以下特点：患者可以在一个医疗机构中解决大部分的健康问题，从而使有限的卫生资源得到充分利用，这不仅提高了卫生服务的效率，还实现了更高的效益。全科医疗在我国卫生事业中具有不可替代的作用，只有坚持卫生事业改革，推进全科医疗实践，才能从根本上解决现行医疗卫生服务系统与公共卫生服务需求不相适应的矛盾，满足人民群众日益增长的卫生服务需求，推进卫生事业发展，进一步达到促进健康的目的。

（四）全科医学的设备与技术创新

中国在加速推进全科医学发展的过程中，居民的就医地点逐渐从医院向社区转移。与此同时，在院患者对尽早出院回归社区治疗的需求越来越高，这也意味着社区居民，尤其是老年人、慢性病患者、复合疾病患者和晚期疾病患者对全科医疗服务的需求与日俱增。一方面是全科医师的紧缺，另一方面则是社区居民与日俱增的治疗需求。如何保证并提高全科医疗的服务质量尤为关键，而各种新技术、新设备的出现有效地缓解了这一矛盾，全科医师的诊疗活动将实现医疗记录及决策分析的数字化、信息化，这些设备及技术将在未来的全科诊疗中发挥越来越重要的作用。

1. 远程医疗服务 远程医疗（telemedicine）融合了现代医学、计算机技术、通信技术等，属于一种全新形式的医疗方式。远程医疗技术结合各级别医疗机构的不同需求，构建地区卫生信息系统平台，促进三级和二级综合或专科医院，以及一级社区医疗服务机构之间的业务、信息、数据通道互联，使电子病历和检查信息各系统实现共享。当基层单位的医师有所需要时，可与上级医院专家进行会诊，一同就居民病情进行探讨，由此共同制订出最为合适和高效的诊疗方案，突破了地域局限性；除此之外，通过实施远程教学，对医护人员实施优质高效的培训，提高基层医护工作者的专业能力和服务水平。

将第五代移动通信技术（5G）运用到远程医疗，具有传输速度快、传输稳定性高、可进行高频传输的特点，使得医疗资源实现了高效共享，远程监护得到广泛推广和实施。其中，由罗湖医院集团提供技术力量支持研发的全球首款远程超声机器人集成了机器人、5G、人工智能、区块链等前沿技术，促使医师能够快速到达原本难以抵达的应用场景，更加合理地平衡超声专家资源，提高超声诊断的可及性，真正实现分级诊疗和专家资源下沉。

2. 互联网+医院的应用——大数据与云平台 2018 年 7 月，国家卫生健康委员会和国家中医药管理局制定了《互联网医院管理办法（试行）》，将“互联网医院”发展模式界定为两种：一种是实体医疗机构自己搭建互联网医院平台并申请互联网医院作为第二名称，全国各地医院的医师可直接在互联网医院上执业，无须再重新办理多点执业或者执业变更手续；另一种是第三方机构申请举办互联网医院，以实体医院为依托，由企业提供资金和技术，搭建互联网诊疗平台，双方之间形成一种伙伴式合作关系，通过签署合同来明确双方的权利和义务，形成一种责任共同体。即互联网医院可在实体医院基础上，运用互联网技术提供安全适宜的医疗服务，在线开展部分常见病、慢性病复诊（图 1-1-1）。

互联网医院主要由医院、医师、患者、分诊助理、药企等组成，强调以患者为中心，组成部分各司其职。患者需在互联网医院注册，发布求医信息；分诊助理承担桥梁作用，负责将医师与患者精准匹配、合理引流；医院负责提供平台，包括医师资源、数据共享、远程会诊等；医师提供远程诊断、开具电子处方、健康咨询和业务交流协作等；药企负责电子处方药物的配送。区域基层医疗服务机构与全科医师是其中的重要一环。

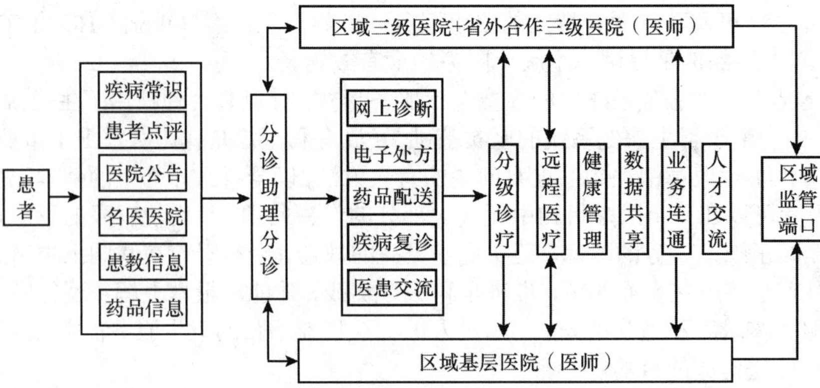

图 1-1-1 互联网医院运营模式

未来，通过这一体系，50%的患者就医需求在家就能解决，35%的患者可以就近在社康中心就医，只有 15%的疑难病症需转诊到互联网医院或医联体线下的综合医院或专科医院，真正帮助居民实现健康方式由“被动医疗”向“主动健康”转变。互联网提供了一个技术平台，患者就医的流程被简化，医师的医疗服务效率成倍提升，云端的大量诊疗数据又帮助医院对病患的疾病、慢性病进行全程管理。

3. 可穿戴技术 可穿戴技术主要探索和创造能直接穿在身上或是整合进用户衣服或配件设备的科学技术。应用可穿戴技术的设备主要是通过传感器技术、数据传输与处理技术以及信息反馈技术三项核心技术，实现对人体健康的监测。可穿戴设备也正从“信息收集”向“直接干预”发展，各类可穿戴设备已逐渐出现在人们的视野甚至生活中，便于全科医师通过计算机终端掌握居民诸如血压、血糖等健康指标的变化。

目前国内市场上的可穿戴设备主要用于以下四类人群的健康监测：①面向老年人、健康监测的可穿戴产品主要有智能手表/手环、智能拐杖、3G 定位吊坠、电子血压计、可穿戴式智能心电图监护仪、享睡智能纽扣、智能心率服、智能调温服等；②面向儿童健康监测的可穿戴产品主要有智能手表/手环/腕带、可穿戴式婴幼儿测温计、可穿戴式儿童物理退热仪、可穿戴式蓝牙脑波头带、云+智能眼镜等；③面向孕妇健康监测的可穿戴产品主要有可穿戴式胎心监测设备、可穿戴式胎心胎动仪、防孕吐手环；④患者健康监测是这些监测中最主要的一类，其研究主要包括以下三个方面：术后监测与恢复、糖尿病监测及帕金森病患者的引导。用于患者健康监测的可穿戴产品主要包括智能防抖勺、便携式智能肺呼吸仪、智能袜子及助视器等。

4. 无接触看护 目前，全球老龄化的进程加速，患有慢性病的人群对医疗服务的需求也会增加。因此，为了满足日益增长的需求并缓解医疗人员和资源短缺问题，机器人被提议作为一种辅助工具来提供医疗服务。

目前，护理机器人可以按以下方式分类：①根据功能用途，可分为个人卫生护理、饮食护理和转运护理等；②根据工作方式，可分为工作站式、移动式和搭载式；③根据结构类型，可分为仿人式、轮椅式和护理床式等；④根据使用场景，可分为医用型和家用型等。

国内的护理机器人研发以开发样机为主，并未进入大规模的量产阶段。此外，护理机器人的研制成本通常较高，仍难以普及。目前市面上的主要产品包括商汤 AI 智能看护系统和腾讯的“隐形护理员”。全科医师也可以通过远程监控来了解患者的实时状况。随着时间的推移，这种技术设备将会进一步完善，且价格也会更加亲民。

商汤 AI 智能看护系统是一款专为渐冻症患者设计的技术解决方案，它能为行动不便、吞咽及呼吸困难的患者提供 24 小时的无接触看护。这一系统具有以下特点：①采用计算机视觉技术，能迅速识别被看护者的痛苦表情并及时报警；②通过无创、无接触的方式采集患者的生理数据，如体表温度、呼吸率和心率等，并在异常时发出警报；③该系统使用多光谱成像传感器，因此不受光照条件的影响，可进行 24 小时无间断工作。此外，该系统在实时监测患者的生理指标时，还具备异常情况报警、主动呼叫、睡眠分析和异常情况统计功能，同时也能满足陪护人员的远程看护需求。

“隐形护理员”已经在深圳市的养老院应用多年，成为 24 小时在线的 AI 护理员。2022 年，“隐形护理员”的居家版正式上线，主要为高龄、独居、失能或失智的老年人设计，以确保这部分最需要帮助的老年人在紧急情况下能够及时得到救助。“隐形护理员”依托 AI 和物联网等技术，通过训练模型来识别老年人的摔倒场景，并具有跌倒检测、火灾检测等功能。目前，其人工智能识别的正确率已超过 90%。家庭版的“隐形护理员”还可以识别“救命”这两个字。当老人在私密场所（如卧室、洗手间等）突然摔倒且无法移动时，“隐形护理员”可以通过捕捉老人说出的呼救词来触发警报。

5. 虚拟现实技术应用 虚拟现实技术能够建立起模拟现实的环境，有效地弥补医学实践医疗及教学中资源的缺乏，突破现实医疗及教学上时间和空间的限制，改善传统医疗及教学模式的抽象化。目前临床上运用比较成熟的与全科医疗相关的内容包括以下几方面。

康复训练：虚拟现实技术不仅能够提供高度相似的模拟场景，而且能使康复训练更加安全，并可通过转移关注点降低治疗所产生的疼痛感。目前虚拟现实技术在康复训练方面的应用主要集中于脑卒中患者的手指、肢体活动的康复，多发性硬化症的平衡与步态训练以及运动员手术后的康复治疗等。

精神心理疾病的治疗：虚拟现实技术在精神心理疾病的治疗应用主要是通过虚拟现实暴露疗法，即利用虚拟现实技术，反复重现令患者相关精神症状发作的情景，并且通过调整计算机的相关参数来控制虚拟环境的变化。与此同时，医师使用心理学的治疗干预手段教导患者作出正确情感行为的反应，从而实现克服各种不良精神心理状态与障碍的临床效果，其已被用于辅助治疗恐惧症、恐高症、焦虑、创伤后应激障碍等疾病。

远程医疗：远程医疗系统不仅能有效解决由地域环境、医疗水平、医疗设备差别所造成的困难，而且也能充当一种远程医疗教育系统，为基层医疗机构的医护人员提供一种方便且廉价的培训手段。

6. 基于 AI 的辅助诊断系统 基于 AI 的辅助诊断系统正在医学领域崭露头角。这一系统通过不断学习医学专家的医疗知识和经验，模拟其对病理的诊断推理，以达到辅助医师进行诊断的目的。先进的 AI 算法现已能在医疗影像诊断中起到关键作用，帮助医师识别细微的病变，并在必要时对其发出警告。这种算法的精准度和持久性都超过了人类，使其成为医师在关键时刻的优秀搭档。

AI 辅助诊断不仅准确，效率也非常高。它能迅速处理大量数据，分析复杂病历，并提供有针对性的诊断建议。这样，医师就可以将更多精力投入与患者的沟通和治疗方案的制订中，提高工作效率和治疗质量。

然而，与所有技术一样，AI 辅助诊断也面临挑战。首先，如何确保患者数据的安全和隐私？其次，如何确保 AI 算法提供的诊断结果的可靠性？最后，当 AI 出现错误时，如何避免可能的误诊和错误的治疗建议？这些问题都需要细致的研究和解决。

尽管 AI 技术在技术层面为医学提供了巨大的帮助，但在人文关怀和患者管理上，传统的全科医学仍有独特的优势。两者的结合，可以为患者提供更加全面和人性化的医疗服务，达到技术与人文的完美结合。

林 恺 孙喜琢 谭学瑞

第二节 全科医学的发展历程

一、全科医学产生的基础

全科医学在欧洲和北美具有悠久的历史，全科医学最早可以追溯到 18 世纪欧洲人口向北美大陆移民时期。在18世纪的美洲，医学基本不分科，那时候的医师多为通科医师。随着工业革命的发展，城市人口快速增长，卫生状况急剧恶化，霍乱、伤寒等传染病在欧洲城市频繁暴发，导致人口大量死亡。这一挑战唤起了学者对传染病机理的深入研究，以及对预防措施的探索。法国微生物学家路易·巴斯德（Louis Pasteur，1822—1895）和德国细菌学家罗伯特·科赫（Robert Koch，1843—1910）开创了细菌学研究。巴斯德证明了微生物是发酵和腐败的原因，并开发出疫苗来预防某些疾病；科赫则在他的实验室中分离和鉴定了伤寒和结核病的病原菌，为现代细菌学奠定了基础。这些革命性的发现不仅帮助人们理解并控制了许多传染病，而且为全科医学的发展提供了坚实的科学基础。随着细菌学、免疫学和其他医学分支的进展，医师们能够更有效地诊断、治疗和预防疾病，从而为人类健康和福祉作出了重大贡献。

19世纪初，通科医师的概念首次在英国的《柳叶刀》（*The Lancet*）杂志中被提出，这标志着全科医学的前身——通科医学的诞生。在当时，通科医师在英国和其他西方国家的医疗体系中扮演着核心角色。然而，随着20世纪的到来，医学科技快速发展，专科医疗逐渐成为卫生服务的主流。在此基础上，医学技术迅速发展，许多危害人类生命的疾病得以治愈，人类的预期寿命大大延长。第二次世界大战后，借助于近代医学科学的成就，各临床医学专科迅猛发展，专科医师和亚专科医师数量剧增，而通科医疗逐渐萎缩，全科医师数量骤减。

20世纪50年代后期，全球范围内的医疗卫生事业经历了显著的转变。随着人口老龄化的加速，慢性病和退行性疾病的患病率上升，疾病谱和死因谱发生了变化。这些变化对传统的以医院为中心、专科化服务为主导的医疗模式提出了挑战。专科医疗服务的内在缺陷，如服务的碎片化和医疗费用的快速增长，逐渐成为突出问题。在这种背景下，全科医学的价值重新得到了重视，成为改善医疗卫生服务、提高医疗效率和控制医疗费用的重要策略。同时，在现代医学高度发展的今天，仍然有许多疾病无法治愈，很多病痛无法解除，现代医学仍然有其方法与应用上的局限性，全科医学个体化的基本医疗照顾重新得到重视和发展。然而，获得重生的全科医学并没有回到古代通科医学中，而是成为一门建立在现代医学科学、医学心理学、社会医学和行为医学等科学基础之上的新学科。

二、全科医学发展简史

人口迅速增长与老龄化、疾病谱和死因谱的变化、医学模式转变、医疗费用快速上涨等因素促进了现代全科医学的崛起。20世纪后期产生的全科医学有悠久的历史渊源，更有鲜明的时代特征。因此，西方医学发展可分为以下三个阶段。

（一）通科医师时代

全科医学的发展与通科医师时代的实践密切相关。在18世纪，随着欧洲人口向北美大陆的大规模移民，医疗资源在新大陆上显得尤为稀缺。在这种背景下，少数医师不得不采取一种更为通用的医疗实践方式，以满足日益增长的医疗需求。他们在实践中积累了广泛的医疗知识和技能，成为真正意义上的通科医师。19世纪，随着医学教育的发展和标准化，通科医师开业得到正式认可。通科医师在社区开业，为居民及家庭提供周到细致的服务，照料全家成员的疾患，他们是社区民众亲密的朋友、照顾者和咨询者，在社会上备受尊敬。

（二）专科化时代

19世纪，基础医学的发展奠定了现代医学的科学基础，新技术的使用和发展导致了临床医疗实践的分化。专科医疗服务模式的成功，极大提高了医院专科化和医学科研机构的发展，而诊治手段的高科技化，更使专科医疗服务达到了空前的繁荣。20世纪以来，科学技术的进步促使医学迅猛发展，医疗开始趋于专科化，医学科学研究逐渐在以医院为主体的临床医疗中占据了中心位置，医学开始了意义深远的专科化进程。医学研究对象逐渐从人体系统、器官、组织、细胞到亚细胞和生物大分子层次，向微观世界的纵深发展，使疾病在生物学方面得到精确的定位，形成了众多的二级学科。专科医疗对疾病进行了详尽的分类和研究，发展了各种高技术手段，并找到了一系列有效的治疗方法。由此，人们崇拜大医院和专科医师，而社区中的通科医师被冷落，通科医疗逐渐萎缩。

（三）专科和全科协调发展时代

随着医学内、外、妇、儿专科化的过度发展，医师们诊治疑难急症的能力越来越强。然而，医师在攻克各种疾病的同时，忽略了患者本身的需求，患者无法在诊疗过程中得到应有的关怀与关注，专科化服务模式的内在缺陷也逐渐引起关注。20 世纪 50 年代后期，人口老龄化现象日益明显，慢性病和退行性疾病的患病率显著上升。在这种背景下，基本卫生保健（primary health care）的重要性重新得到了认识。全科医学的价值和重要性在全球范围内得到了重新评估和重视。

在美国，通科医师的角色经历了名称和专业定位的变化。通科医师改称“家庭医师”，这一称呼强调医师在患者及其家庭健康管理中的中心作用。家庭医疗涵盖了广泛的医疗服务。1947 年，美国家庭医师学会（American Academy of Family Physicians，AAFP）正式建立。1968 年，美国全科医学委员会（American Board of General Practice，ABGP）的成立和随后更名为美国家庭医疗专科委员会（American Board of Family Practice，ABFP）是全科医学学科正式建立的重要里程碑。1972 年，世界家庭医师组织在澳大利亚墨尔本成立，标志着全科/家庭医师的概念在全球范围内得到了广泛的认可，而且为全球的全科医师提供了一个重要的学术交流和信息共享平台。

三、全科医学发展现状

（一）美国

美国家庭医师学会自 1947 年成立以来，一直是美国家庭医师专业发展和权益维护的重要组织。

美国家庭医师学会强调了其连续性、综合性和宽广性，覆盖所有年龄段的个体和家庭。这种服务模式不仅包括疾病的诊断和治疗，还包括预防保健、健康教育、疾病管理、社区服务等多方面内容。

在美国的商业医疗保险体系中，管理保健（managed care）是一种常见的保险形式。家庭医师在这一体系中扮演着“双重守门人”的角色，确保资源的合理使用。美国家庭医师的执业模式多样，大多数家庭医师选择个体或群体开业，在社区中设立家庭医师诊所，为居民提供便捷的医疗服务。也有部分家庭医师在大型医院的家庭医学科工作，同时从事医疗、教学和研究活动。无论是在社区诊所还是在大型医院，家庭医师都是美国医疗保健体系中的核心力量。家庭医师提供的是一种基本医疗保健服务，其服务范围广泛，包括家庭医疗、预防接种、儿童及老年保健、营养指导、精神卫生等。大部分的疾病可以经家庭医师治疗得到治愈，只有部分疾病，家庭医师无法应对时，才把患者转到专科医师处理或医院治疗。同时，家庭医师和专科医师、医院的关系密切，使得他们能够对转诊后的患者进行更好的随访和照顾。

（二）英国

英国的国民健康服务（National Health Service，NHS）于 1948 年建立，是世界上最早的全民健康服务体系之一。NHS 的宗旨是为所有英国居民提供平等、全面的医疗服务，不受性别、年龄、文化和宗教等因素的影响，尽可能地提供最好的医疗服务。服务费用大部分由国家通过税收来承担，确保了医疗服务的普遍可及性。

1944 年，英国国家卫生法令为 NHS 的建立奠定了法律基础，提出广泛的医疗服务覆盖。基本医疗服务主要由全科医师提供，他们在社区层面为居民提供日常的医疗咨询、疾病预防、健康教育和初步治疗等服务，还负责患者的初步诊断和必要时的转诊服务。NHS 的服务网络呈金字塔形，全科医学诊所和全科服务构成金字塔的底部，医院专科医师提供的专科医疗服务则位于金字塔的顶部。NHS 的服务网络包括两个方面：一是以社区为基础的基本健康医疗保健（community-based primary health care），在基本保健服务下，英国居民可以选择自己的家庭医师，家庭医师为其提供基本健康医疗保健；二是以医院为基础的专科医疗服务（hospital-based specialist services），这一医疗服务由专科医师承担，处理家庭医师转诊的病例和一些重大的意外事故中的急诊者。1952 年成立的英国皇家全科医师学会（Royal College of General Practitioners，RCGP）是全科医学领域的专业组织。RCGP 通过提供持续的专业发展机会、研究支持和质量改进项目，确保全科医师能够为患者提供高质量的医疗服务。

全科医师提供从摇篮到坟墓（from cradle to grave）的纵向医疗保健，确保了患者在整个生命周期内都能获得连续的医疗照顾。NHS 因其组织结构和服务类别的全面性，以及其公平性和可及性，被世界卫生组织评选为世界上最好的医疗服务体系之一。

（三）澳大利亚

澳大利亚是全球卫生体系比较完善、卫生绩效比较满意的国家之一，其基本健康医疗保健承袭了英联邦国家的传统，也参考美国的医疗保险与金融保障体系作出适当调整。1984 年，澳大利亚建立了一个结合全民医疗保险和私人医疗保险的混合型医疗服务体系，成功地平衡了公共医疗的普及性和私人医疗的个性化需求。

1958 年，澳大利亚成立澳大利亚全科医师学会，并在 1969 年更名为澳大利亚皇家全科医师学会（Royal Australian College of General Practitioners，RACGP）。RACGP 是澳大利亚全科医师的专业学会机构，其代表着澳大利亚的 40 000 多名会员，是独立的全科医师行业组织，负责全科诊所认证标准，全科医师职业前、职业中和职业后的继续教育培训、考核标准，组织全科医师职业考试及全科医学相关标准的制订，以及提供全科医师教育培训平台等。1970 年，澳大利亚卫生法案要求所有医师接受专业培训和资格考试，1992 年国家实行强制性培训制度，要求开业的全科医师必须经过正规的全科医学培训，并通过 RACGP 的考试。RACGP 认为，全科医学服务具备 3P3C 特点，即基本的（primary）、预防的（preventive）、以人为中心的（patient-centered）、综合的（comprehensive）、连续的（continuing）和社区为基础的（community-based）。RACGP 明确倡导“全科医师永远不停止学习的脚步”的理念/宗旨，鼓励全科医师追求终身学习，以满足不断变化的医疗保健需求。

（四）中国

1. 中国内地（大陆）地区　我国早期的基本健康医疗保健是以“赤脚医生”模式进行实践的。在 20 世纪 60～70 年代，“赤脚医生”作为我国计划经济时期的产物，被世界卫生组织总结进了著名的《阿拉木图宣言》。

（1）全科医学引进阶段（1989～1996 年）：全科医学在中国的引进和发展经历了一个逐步推进的过程。自 20 世纪 80 年代后期开始，全科医学的理念和实践逐步被引入中国内地（大陆），这一时期标志着全科医学在中国的起始阶段。

1988 年世界家庭医师组织来到我国推介全科医学。1989 年 11 月，第一届国际全科医学学术会议在北京召开，为全科医学在中国的推广和学术交流奠定了基础。同年，北京市全科医学学会成立，首都医科大学成立了中国内地（大陆）地区首家全科医学培训中心。1993 年 11 月，中华医学会全科医学分会成立，为全科医学的专业化和标准化发展提供了组织保障。1995 年 8 月，中华医学会全科医学分会正式成为世界家庭医师组织的成员。

（2）全科医学发展初期（1997～2009 年）：在我国全科医学的发展初期，政策支持是该领域教育和培训体系建立和完善的关键。1997 年，中共中央、国务院发布了《中共中央、国务院关于卫生改革与发展的决定》，其中明确提出了加快发展全科医学和大力培养全科医师的目标。1999 年，卫生部召开了“全国全科医学教育工作会议”，在会议上制定了全科医学教育、培训以及全科医师专业技术资格与注册管理的相关政策规定，明确了中国全科医学教育的发展目标。1999 年，卫生部颁发了一系列关于全科医学教育的文件，包括《关于发展全科医学教育的意见》、《全科医师岗位培训大纲》、《全科医师规范化培训试行办法》和《全科医师规范化培训大纲（试行）》。这些文件为全科医学教育提供了明确的指导和框架。2000 年 9 月，卫生部在首都医科大学成立了卫生部全科医学培训中心，这为全科医师的培训和专业发展提供了重要的培训基地。

2006 年和 2009 年是中国全科医学发展中的重要时间节点，国家层面的政策支持和指导为全科医学的发展提供了坚实的基础和明确的发展方向。2006 年国务院召开的全国城市社区卫生工作会议强调了社区卫生服务的重要性，并通过下发的《国务院关于发展城市社区卫生服务的指导意见》提出了加强全科医学和社区护理学科教育的具体措施，并将全科医学的发展纳入学校的重点建设学科规划中。2009 年《中共中央 国务院关于深化医药卫生体制改革的意见》提出了建立健全覆盖城乡居民的基本医疗卫生制度的长远目标，旨在为群众提供安全、有效、方便、价廉的医疗卫生服务。对于长期在城乡基层工作的卫生技术人员，政策给予了职称晋升、业务培训、待遇政策等方面的适当倾斜，以激励更多的医疗人才服务于基层。

（3）全科医学发展加速期（2010 年至今）：针对老龄化社会带来的挑战，国家相关部门出台了一系列政策和规划，旨在加强基层医疗卫生队伍建设，特别是全科医师的培养。2010 年，国家发展改革委、卫生部、中央编办、教育部、财政部、人力资源和社会保障部联合印发的《以全科医生为重点的基层医疗卫生队伍建设规划》提出：到 2020 年，通过多种途径培养 30 万名全科医师，以满足基层医疗卫生服务的需求，基本满足“小病在基层”的人力支撑要求。同年，国家发展改革委、卫生部、教育部、财政部、人力资源和社会保障部等五部门联合印发《关于开展农村订单定向医学生免费培养工作的实施意见》，重点解决农村地区医疗卫生人才短缺的问题。

2010 年以来，我国政府在全科医师制度的建设和完善方面采取了一系列重要措施，以应对人口老龄化带来的挑战和改善基层医疗卫生服务。2011 年发布的《国务院关于建立全科医生制度的指导意见》，旨在建立全科医生制度，形成统一规范的全科医生培养模式，并推广“首诊在基层”的服务模式。2017 年《“十三五”全国卫生计生人才发展规划》指出，在医院建立完善的全科医学临床科室、规范化培训基地和管理制度，建立服务于社区的全科医师专业队伍。2018 年发布的《国务院办公厅关于改革完善全科医生培养与使用激励机制的意见》强调，到 2020 年，要基本建立起适应行业特点的全科医师培养制度和激励机制，显著提高全科医师的职业吸引力，目标是城乡每万名居民拥有 2～3 名合格的全科医师。2023 年，中共中央办公厅、国务院办公厅印发的《关于进一步完善医疗卫生服务体系的意见》明确了五个主要工作方向，包括提升卫生健康人才能力、健全家庭医师制度、推进城市医疗联合体建设、加强防治结合和促进医养结合，这些措施旨在进一步强化基层医疗卫生服务，提高全民健康水平。

通过国家政策和规划的实施，截至 2022 年，中国每万人口全科医师数达到 3.28 人，表明全科医师队伍建设取得了积极进展。

随着一系列政策文件的出台，中国的全科医学发展迎来了显著的政策支持和制度化建设。这些政策不仅为全科医师的培养和使用提供了明确的指导和激励机制，还推动了全科医疗服务体系的完善，对提升基层医疗卫生服务能力和效率起到了关键作用。

2. 中国香港地区 中国香港的全科医学模式是全球公认的一个成功案例，通过整合公立医疗机构，实现了医疗服务的高效管理和资源的优化配置，其特点在于高效、有序且覆盖面广。

中国香港全科医学模式的核心特点包括以下几点。①分区域联网：香港的公立医疗机构根据地理位置被划分为七个联网，每个联网覆盖特定的区域，确保居民能够方便地获得医疗服务。②龙头医院与基层诊所结合：每个联网都包括一个或多个规模较大的龙头医院，以及若干规模较小的医院和基层诊所。这种结构有助于形成明确的服务层次，使得不同级别的医疗机构能够根据其能力和资源提供相应的服务。③行政统一管理：联网内的医疗机构在行政管理上实现统一，这有助于提高决策效率，确保政策和标准的一致性。互补与协调：联网内的医院和诊所之间通过互补所长和相互协调，共同为居民提供全面的医疗服务。④清晰定位：每个医疗机构都有其清晰的服务定位，也减少了医疗机构之间的不必要竞争。⑤资源共享：联网内的医疗机构共享资源，提高了资源的使用效率并降低了运营成本。

另外，香港的家庭医师培训制度以其严格和全面而闻名，确保了家庭医师的专业素质和服务质量。香港家庭医师培训的特点体现在以下几个方面。①长培训周期：香港家庭医师的培训周期至少为 12 年，包括 5 年的大学医学学习，1 年的实习，以及医学本科毕业后的 6 年家庭医师专业培训。这一长期培训确保医师具备扎实的医学知识和丰富的临床经验。②全面的培训内容：包括临床各科的知识，还涵盖管理诊所所需的复杂技能。③跨专业慢性病管理团队：香港的慢性病管理团队由多专业人员组成，这种跨专业的团队合作模式有助于提供综合性的患者护理。④临床管理系统（clinical management system，CMS）：香港医院管理局（简称医管局）的临床管理系统实现了全面的联网，为首次就诊的患者建立健康档案。⑤质量保证：通过严格的培训体系和高效的临床管理系统，香港的家庭医师能够提供高水平的基本医疗服务，确保患者获得优质、连贯的医疗照顾。同时，香港的慢性病管理策略是一个综合性的体系，它依据最新的循证医学指南，对慢性病患者进行风险分级管理，并实施结构化的患者服务计划。

该策略特点体现在以下几个方面。①风险分级管理：根据患者的健康状况和疾病风险，将慢性病患者分为不同的风险等级。②结构化的患者服务计划：根据风险分级制订个性化的服务计划。③社区资源的利用：充分利用社区内的资源，为患者提供支持。④患者自强计划（patient empowerment program，PEP）：医管局推出的“患者自强计划”旨在加强患者的自我管理能力。⑤临床审计：通过临床审计改进临床行为，将临床指南推荐的指标作为质量控制的标准。⑥持续而周期性的临床审计：定期进行临床审计，评估慢性病管理的效果，确保服务质量的持续提升。

3. 中国台湾地区 台湾的医疗体系在 20 世纪 70 年代引入家庭医学概念，并逐步形成具有台湾特色的家庭医师制度。台湾家庭医学的发展特点包括以下几点。①引入家庭医学概念，提高医疗服务的可及性和连续性。②全体居民健康保险，实行全体居民健康保险制度。③全科医师培训，1970 年，花莲门诺医院和台北马偕医院开始创办住院医师的全科医师培训工作，这是台湾全科医学教育的重要起点。④倡导家庭医师制度，1971 年台湾大学医学院倡导在全科医学中引入家庭医师制度。⑤全科住院医师训练计划，1977 年，台湾开展了两年制的全科住院医师训练计划。⑥家庭医学科的建立，1975 年台北阳明医学院首招家庭医学科 7 年制学生；1985 年，台湾成立单独编制的家庭医学科。⑦台湾家庭医学会，1986 年台湾成立了台湾家庭医学会。⑧家庭医师制度和整合性照护系统的推广，2000 年起台湾开始推动家庭医师制度和整合性照护系统，为居民提供了更加全面和连续的医疗服务。

台湾大学附属医院实施的家庭医师制度遵循了一系列核心原则，旨在提供高质量、以患者为中心的医疗服务。包括①连续性（continuing）：为患者及其家庭提供长期的医疗照顾。②综合性（comprehensive）：不仅限于疾病的治疗，还包括预防保健、康复、体检等全面服务，以及处理内、外、妇、儿等各个临床科室的问题。③协调性（coordinated）：利用家庭和社区的资源，协调各种服务，以满足患者的心理和经济需求。④可行性（accessible）：确保患者能够在需要时随时获得咨询和帮助。⑤责任性（accountable）：家庭医师应对其提供的医疗服务质量负责。

台湾大学附属医院的家庭医师制度旨在提供全面且连续的医疗保健服务，其功能涵盖了从预防保健到疾病治疗的各个方面，包括：高品质医疗保健服务、健康检查与报告、疾病预防与诊疗、病情掌握与适切服务、医学新知识与健康尝试、国际旅游健康咨询、家庭危机处理与疾病照顾、建立长久友谊关系等。

案 例 分 享

为了推进基层全科医师队伍的建立，2010 年起，国家开展农村订单定向医学生免费培养工作，为中西部等地区乡镇卫生院免费培养从事全科医疗工作的本科医学生。

郭医生是临床医学（农村订单定向）专业的毕业生，毕业后他参与全科医学住院医师规范化培训，其后回到基层工作4年余。郭医生刚入职就面临医疗设备落后、卫生院人员不足等问题，在他的不断摸索和带动下，镇卫生院临床业务水平不断提升，多项空缺的医疗技术得到了填补。由于表现突出、群众认可，郭医生被破格提拔为镇卫生院院长。

目前郭医生所处卫生院负责的辖区人口不到9000人，以慢性病就诊的患者居多，常见的就诊疾病包括上呼吸道感染、胃肠道疾病等。他认为，新时代的全科医师要有疾病预防意识，做到主动出击，通过问诊等方式早发现，早诊断，早治疗。农村的全科医师仍需具备诊断重症疾病的能力并掌握一些基础的应对措施，不能因为不常见而淡忘这些技能。郭医生所在地区农村以空巢老人居多，他们在患有不能在当地卫生院解决，需转诊至上级医院就诊的疾病时，常常需要等待子女回家后才能就诊，比如胸痛，由于可能是心梗或其他严重疾病，被基层卫生院拒诊的可能性较大。如果全科医师具备相关疾病的鉴别诊治能力，就可以减少老年患者被拒诊以及因等待子女而延误治疗时机等情况的发生。基层的全科医师在单位往往要充当领头羊的角色，这要求全科医师不仅要有临床诊疗能力，还要有足够开阔的视野和领导者的思维。

此外，对于全科医学和基本卫生保健的科研，郭医生也有自己独到的见解。作为一名重视实践的全科医师，他认为目前很多疾病的研究数据多来自城市，农村拥有较大量级的人群数据，却缺乏相关研究，因此有很大的发展空间。比如研究高血压患者的饮食习惯对患者的影响，现有的数据很多来源于城市，与农村相关的数据还是一片空白；同时，基层全科医师手中有关的资料就是很好的研究材料，基层的全科医师如果能利用好这些资源把此类空缺填补起来，对医学、对社会都将是很大的贡献。

林 恺 叶剑锋 王 爽

第三节 医疗改革与全科医学教育

全科医学人才培养对于中国基层医疗服务体系的建设和发展至关重要。为了适应“大健康”背景下的社区健康服务需求，中国政府采取了一系列措施来加强全科医学教育和全科医师队伍建设，以加速合格全科医师的培养。

2017年7月，《国务院办公厅关于深化医教协同 进一步推进医学教育改革与发展的意见》强调了医教协同的重要性，并提出了到2020年医学教育改革的突破目标，包括完善医学人才激励机制和建立以“5+3”和“3+2”为主导的临床医学人才培养体系。2020年9月，《国务院办公厅关于加快医学教育创新发展的指导意见》发布，这一指导意见进一步强调了本科医学教育的改革，包括教学内容、课程体系和教学方法的更新。该文件特别提出了全科医学教育的系统规划，要求在3年内推动医学院校普遍成立全科医学教学组织机构，提出到2030年建立具有中国特色的规范化、标准化医学人才培养体系的目标。中国政府致力于构建一个更加完善的医学教育体系，为健康中国战略提供坚实的人才支撑。

随着医改和教改的不断深化，国家对全科医学和全科人才培养的重视程度也在持续提高。目前，我国全科医学教育培训体系一般包括本科生教育、规范化培训和继续教育，此外，岗位培训和师资培训也是重要组成部分，这些共同构筑了我国全科医学教育的完整体系。

一、医教协同——新医改助力全科医学教育改革

（一）中国医改历程

1. 计划经济时期：1949～1977 年　中华人民共和国成立以后，我国在经济体制上选择借鉴苏联模式，推行计划经济体制。在这种经济体制下，政府通过计划手段对医疗卫生资源进行配置，进而构建了一套以公共筹资、公共服务、公共管理为核心的三位一体福利性医疗保障制度，该制度主要由公费医疗、劳保医疗和合作医疗等多个方面组成。在中华人民共和国成立初期，卫生服务费用主要由政府、全民所有制企业以及集体经济共同承担，这使得绝大多数百姓具备了支付能力，从而极大地实现了卫生服务的可及性与公平性。这种以计划手段进行卫生资源配置的方式，有效地解决了卫生服务的提供者、管理者以及受益者等核心问题，实现了较大程度的优化和明确。

2. 改革开放初期：1978～2008 年　1978 年改革开放以后，伴随着我国经济体制的巨大变革，各行各业都发生了前所未有的变化。我国卫生体系涵盖卫生服务提供、卫生筹资与支付以及药品供应三大板块，即常说的“医疗”“医保”“医药”，积极借鉴西方发达国家先进经验，逐渐构建以公立医院为主导的卫生服务提供体系、以社会医疗保险为核心的卫生筹资与支付体系以及以药品市场化供应为特点的卫生服务体系。采用市场化手段配置卫生资源的方式，导致“看病难”和“看病贵”问题的浮现，且这些问题日益加剧。

3. 新医改时期：2009 年至今　2009 年，新医改正式登上历史舞台。在本次医疗卫生体制改革中，最大的特征莫过于以整合化改革替代以往的碎片化改革，大幅提升了卫生治理能力。针对公共卫生服务、医疗服务、医疗保障以及药品供应等多个领域改革，国家逐步实施并推进各项措施，确保改革内容得到有效落地。在多方利益共同驱使下，国内大多数公立医院改革依然成效甚微，“看病难”“看病贵”的问题依然很突出。

2010 年，国务院深化医药卫生体制改革领导小组办公室（简称国务院医改办）与卫生部共同发布了《关于确定公立医院改革国家联系试点城市及有关工作的通知》，明确指定包括鞍山市在内的 16 个城市作为首批公立医院改革国家联系试点城市。此外，部分地方，特别是公立医院综合改革试点城市，在卫生体系整合方面也积极开展探索性工作。但从试点城市公立医院改革的效果来看，大多数改革很少有实质性措施，“看病难”“看病贵”的问题依然未得到有效解决。

2013 年，在国务院医改办、财政部、国家卫生与计划生育委员会等部委及有关智库专家的密集调研下，“三明医改”逐渐为公众所知。2015 年，深圳医改紧随其后，以罗湖区为试点的医改逐渐拉开序幕。

（二）新医改助力全科医学教育改革

1. 现代医学教育的三次改革　以 1910 年《弗莱克斯纳报告》为标志的现代第一次医学教育改革，虽已过去 100 多年，但它触发了一系列医学教育改革，催生出新的、多样化的医学教育模式，该报告对当前医学教育发展仍有指导意义，比如增加全科训练、倡导主动学习和终身学习等。

20 世纪七八十年代，世界卫生组织发布的《阿拉木图宣言》和世界医学教育联合会（World Federation for Medical Education，WFME）发布的《爱丁堡宣言》标志着现代第二次医学教育改革开启，宣言中提出了公众对医疗服务需求和期待提高的现实需求，但卫生保健系统不完善，全科与专科发展不平衡，现代医学理论、知识和技能井喷式发展等情况为医学生培养带来了严峻挑战，因此以课程为基础、以学制为框架的高等医学教育必须探索出新的、适应医疗需求和专业发展的有效人才培养途径，宣言中提出建立以问题为导向的教学与课程整合的教学设计，推动了以器官系统为中心、问题为导向的医学教育模式的发展和普及。

第三次医学教育改革的标志为 21 世纪全球医学卫生教育专家委员会关于 2010 年《新世纪医学卫生人才培养：在相互依存的世界为加强卫生系统而改革医学教育》报告的发布，该报告指出关注

培养医学生岗位胜任力和领导力以及初级卫生保健的能力，提倡建立以患者和群体为中心，以岗位胜任力培养为目标的课程体系，同时重视跨学科教育。该报告推动着各国以卫生系统为中心、以胜任力为导向的现代医学教育模式逐步呈现。

三次现代医学教育改革，均以医疗体系和公众医疗需求为出发点，设计新的医学生培养的教育目标、内容、方法和评价体系等，医学教育模式的内涵得到极大丰富，尤其是第三次医学教育改革，更加关注人口结构、疾病谱和流行病等发展趋势，以培养未来医学人才，来应对人类健康危机和全球性公共卫生事件的挑战。因此，面对当今愈加复杂的卫生安全局势，我国建立以卫生系统为中心、以岗位胜任力为导向的现代医学教育体系，培养标准化和个性化相统一的医学人才，是十分必要的。

2. 寻求符合中国国情的全科医学教育发展途径 2020 年 10 月通过的《中共中央关于制定国民经济和社会发展第十四个五年规划和二〇三五年远景目标的建议》在医学教育发展方向进一步强调全面推进健康中国建设，建立稳定的公共卫生事业投入机制，加强人才队伍建设，改善疾控基础条件，完善公共卫生服务项目，强化基层公共卫生体系。立足于当地政治、经济、社会意识形态、医改进程等综合背景，医疗人才的培养需要运用“以学生为中心”的教育理念，设计基于情境和案例的课程方式来促进医学生对全科内涵的全面理解。

前文提到，在人类健康危机、疾病谱变化和公共卫生事件日趋严峻的时代背景下，21 世纪的医学教育改革方向必须立足现实医疗系统和公众对健康的实际需要，培养出具有岗位胜任力，以患者和群体健康为中心的医疗人才，担负起卫生系统职责。即建立以医疗卫生系统为中心、培养以岗位胜任力为导向的医学教育模式，推动卫健系统与高等教育体系之间的贯通和连接。

我国同样存在卫生人员的职业胜任力与患者或人群需求不适应的现象，在人才培养中，初级卫生保健的功能需要加强，专业人力资源仍需补充。因此，医学教育必须走出象牙塔，教育改革必须紧密结合社会发展、公众健康需求，与医改紧密协同，与时俱进，培养适应现代医疗体系的具备岗位胜任力的人才。目前国家医疗改革的重点方向在加强基层医疗体系建设，推动卫生保健，从基本医疗预防到疾病救治等各环节，探索出了不同岗位和不同职责的医疗运行体系，如深圳市罗湖城市紧密型医联体和“三明医改”。2020 年《国务院办公厅关于加快医学教育创新发展的指导意见》发布，强调优化医学人才培养结构，夯实高校附属医院医学人才培养主阵地，强化附属医院临床教学主体职能。立足国家政策，遵从医学教育规律，基于综合医院和基层医疗系统实现工作情境内学习的教育理念，医疗管理者和教育者联合尝试建立“医学院-三甲综合医院-基层医疗机构”三位一体的现代医疗人才培养体系，实现从基础医学教育到临床专科教育再到全科和疾病预防教育的全方位情境式培养。结合本章所述，国内现代医疗卫生体制改革成果为我国现代医学教育改革的深入提供沃土。

（三）罗湖医改

1. 罗湖医改背景 2015 年，深圳市仅有三级甲等医院 15 家。与同省份的广州市相比，2015 年广州市各类医疗机构床位数为 8.2 万张，深圳市为 3.4 万张；2016 年广州市每千常住人口卫生技术人员数为 9.82 人，深圳市为 6.66 人。就罗湖区来说，2015 年罗湖区内仅有 2 家市属三级医院，尚无区属三级医院。与同省份的广州市相比，无论是深圳市还是罗湖区，在医疗资源配置上都存在着与经济发展水平严重不相适应的问题。

在国家医改政策推动与深圳市急需提升医疗资源配置的需求下，2015 年 8 月，深圳市选定罗湖区作为改革试点，着力推动医疗卫生服务转型，即由传统的服务模式向“以基层为重点”和“以健康为中心”的新模式转变。

2. 罗湖医改举措

（1）建立现代医院管理制度：为进一步加大医院运营自主权，在实行“管办分离”的过程中，政府与公立医院的关系由传统的“管理与被管理”转变为“委托与代理”关系。在罗湖医改初期，为解决“管办分离”信息不对称的问题，罗湖区政府设计了医院集团法人治理结构，即在区级层面成立医院集团理事会，区政府履行出资人职责，委托理事会行使重大事项决策权和管理权，区卫生健康局职能转变，主要负责行业监管。

（2）组建唯一法定代表人的医院集团：2015年8月，罗湖区整合区属23家社康中心、5家区属公立医院，成立唯一法定代表人、紧密型一体化的深圳市罗湖医院集团（以下简称“集团”）。集团实行一级法人管理，集团为唯一法人代表，集团院长为一级法人的法定代表人，也是集团内其他医疗机构的法定代表人，不设二级法人。2019年，罗湖区慢性病防治院加入深圳市罗湖医院集团，推动提高辖区慢性病防治管一体化医疗卫生服务水平。

（3）推行以健康效果为导向的医保支付方式改革：2016年，深圳市人力资源和社会保障局选取罗湖区作为试点，推行医保支付方式改革。具体举措包括：将所有签约居民住院医保发生的总额加上年度市平均增长率打包给深圳市罗湖医院集团，年终结算节余部分全部支付给集团。同时，改革规定居民可自由选择就医机构，居民在其他医院就医花费的医保费用，社保部门统计后从集团的总额中支付。

（4）构建健全的初级医疗卫生服务网络

1）优化社康中心布局，加强社康中心标准化建设。改革以来，罗湖区政府加大财政投入，以街道为基本单位，分别建立一类和二类社康中心，形成社康中心网络，实现15分钟基层医疗服务圈。通过在社康中心引进医师、增添药品、购置设备等方式，改变过去社康中心缺医、少药、少人的局面。为优化医院、社康中心间的转诊机制，医院对社康中心上转患者实行“四优先”政策，即医院专科号源优先配置给社康中心家庭医师团队，对社康中心上转的患者实行优先接诊、优先检查、优先住院，让更多患者愿意到社康中心首诊。

2）多措并举，强化全科医学人才培养与配置。通过全国招聘优秀全科医师、积极鼓励专科医师参与全科医师转岗培训、建设专科医师工作室等举措，辖区每万人口全科医师配置由2014年的1.4名提升至2022年的6.31名。按照全科医师、全科护士、社区临床药师、公共卫生医师+X，即“4+X”的模式，截至2022年已组建455个家庭医师团队，累计签约54.51万人（占辖区常住人口的47.66%），累计建立家庭病床7834张。

3）以全社会、全人群、全生命周期为健康服务目标。秉持全民健康的核心理念，借助构建功能完备的功能社康站，将健康服务的“触角”延伸至社会的各个角落。功能社康站是以特定的人群如学生、企事业单位人员等为主要服务对象，以健康管理、预防疾病、健康教育、基本诊疗为主要服务内容，是一、二类社康中心的延伸，使社区健康服务延伸到学校、工厂、商业办公楼等非居民生活区。目前医院集团的功能社康站已广泛入驻学校、企业、机关事业单位等各类场所，家庭医师团队根据不同服务对象的特点，精心定制个性化治疗方案，从而显著提升服务对象满意度。

4）与街道联动，共建共享，建立全国“健康社区”模式。医院集团与街道携手共建“家庭医师工作室”，为社区居民提供免费的血糖、血脂、体脂、血氧、尿酸等多项健康检查。同时，医院集团还提供个性化、有针对性的健康教育及健康干预措施，努力消除家庭医师与社区居民之间最后“一米”距离。

（5）融入大卫生、大健康理念

1）教卫融合。全科医师进学校，驻点学校医务室，为师生提供多元化的健康服务，截至2022年，已成功进驻42所学校。实施宝宝手卫生计划，通过组织讲师团进行授课、创作《洗手歌》以及举办竞赛等形式，积极引导孩子与家长共同养成良好的手卫生习惯。自2017年至2022年，已成功开展202场次培训活动，吸引了超过10万名师生和家长的参与。开展儿童口腔保健计划，致力于普及口腔保健知识，截至2022年，已为50万名中小学生提供口腔健康检查。2018年，医院集团特邀全国知名心理学专家为学生和家长举办以“调整考试焦虑，伴你考试成功”为主题的专题讲座，吸引了共计14万名学生积极参与。在每年流感季来临前，医院集团都会采取诸多预防措施，包括免费为学生接种流感疫苗、发放中药流感汤等。

2）医防结合。为提高癌症患者生存率，医院集团自2018年开始便启动了老年人肺癌筛查项目，至今已为辖区内约1万名老人提供免费的低剂量计算机断层扫描（computed tomography，CT）肺癌早期筛查服务。通过建立慢性病管理首席专家制度，以推动含高血压、糖尿病、脑卒中等重点慢性病在内的早期筛查与专业管理，构建集防、治、管于一体的慢性病综合防治服务模式，促进慢性病发病率尽早出现拐点。街道与社区中的计生专干以及网格员，在经过培训并合格后，即可转型为居民健康促进员（简称健促员），这两个团队人员编入家庭医师服务团队，开展健康科普和健康促进工作。积极推广具有“治未病”功能的保健操，帮助居民更加科学地学习和掌握中医传统的养生保健方法。率先在社康中心设置心理咨询室、伤口瘘口护理专科门诊等，深度管理居民健康。

3）医养融合。罗湖区打破民政部门负责养老、卫生部门主管健康的行政分割格局，确立了以老人为对象，以社康中心为主体，以提供养老与基本医疗保健为内容的养老服务模式。高度重视老年人退行性疾病的健康筛查、干预与指导，自2016年起，已在辖区内免费为60岁以上的老年人开展认知障碍筛查。截至2019年7月，医院集团为辖区60岁以上老年人进行的认知障碍筛查数量累计达34 192人次，其中1672人次被发现为可疑认知障碍。2019年，医院集团通过“三名工程”成功引进老年痴呆治疗团队，双方合作建立了老年痴呆诊断指南及标本库。2017年，由医院集团区人民医院牵头制定的《医养融合服务规范》，正式被确立为深圳市医养融合服务的地方标准。2020年，由医院集团区人民医院牵头制定的深圳市地方标准《医养结合质量评价规范》，助力养老事业可持续发展。医院集团与社会资本合作，共同举办医养融合养护中心，提供了一条适合中国养老传统、老年人在本村集中养老的参考方案。2019年，医院集团区医养融合老年病医院成功入选国家医养结合典型经验名单。

（6）中医药“治未病”体系建设：一是由集团中医院和社康管理中心在2017年牵头制定《罗湖区社康中心中医馆、中医站建设指南（试行）》，为社康中心中医馆的标准化建设提供指引。二是社康管理中心于2017年制订中医专家进社康中心服务工作方案，集团中医院在2022年已有35名副高以上职称中医专家到社康中心服务，实现全市唯一行政区内社康中心中医专家全覆盖，老百姓在家门口就可以享受优质的中医药服务。三是大力推广中医适宜技术，集团中医院和社康管理中心自2016年开始，每年至少举办2场中医适宜技术推广培训，使医护人员掌握中医的多种治疗方法。同时，面向居民推广至少2种简单、便捷、易操作的中医适宜技术，实现居民居家预防保健。四是大力推广中医药文化，通过义诊、讲座、宣传海报以及微信公众号等形式推广中医药文化，使中医药文化进社区、进校园和进党群服务中心。

（7）财政补偿机制新探索：尝试扭转“以编定补”（即以事业单位编制人员数核定财政补助经费数额）的财政补助方式，落实政府对医疗卫生机构的各项投入责任，建立“以事定费、购买服务、专项补助”的公立医院政府投入和运营保障机制。2016年5月，深圳市人力资源和社会保障局、深圳市卫生和计划生育委员会和罗湖区人民政府联合印发了《深圳市试点建立与分级诊疗相结合的医疗保险总额管理制度实施方案》，以罗湖区为试点开展医保支付方式改革。通过“以事定费”形成了以基层为重点的差异化补偿标准，从而形成集团向社康中心分流患者的正向激励。

（8）社区药学服务新模式建设：成立集团药学中心，一体化统筹管理集团药学服务。努力实现集团内上级医院与社康中心在用药目录上的统一，截至2022年，社康中心的药品目录已扩充至973个品规（改革前约500个品规），并成功实现与辖区三级医院慢性病药品目录的同质化。2016年，深圳市选定罗湖区作为试点区域，启动了慢性病长处方试点工作，针对已与家庭医师签约且纳入慢性病管理的“诊断明确、病情稳定且需要长期服用治疗性药物”的参保慢性病患者，医院集团社康中心可为其开具1～3个月用量的所有治疗性药物。同时，自2016年起，针对集团各医疗机构出现的药品急短缺的现象，进行集团内药品调配并在24小时内配送至患者手中。

（9）紧密型医联体智慧化发展

1）搭建集团信息化平台。按照“信息管理一体化”原则，整合资源、全面统筹、优化建设，部署集团版的医院信息系统（hospital information system，HIS）、实验室（检验科）信息系统（laboratory information system，LIS）、影像存储与传输系统（picture archiving and communication systems，PACS）等业务系统，实现集团内各医疗机构之间数据的充分集成及系统的互联互通互认，并在此基础上搭建了信息集成平台和临床数据中心，进一步完善数据标准和信息交互标准体系，助力集团整体数据分析、决策支持和智能展现等。

2）信息化助力居民健康管理。围绕紧密型医联体的功能定位，2022 年由医院集团主持研发了健康日志平台。医院集团自主研发健康罗湖 APP，依托其中的家庭医师服务信息支撑平台，设计总结出 5 种工具（即 PAD、自助设备、PC 端、APP 端、微信客户端等）、17 个场景（即居民、门诊医师、门诊护士、门诊导医、门诊大厅、住院护士、住院楼层、体检护士、体检大厅、保健医师、保健护士、社康医师、社康护士、社康大厅、健康促进员、社区大厅、企业场所等）、37 种签约形式（即居民 APP 签约、居民微信签约、门诊医师 PC 端签约、门诊医师 APP 签约、门诊医师微信签约、门诊护士 PAD 签约、门诊护士 APP 签约、门诊护士微信签约、门诊导医 PAD 签约、门诊导医 APP 签约、门诊导医微信签约、门诊大厅自助设备签约、住院护士 PAD 签约、住院护士 APP 签约、住院护士微信签约、住院楼层自助设备签约、体检护士 PAD 签约、体检护士 APP 签约、体检护士微信签约、体检大厅自助设备签约、保健医师 PC 端签约、保健医师 APP 签约、保健医师微信签约、保健护士 PAD 签约、保健护士 APP 签约、保健护士微信签约、社康医师 PC 端签约、社康医师 APP 签约、社康医师微信签约、社康护士 APP 签约、社康护士微信签约、社康大厅自助设备签约、健促员 PAD 签约、健促员 APP 签约、健促员微信签约、社区大厅自助设备签约以及企业场所 PAD 签约），覆盖门诊、住院、体检等多个场所。2017 年 8 月，医院集团在区域医疗卫生信息化平台基础上构建了集团双向转诊平台。医院集团加强与外部沟通，共同研发心血管疾病社区防治管理平台，2019 年建成并启动应用。

3）建设互联网医院。2019 年 12 月，医院集团通过深圳市卫生健康委员会评审获得互联网医院资质。互联网医院通过“移动健康档案信息数据库”，实现互联网医院、HIS、双向转诊平台、社康诊疗系统、远程诊断会诊平台等在集团内各医疗机构线上线下数据互联互通。拓展重点人群居家健康监测服务，集成了“互联网+”智能穿戴功能，家庭医师团队在移动端或监测大屏可实时监控居民的心率、心电图、血氧、血压、体温、睡眠、体成分等体征数据，及时采取干预措施或分级诊疗。

4）搭建临床科研平台。医院集团以各医疗机构诊疗和电子病历数据为基础搭建了临床科研平台，平台集样本预测、队列分析、队列比较、队列管理、运营统计、搜索引擎、科研管理等功能于一体，推动跨科室、跨学科、跨机构之间的科研合作平台搭建；突出了技术与医学双重价值维度，为临床科研、学术探讨等提供深度支持。

3. 罗湖医改成效

（1）预防保健成效显著，实现居民少生病：辖区居民健康素养水平由 2016 年的 13.57%提高至 2021 年的 54.99%。2017～2021 年，罗湖区通过早期干预传染病危险因素，使水痘发病率持续降低。此外，通过早筛查、早诊断、早治疗，2016 年以来，恶性肿瘤的死亡率显著下降，患者的平均死亡年龄从 2016 年的 64.28 岁提高至 2021 年的 66.34 岁。

（2）基层医疗卫生服务能力提升，实现居民少住院：社康中心综合能力提高，集团院办院管的社康中心基本诊疗量由 2014 年的 53 万人次增至 2022 年的 170.44 万人次。2014～2019 年，集团诊疗量年平均增长率达 10.24%，但集团所属医院诊疗量年平均增长率为–0.3%，集团院办院管的社康中心基本诊疗量在集团总诊疗量的占比由 2014 年的 21.01%上升至 2019 年的 49%。2022 年，集团内累计上转患者 3.03 万人次，下转患者 6.26 万人次，形成上下互动互联和分级诊疗格局。打通集团内医院与社康中心之间的信息系统，双向转诊工作有序推进。

（3）医保支付方式改革建立正向激励，促使居民少负担：居民就医成本得到有效降低，2017～2020 年，集团区人民医院医保住院患者自付比例（不含异地就医）分别为 13.51%、12.88%、15.14%、14.56%，低于全国和深圳市平均水平（全国平均水平为 28%，深圳市平均水平为 17%）。医院集团药占比（即药品收入占医疗收入的比例）、耗占比（即耗材收入占医疗收入的比例）下降明显，药占比与耗占比分别从 2015 年的 33.16%、8.03%下降至 2021 年的 17.84%、6.72%。

（4）罗湖医改获国内外认可：2017 年 6 月，罗湖医改举措入选国家 35 项深化医改重大典型经验；同年 9 月，全国医联体建设现场推进会在深圳召开，“罗湖模式”向全国同行推广。2018 年 12 月《世界卫生组织公报》详细介绍了“罗湖模式”的核心行动领域及相应的实施策略，文章摘要被以 6 种语言翻译向全球展示。2019 年 9 月，罗湖医改作为广东省唯一基层医改案例入选中华人民共和国成立 70 周年国庆献礼片《为了人民健康》。

4. 罗湖医改经验总结 当前，中国的卫生体系在政策环境、管理体制以及资源利用等方面呈现出城乡二元、地区分割、系统分离以及资源分散的特征。在中国医疗卫生体制改革中，以三明市和深圳市两地区医改最为典型。三明市与深圳市的改革，并非单纯依赖于市场或层级模式，而是更多的采取了政府引导与社会治理相结合的网络模式，以克服政府失灵和市场失灵问题。

《新闻调查》
罗湖医改

（1）在医药治理方面：在两个城市的试点工作中，首先通过行政手段打破原有的以药养医的利益分配格局，随后引入市场化手段以优化资源配置。通过利用医药市场的定价功能以及按病种付费（diagnosis related groups，DRGs）的分配机制，合理补偿医疗机构与医师，旨在构建激励相容的合作机制。该机制的核心在于使医疗人力资源、药品、耗材、器械等生产要素更好地适应市场化环境，使价格能够回归并真实反映其价值，进而实现供需的有效匹配。

（2）在医保管理方面：两市均积极整合并赋权医保，履行医疗保障制度的重要主体和主要载体，充分发挥其在保障患者权益、收集医疗信息等方面的重要作用，实现与患者合理“共谋”。同时，两市均利用信息化手段有效消除医疗信息不对称的弊端，推动医疗机构提高服务质量，切实降低用药成本，有效化解“看病难”和“看病贵”两大难题。

（3）在医疗服务方面：两地均构建了针对医院院长及医师的绩效评估制度与薪酬体系，这些措施的实施是市场机制与现代管理方法相结合的结果，而医疗服务价格调整是最重要的体现。此外，两地还积极试点紧密型医疗联合体建设，旨在打破大医院与小医院服务效率低下的固有格局，进而实现区域内卫生资源的有效整合。

三明和深圳试点成功的共同点都是主要依靠医疗、医保网格整合，甚至可以说是接近两者合一，放大政府政策引导作用，充分发挥市场手段，进而有效地引导医药配合，这是一种网络化的整体性治理机制。两地经验证明，只有“三医联动”（三医，即医疗、医保、医药）才能更好地实现卫生治理。例如，在资源和技术增长有限的背景下，三明市注重试验政策的先后顺序，通过实施“腾空间、调结构、保衔接”的闭环程序，有效调整利益格局和价值重塑，成功克服制度环境制约，促进各方利益主体的联动，进而实现横向整合。深圳市则持续调整和优化代表政府统一履行公立医院举办职责的机构设置，并合理界定政府在出资、监督以及公立医院自主运营管理权限等方面的角色和职责。在深圳的医改进程中，罗湖医改最具代表性，总结罗湖医改的改革经验对于推动整个医改事业具有重要的借鉴意义。

自 2015 年 8 月启动罗湖医改以来，虽然已经取得了诸多成效，但医改是一项长期工程，仍需要在不断的实践中探索出符合本地区需要的改革措施。回顾罗湖医改近十年探索历程，总结出了宝贵的改革经验。一是医改之路千万条，但医改的方向只有一个，即以人民健康为核心；二是整合型医疗服务的建设与改革，要求大医院与基层医院实现紧密的利益绑定，旨在实现“让居民少生病、少住院、少负担、看好病”的改革目标；三是必须坚持三医联动，通过改革医保制度，实现以“保疾病”转向“保健康”；四是多措并举，积极提升医师待遇是确保医改取得成功的关键保障。

二、国外全科医学教育体系

欧美等发达国家在全科医学教育方面拥有较为成熟的体系和经验。其医学教育模式通常要求学生在完成本科学位后才能进入医学院深造，这一模式的理念是，医学生在进入医学院之前应该具备一定的社会经验和成熟度，这对于他们未来承担医师的职责尤为重要。全科医学教育培训体系通常包括院校教育、毕业后教育以及继续教育三个部分。全科医学教育的特点包括：重视教育质量，确保医师能够提供高质量的医疗服务；严格的培养标准，具备必要的专业知识和临床技能；雄厚的师资力量、多样化的授课方式、重视继续教育和终身学习等。

不同国家和地区的全科医学培训项目虽然在主体框架上相似，但在具体内容和方式上会有所差异，以适应各自的医疗体系和健康需求。

（一）国外在校医学生的全科医学教育

在英国、美国、澳大利亚、加拿大等国家，全科医学教育是医学生培养的重要组成部分。

英国：医学院校在本科教育阶段通常会设有全科医学的理论学习，包括必修课程和选修课程。此外，医学生还需要进行社区实习。

美国：医学生在完成基础医学课程后，会进入临床轮转阶段，其中包括家庭医学的实习。美国医学院校通常要求医学生接受至少 2 周的家庭医学训练，以了解全科医疗服务的运作和特点。

澳大利亚：医学院校将社区医学纳入必修课程，并作为连续性的课程对本科生开设。学生除了在校内学习理论知识外，还需要在社区医疗环境中进行实习。

加拿大：医学生在完成基础医学课程后，会进入临床培训阶段，其中包括家庭医学的实习。

这些国家的医学院校通过设置全科医学的必修课程、选修课程和社区实习，确保医学生能够在毕业后提供高质量的初级医疗保健服务。

（二）国外全科医学毕业后教育

全科医学毕业后教育，在国外主要指全科医学住院医师培训，在有些国家还称之为全科医学执业培训。这项培训是医学生完成高等医学院校教育阶段的学习并毕业后，再继续选择和进入的新培训项目。全科医学住院医师培训是全科医学教育体系中至关重要的一环，它不仅为医学生提供了必要的临床实践机会，而且还培养了他们全面的医疗技能和社区服务能力。全科医学毕业后教育主要由大学的全科医学系负责组织实施，训练场所包括能够训练临床诊疗技能的大型综合性医院和能够训练全科医疗思维和社区群体照顾的社区全科医疗诊所。

各国毕业后教育的培训时限不等，一般为 3～4 年。表 1-3-1 所列为英国、美国、澳大利亚、加拿大等国家全科医师培养体系状况比较。

表 1-3-1　国外不同国家全科医师培养体系

国家	全科教育培养体系	全科医学教育（获得执业资格）	毕业后教育	继续教育
英国	5+2+3 模式 5 年医学教育 2 年临床通科轮转 3 年临床培训	取得医学博士学位+RCGP 颁发的证书。通过下列考核： ①实践知识考试（AKT） ②临床技能考核（CSA） ③工作现场评估（WPBA） ④职业技能训练证书（VT）	注册的全科医师服务期间，每年需要提交工作报告，并接受检查评估。考评主要有 3 种方式： ①患者评价 ②重大事件评审 ③质量与结果框架（QOF）评估	非强制 鼓励参与，对参与足够学时的医师给予每年 2000 英镑奖金

续表

国家	全科教育培养体系	全科医学教育（获得执业资格）	毕业后教育	继续教育
美国	4+4+3 模式 4 年本科教育 4 年医学院校 3 年住院医师培训	严格选拔进入 4 年医学教育，再 3 年住院医师培训阶段，通过美国医师执业考试、美国家庭医学委员会组织的各阶段考试、家庭医学执业医师注册考试，取得全科医师执照后可单独执业。规范化培养的考核结果直接决定学校下一年度招生人数	要获得全科医师证书，须通过美国家庭医学委员会的严格考试。而证书的有效期为 6 年，即毕业后每 6 年需要进行一次医师资格再认证	强制性 须修满至少 300 个继续教育学分，才能保留全科医师资格
澳大利亚	4+4+2+4 模式 4 年本科教育 4 年医学教育（获内外全科医学学士学位 MBBS） 2 年职业前培训 4 年全科医学培训	澳大利亚皇家全科医师学会（RACGP）通过会员制对全科医师资格认证。资格认证分为两部分。 ①学院评估考试：应用知识测试（AKT），关键特征问题（KFP），客观结构化临床考试（OSCE） ②实践基础评估测试：考官临床考察（ECV），咨询案例录像（RC），口述案例测试（VIVA）	持续职业发展和质量保证阶段（CPD/QI）：每 3 年考核 1 次，应达到 RACGP 要求，与全科医师的职业登记直接关联，并决定全民医疗保险是否购买其全科诊疗服务 RACGP 倡导“全科医师永远不停止学习的脚步”理念	强制性 3 年期间全科医师的学分至少达到 130 学分
加拿大	4+4+3 模式 4 年本科教育 4 年医学基础 3 年全科医师住院医师培训	以形成性评价的方式进行考核，考核合格并在最后一年进行全科医师资格考试，考试合格后进行 3 年的全科医师住院医师培训，考试不通过者不可从事医师行业	①加拿大全科医学学会（CEPC）1954 年提出强化建立本科教育、研究生教育和从业医师教育的终身教育体系 ②CEPC 负责毕业后教育培训“基于专业能力 3C”课程：全面的能力培养、持续的全科医学教育和全面的居民健康照护、以全科医学为中心 ③注册执业的全科医师需要每 2 年参加由 CEPC 组织的资格认证考试，考试合格可再次注册执业	强制性 继续医学教育贯穿全科医师整个职业生涯

（三）国外全科医学继续教育

欧美许多国家都把全科医学继续教育作为全科医师终身学习的主要方式，在进行全科医师资格再认定过程中，对其参加继续教育项目的科目和学分有明确的规定。如美国家庭医学委员会规定：对于已获得家庭医学专科医师资格的家庭医师，要求每 6 年必须参加美国家庭医学委员会的专业资格再认定考试，以保持家庭医师的学术水平和先进性，而取得继续医学教育学分则是参加再认定考试的必要条件。因此，要求必须修满至少 300 个继续教育学分，才能保留全科医师资格。RACGP 秉承的是成人教育学规律，给毕业后全科医师的个体化、个性化、主动性的职业发展提供支持。在持续职业发展和质量保证阶段（CPD/QI），每 3 年考核 1 次，并要求 3 年期间全科医师的学分至少达到 130 学分。加拿大也有严格的家庭医师继续教育制度，要求继续医学教育贯穿全科医师整个职业生涯。英国的全科医学继续教育是非强制性的，但鼓励积极参与，为充分调动全科医师学习的积极性，对参与足够学时的医师给予每年 2000 英镑的奖金。因此，绝大多数的全科医师都自愿参加继续医学教育活动。

三、中国全科医学教育体系

对比国外成熟的全科医学教育体系，中国的全科医学教育起步较晚，但已逐渐形成独特的发展轨迹。香港、澳门以及东部沿海地区的全科医学教育相对成熟。自 20 世纪 80 年代世界家庭医师组织将全科理念引入中国，全科医学教育随之逐步发展。

中国全科医学教育自 1999 年起，伴随着政府政策的推动，尤其是《以全科医生为重点的基层医疗卫生服务队伍建设规划》《关于开展农村订单定向医学生免费培养工作的实施意见》《“健康中国 2030”规划纲要》的先后出台，加速了全科医师培养体系的形成。2017～2021 年，全科医学教育体系进一步完善。《国务院办公厅关于深化医教协同 进一步推进医学教育改革与发展的意见》和《中华人民共和国医师法》等重要法规和政策为全科医学教育的未来发展提供了坚实的法律支撑。全科医师的培养体系从无到有，再到系统化、标准化，体现了全科医学教育逐渐成熟。到 2025 年，提出的目标是优化医学教育学科专业结构，提高培养质量，深度融合多学科；到 2030 年，建立具有中国特色、更高水平的医学人才培养体系。

全科医师的培养制度在政府的指导和推动下，也持续走向成熟和完善。2021 年 6 月，人力资源和社会保障部等部门联合印发指导意见，强化了住院医师规范化培训，2022 年 8 月，中国医师协会进一步完善了住院医师规范化培训的标准。目前我国基本建立了以“5+3”模式为主体、“3+2”模式为补充的临床医学人才培养体系，作为紧缺医学人才，全科医师在此基础上还增加了转岗培训的途径。这一体系在不断地调整和改革中，正在逐渐适应中国的基层医疗卫生需求，并为居民健康提供强有力的人才保障。

（一）全科医学教育的院校教育

现阶段，我国全科医学的院校教育包括专科教育、本科教育及研究生教育。其中，本科教育承担着医学基础教育，目前已经建立了以普通高等学校本科教育为主体，农村订单定向免费医学生培养为补充的较为完整的教学体系，而研究生教育则包括硕士研究生教育及博士研究生教育。2017 年，《教育部关于进一步做好“5+3”一体化医学人才培养工作的若干意见》发布，强调创新一体化人才培养模式和临床实践能力的强化。要求高校构建包括本科教育、专业学位研究生教育和住院医师规范化培训的衔接模式，统筹安排 5 年本科和 3 年硕士阶段，推动各课程的有机融合。同时，强调要推动临床实践教学体系改革，实施多方位临床实践，注重学生临床能力的培养，并优先安排一体化人才培养的学生进行临床实习和培训。

1. 高等教育（医学本科与专科教育） 尽管全科医学专业的归属层级问题仍然存在广泛讨论，但主流观点将全科医学专业归属为临床二级学科。从国际经验和医学人才成长规律来看，医学院校本科教育阶段通常只设置临床医学专业，全科医师的培养主要通过住院医师规范化培训等毕业后教育完成。相对于其他传统临床二级学科，如何开展全科医学教育在院校教育中是一个崭新的问题。

为了解决这一问题，中国政府自 2000 年起通过发布一系列政策文件进行引导。例如，2000 年卫生部下发的《关于发展全科医学教育的意见》提出在医学专业中设立全科医学必修课和选修课；2010 年国家发改委等 6 部门联合印发《以全科医生为重点的基层医疗卫生队伍建设规划》进一步强调改革高等医学教育的重要性；2017 年和 2018 年的相关政策意见要求高等医学院校高度重视全科医学学科建设等。这一系列政策共同促进了全科医学教育的发展。

例如，北京大学医学部全科医学学系作为国内最早一批开展本科生全科医学教育的高等医学院校，已将院校阶段全科医学教育作为临床医学教育体系的重要组成部分。他们积极探索管理队伍建设、课程体系优化等方面的本科生全科医学教育经验，并逐渐形成了特色教学模式。通过基层实践教学，培养学生的人本理念，促进学生了解全科医学，并使学生对全科医学产生兴趣甚至坚定职业志向。

根据 2020 年 9 月发布的《国务院办公厅关于加快医学教育创新发展的指导意见》，全科医学课程不应仅作为一门理论课，更应是一门技能课、见习课。在本科阶段的学习中，引导学生关注全科医学工作是一项重要任务，也是国内不同单位正在探索和尝试的领域。在本科教育过程中，开设全科医学课程已逐渐形成趋势，主要的教学模式包括基于讲座的学习（lecture-based learning，LBL）、基于问题的学习（problem-based learning，PBL）、基于案例的学习（case-based learning，CBL）、以团队为基础的学习（team-based learning，TBL）等。尽管如此，目前尚未形成一个统一的培养标准和架构。图 1-3-1 是汕头大学医学院临床医学创新班学生在社康中心学习。

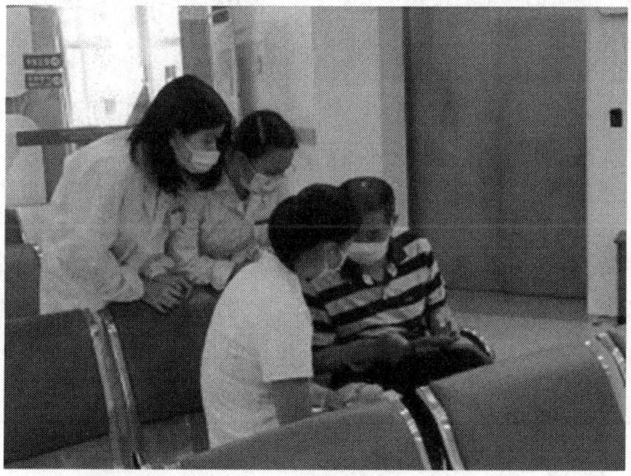

图 1-3-1 创新班学生在社康中心学习

2. 农村订单定向免费医学生培养 平行于医学高等教育，为加快基层全科医学人才培养，中国政府高度重视基层医疗卫生人才的培养。2010 年，国家发展和改革委员会、教育部、卫生部等五部门联合印发了《关于开展农村订单定向医学生免费培养工作的实施意见》，这一政策的出台标志着农村订单定向免费医学生培养工作的正式启动。该政策的核心目标是为乡镇卫生院及以下的医疗卫生机构培养从事全科医疗的医疗卫生人才，特别是针对中西部地区的乡镇卫生院，中央财政提供了补助经费，以确保每个乡镇卫生院能够培养出一名本科医学毕业生。为了进一步推进这一政策的实施，2015 年，教育部等 6 部门联合印发了《关于进一步做好农村订单定向医学生免费培养工作的意见》，在原有政策的基础上，进一步细化和明确了招生录取、人才培养模式改革、就业安排、毕业后教育培训、就业履约管理、职业发展等相关政策措施。从 2016 年起，招生对象主要为农村生源，鼓励有条件的省（自治区、直辖市）按照考生户籍以县为单位定向招生，这样可以更好地满足基层医疗卫生机构的实际需求。学生毕业后，根据入学前签署的定向就业协议，到原户籍所在地县级卫生行政部门报到，并与基层医疗卫生机构签订聘用合同。

2010～2018 年，中国政府通过中央财政的大力支持，显著推进了中西部地区农村医疗卫生人才的培养工作。中央财政累计投入超过 14 亿元，资助了 73 所中西部高等医学院校，这些院校为 22 个省（自治区、直辖市）的 3 万个乡镇卫生院培养了超过 5 万名西部农村订单定向免费本科医学生。这一举措在规模上实现了中西部每个乡镇卫生院至少有 1 名从事全科医疗的本科医学毕业生，极大地提升了基层医疗卫生服务能力。近 90%的免费医学生按照协议到乡镇卫生院就业，这一高比例的履约情况显示了政策的有效性和毕业生的责任感。这些毕业生的加入，不仅为基层医疗卫生机构注入了新鲜血液，也为当地居民提供了更加专业和高质量的医疗服务。2023 年，《教育部办公厅关于做好 2023 年中央财政支持中西部农村订单定向免费本科医学生招生培养工作的通知》发布，根据该通知，2023 年中央财政继续支持高等医学院校，为中西部乡镇卫生院培养 6150 名西部农村订单定向免费 5 年制本科医学生。这一政策的持续实施，进一步巩固和扩大了之前取得的成果。除了中央政府的支持，各省（自治区、直辖市）也根据当地的实际情况，开展了地方层面的农村订单定向医学生免费培养项目，并提供了相应的财政补助，共同推动了农村医疗卫生人才的培养和发展。

3. 研究生教育 研究生教育包括硕士研究生及博士研究生教育。其中，硕士根据培养目标及方式的不同分为专硕和学硕（表 1-3-2）。

表 1-3-2 学硕与专硕的对比

	学硕	专硕
别称	学术型研究生、科硕	专业型研究生、临床型
培养目标	侧重于学术理论水平、科研能力和实验室研究能力的培养，掌握本学科坚实的基础理论和系统的专业知识，具有创新精神和从事科学研究、教学、管理或独立担负专门技术的工作能力	侧重于培养具有较强解决实际问题的能力、能够承担专业技术或管理工作、具有良好职业素养的应用型人才
报考条件	临床医学相关专业	临床医学全日制本科，已经获得规培证的不可报考专业型研究生
考试内容	各大院校自主命题	全国统一考试
结业证书	学硕毕业时，获得硕士研究生毕业证书和硕士学位证书（毕业后需要规培 3 年才能获得住院医师规范化培训合格证书）	专硕研一时就可以报名参加住院医师规范化培训第一阶段考试以及执业医师资格考试，研究生毕业时可获得研究生毕业证书、硕士学位证书、医师资格证书、住院医师规范化培训合格证书（即“四证合一”）

2011 年 7 月，《国务院关于建立全科医生制度的指导意见》发布，旨在通过规范化的培养体系，提升全科医师的专业水平和服务能力，以满足人民群众日益增长的健康需求。这一指导意见的出台标志着中国全科医师制度的正式建立，其包括：统一培养标准，要求具有 5 年制临床医学本科及以上学历的人员，通过参加全科医师规范化培养并合格后，才能被授予临床医学（全科方向）相应专业学位。规范化培养，自 2012 年起，新招收的临床医学专业学位研究生（全科方向）须按照全科医师规范化培养的要求进行培养，确保培养质量。

2015 年 5 月 29 日，国务院学位委员会发布《关于印发临床医学、口腔医学和中医硕士专业学位研究生指导性培养方案的通知》，明确临床医学、口腔医学和中医硕士专业学位研究生并轨参加住院医师规范化培训，学位申请人须通过课程考核、取得医师资格证书、完成住院医师规范化培训取得住院医师规范化培训合格证书，并通过硕士学位论文答辩。即合格的硕士专业学位毕业研究生可取得硕士研究生毕业证书、硕士学位证书、医师资格证书、住院医师规范化培训合格证书。2014 年，教育部等六部门联合印发《关于医教协同深化临床医学人才培养改革的意见》，该意见要求，从 2015 年起，停止 7 年制临床医学专业招生。至此，专硕的培养并轨为“5+3”一体化临床医学人才培养模式。而学硕如果想进入临床做医师，则需要继续进行 3 年的住院医师规范化培训。2018 年起，新增临床医学和中医硕士专业学位研究生的招生计划中，重点向全科医学等紧缺的专业方面倾斜。

2021 年，高校开始开展临床医学（全科）博士专业学位研究生的招生培养工作，以加快高层次全科医学人才的培养。

这些发展都表明，中国正在从高等教育的源头阶段不断加强全科医学理念的引导，致力于提升医疗服务质量，满足广大人民群众的医疗需求，并打造一支拥有广博医学知识、娴熟临床技能、全人群服务能力的全科医师队伍。

（二）全科医学毕业后教育

毕业后医学教育是提高医学人才临床素质、培养独立专业技术能力的重要阶段。毕业后医学教育分为助理医师规范化培训、住院医师规范化培训和专科医师规范化培训三个阶段。

1. “3+2”助理医师规范化培训 2016 年 6 月，国家卫生计生委等六部门联合印发的《助理全科医生培训实施意见（试行）》（以下简称《意见》）是中国全科医师培养体系的重要补充。政府期望通过这一“3+2”助理全科医师培养项目，能够有效提升农村基层医疗机构的服务能力，满足农村居民的基本医疗卫生服务需求，同时为全科医师队伍的长远发展奠定坚实的基础。该《意见》明确规定以下内容。

（1）培养对象：临床医学、中医学类三年全日制高职（专科）毕业，拟在或已在农村基层医疗机构从事全科医疗工作的人员，包括应届生和有需求的往届毕业生。

（2）培训期限：项目实施期限暂定为10年。从2016年起，重点在农村地区乡镇卫生院开展培训工作，同时兼顾有需求的村卫生室等其他基层医疗机构。

（3）培训目标：到2020年，原则上所有新进农村基层医疗机构全科医疗岗位的高职（专科）学历的临床医学毕业生均需接受助理全科医师培训。到2025年，初步形成以“5+3”全科医师为主体，以“3+2”助理全科医师为补充的全科医师队伍。

（4）培训内容：培训内容由临床培训、基层实践、全科医学基本理论与职业理念和综合素质课程培训三部分组成。临床培训时间为82周，基层实践为16周，理论培训共计357学时。

（5）考核方式：培训过程中的考核包括临床各科出科考核和临床培训阶段综合考核。结业考核由省级卫生行政部门统一组织，考核内容包括基本理论、基本技能和综合能力等。

2. “5+3”住院医师规范化培训 住院医师规范化培训是提升临床医师素质的重要手段。源自1921年协和医学院的负责制度，经历了萌芽、探索、形成、完善推广四个阶段。2009年国家发布《住院医师规范化培训标准（试行）》，2013年发布《关于建立住院医师规范化培训制度的指导意见》，确立了“5+3”体系。2014年国家卫生计生委印发通知，正式建立全国统一标准，全科代码是0700，随后在2019年及2022年有两次修订。

住院医师规范化培训基地至今一共进行了三批培训基地认证。2015年第一批共认证培训基地559家（西医450家，全科24家，中医85家），2017年第二批新增301家（西医190家，全科11家，中医100家，全科调整为综合9家），2020年12月，国家卫生健康委员会办公厅公布了第三批认证基地，其中包括180家西医和84家中医住院医师规范化培训基地（新增264家，西医116家，全科64家，中医84家，全科调整为综合23家），累计近百家全科方向的培训基地。2018年全科医学科设置指导标准明确全科专业基地建设核心指标，2020年未达到标准者取消资格。

全科医师培养有指导意见支持，双轨制培养成主流，内容由国家卫生健康委员会等制定，执行由医院等单位承担，确保全面系统培训。2020年政策提出了“两个同等对待”，加强就业指导服务和权益保护，保障职业发展权益。

以住培基地为载体，形成了全国性全科医师培训网络。全科医师规范化培训是我国为了提升全科医师的专业技能和服务质量而实施的一项重要教育制度。该培训制度的核心目标是培养具备全面临床和公共卫生实践能力的医师，以满足社会对全科医疗服务的需求。全科医师规范化培训的关键特点如下。

（1）培训基地：培训在国家认定的全科医师规范化培养基地进行，这些基地具备相应的教学资源和实践平台，能够为培训人员提供高质量的教育和实践机会。

（2）导师制和学分制：培训过程中实行导师制，即每位培训人员都会有一位经验丰富的全科医师作为导师，对其进行个性化指导。同时，培训还采用学分制管理，确保培训人员能够系统地完成所有必要的学习内容。

（3）轮转培训：培训人员会在临床各科及公共卫生、社区实践平台逐科（平台）轮转，以获得广泛的临床经验和公共卫生服务技能。

（4）培训时间：临床培训的科室轮转时间原则上不少于2年，此外还会安排一定时间在基层实践基地和专业公共卫生机构进行服务锻炼。

（5）考核与认证：培训基地会根据国家标准进行考核，考核内容包括病种、病例数、临床基本能力、基本公共卫生实践能力及职业素质等。只有达到要求并取得规定学分的培训人员，才能获得全科医师规范化培训合格证书。

（6）培训周期：全科医师规范化培训为期3年，包括全科医学相关理论学习、临床轮转和社区实习等内容。

3. 专科医师规范化培训 专科医师规范化培训与住院医师规范化培训紧密衔接，也是毕业后医学教育不可缺少的重要组成部分。

2015 年底，国家卫生和计划生育委员会等 8 部委发布《关于开展专科医师规范化培训制度试点的指导意见》，标志着中国在医学教育领域迈出了重要的一步，旨在提升专科医师的专业技能和医疗服务水平。这一制度的建立对于完善中国毕业后医学教育体系、提高医疗服务质量具有重要意义。

中国医师协会组织专家制定了《专科医师规范化培训试点项目管理工作要求（试行）》，确保试点工作的科学性和可行性。成立了专培制度试点专家委员会和试点专科专家委员会，由专业人士负责指导和监督试点工作的实施。2016 年 12 月 30 日，国家卫生和计划生育委员会和中国医师协会正式启动了专科医师规范化培训制度试点工作。首批试点选择了神经外科、呼吸与危重症、心血管内科三个专科进行先导性试点，这些专科在医疗服务中具有重要地位，对医师的专业技能要求较高。力争到 2020 年，初步建立起中国的专科医师规范化培训制度，形成完整的毕业后医学教育体系，培养出一批能够独立、规范地从事疾病专科诊疗工作的临床专科医师。

与住院医师规范化培训相比，专科医师规范化培训强调培训对象、培训基地参加专培试点的自愿性，是否参加专培，主要取决于个人和所在单位的意愿。

全科医学和内、外、妇、儿一样，是一门独立的临床医学专科，应设有对应的专科医师规范化培训，国内外都有比较成熟的专培制度和机构，如我国的香港家庭医学学院（Hong Kong College of Family Physicians，HKCFP），澳大利亚的 RACGP 等。目前，我国已有不少关于全科专科医师培养方案的讨论，如首都医科大学的路孝琴就提出了全科医学理论课学习（表 1-3-3）、临床科室轮转（表 1-3-4）、社区实习三大模块的培养方式，同时也提出了所面临的问题：①理论和临床实习的内容较多；②社区实习的内容应进一步明确；③没有相应的教材或培训手册；④没有制定统一的人才出口标准。对此，她作出了下一步的计划：第一，调研后从基础上对大纲进行修订；第二，制定人才出口标准；第三，编写培训教材。

表 1-3-3 第一模块：理论课学习

序号	课程	时间/学时
1	全科医学概论	88
2	医患关系与医学伦理学	24
3	康复医学	40
4	临床心理咨询	12
5	社区预防保健	36
6	实用卫生统计与流行病学原理与方法	52
7	科研设计与论文撰写	16
8	社区卫生服务管理	40
合计		308

表 1-3-4 第二模块：临床科室轮转

科室	时间/月	科室	时间/月
内科	12	皮肤科	1
儿科	2	眼科	0.5
精神科	1	耳鼻咽喉科	0.5
急诊科	2	康复科	1
传染科	1	选修	2
外科	2		
妇产科	1		

当前我国全科医学的教学体系中，全科专业住院医师规范化培训制度正在建立和完善，但仍需提高全科医师的临床医学、康复医学和社会人文科学相关内容的综合处置能力。

（三）全科医学的继续医学教育

全科医学的发展离不开终身学习的理念，其中，继续医学教育在全科医学学科发展中起着关键作用，它不仅是全科医师终身学习的主要途径，而且是提升全科医师临床水平的关键环节。

我国政府高度重视医学教育的持续发展，特别是对于在职医师的继续教育。1991 年和 2000 年发布并修订《继续医学教育规定（试行）》，明确了临床医师继续教育的重点，即学习新知识、新理论、新方法和新技术，以提高医疗服务质量。同时，规定将全科医师的继续教育情况作为岗位聘用、技术职务晋升和执业资格再注册的重要考量因素。

2008 年，卫生部发布《关于加强继续医学教育工作的若干意见》，特别强调了全科医学继续教育的重要性。要求建立健全基层医疗卫生服务机构技术骨干培训机制，以提升基层医疗服务人员的专业水平，在大中城市全面启动全科医学继续教育，推动全科医学知识和技能的普及，以及适时推出一批高水平的全科医学继续教育项目，以满足不同层次医师的学习需求。这些政策和措施的实施，旨在通过继续教育不断提升全科医师的专业能力，确保他们能够为患者提供最新、最有效的医疗服务。

全科医学继续教育对于提升全科医师的专业水平和服务质量至关重要。鉴于全科医师工作地点分散的特点，远程继续医学教育成为一种高效且便捷的解决方案。通过网络平台、视频会议、在线课程等现代教育技术，全科医师可以在任何地点接受继续教育。远程继续医学教育可以整合国内外优质的医学教育资源，为全科医师提供丰富的学习内容，提高教育可及性，以及可以覆盖到更广泛的地区。这不仅能提高全科医师的技术水平，同时也能以科学的考核标准推动全科医师的专业技术职务晋升和执业资格再注册。以上建议措施和政策文件的发布，标志着我国全科医师继续医学教育工作的进一步规范化和制度化，将为我国全科医学领域的持续发展提供有力的支持。

（四）全科医师岗位培训与转岗培训

对于我国全科医学的发展，国家自 2000 年起就致力于解决全科医师短缺的问题。2006 年和 2007 年，卫生部发布了新的培训大纲，明确培训目标及提高其对社区常见健康问题和疾病防治能力的重要性，全科医师培训包括理论讲授、小组案例讨论、临床和社区实践等教学方法，总时长不少于 12 个月。

2014 年和 2016 年培训大纲的两次修订进一步明确了全科临床培训基地和全科基层实践基地的基本条件、师资条件。2019 年的《全科医生转岗培训大纲（2019 年修订版）》规定培训可在 2 年内完成，内容涵盖全科医学基本理论知识培训、临床综合诊疗能力培训、基层医疗卫生实践等。省级卫生健康行政部门负责培训的组织与管理，并进行结业考核。

此外，2010 年发布的《基层医疗卫生机构全科医生转岗培训大纲（试行）》致力于让临床执业（助理）医师具备全科医师的技能。全科医师转岗培训为实施和推进家庭医师签约服务提供了人才支撑。

全科医师转岗培训存在一些问题，如训练持续性不足，专科思维阻碍全科训练，新型服务模式推动不力等。可以通过建立长期、系统的培训计划，维持和提升其专业技能。在培训过程中，注重培养全科医师的整体观念和系统思维，强化以患者为中心的服务理念。鼓励和支持全科医师学习和实践新型服务模式，以适应基层医疗服务的需求。通过改善基层医疗机构的硬件设施、工作环境和职业发展机会，提高基层医师的待遇和福利，吸引更多医师和毕业生在基层从事全科医疗工作。同时，确保转岗医师在职称评定、待遇福利、岗位流动等方面得到合理对待，减少转岗带来的不确定性和职业发展障碍。对全科医师的培训效果进行持续跟踪和评估，根据反馈调整培训内容和方法，确保培训与实际工作需求相匹配。

（五）全科医学的师资培训及教材建设

在推动全科医学教育发展的过程中，我国虽然实行了标准化的培训和考核流程，但也显示出各地教育资源的差异问题，特别是师资水平的差异。我们需要深思如何通过师资培训提升师资水平，从而达到同质化教学的目标。早在 2000 年发布的《卫生部关于印发发展全科医学教育的意见的通知》中就明确提出：要注意吸引一批热爱全科医学事业、有基层工作经验、在临床学科中有一定建树的专家，经过必要的全科医学知识培训后充实到师资队伍。按照各类人员岗位职责要求，制订各级各类卫技人员全科医学教育培训大纲和教学计划，编写体现全科医学特点、适合岗位职责要求的科学、规范的系列教材，并加强对社会学、法学、心理学、公共卫生等方面知识的培训。《关于加强住院医师规范化培训师资队伍建设的指导意见》也特别强调了加强师资培训的重要性，并作出了要求。

当前，在各层级全科医学教育中，相关知识技能几乎都是由各专科师资完成的，全科师资的重要性往往会被忽略或遗忘。在院校教育阶段，因为属于基础教育，无论是专科还是全科，学生所掌握的专业知识与技能的范围尚未体现出明显的差别，至少在执业医师考试的项目要求上都是一致的。但进入毕业后教育、继续教育及转岗培训的过程中，全科医师与专科医师在学习目标上应有所区别，专科和全科专业知识与技能的深度和广度就有着比较大的区别，即便是同一种疾病，侧重点也是不一样的，专科偏重急危重症的诊治，全科偏重红旗征的识别与转诊和慢性病的人群管理。

很多人往往会陷入一个误区，认为具有全人思想、懂得人文关怀的专科医师，就是全科医师；同理，具有全人思想、懂得人文关怀的专科师资，就是全科师资。这既否认了专科医师的全人思想和人文关怀，也忽视了专科和全科学习目标的差异性。我们需要重新审视全科师资培养现状，推动实现更多优质的全科师资完成全科学员的带教。有学者对我国目前全科医学师资分类提出了不同观点，认为目前的全科医学师资偏向于高校教师和医院专科专家，师资队伍学究化和专科化倾向严重，建议继承和发扬传统的师承教育方法，选拔和培训优秀的社区医师担当师资，并让他们逐步成为全科医学教育和培训的主力，这样才能培养出真正的全科医师。全科医学师资未来的发展方向无疑将以全科医师为主，但在全科医师质量不足的现状下，对全科医学师资进行分类管理还是必要的。

目前，深圳的全科医学专业已建立起具有全科专业特点的师资库并初具规模，师资库里的师资也已由起初的专科医师为主逐步过渡到以全科医师为主，师资库也发展至根据各自的亚专长进行分类管理。同时借鉴其他国家全科教学优秀经验，定期邀请其专家进行教学活动，提高本土全科医师的专科诊治及教学能力。在未来，全科医师应具备各专科疾病的初步诊治和按需转诊的能力，同时对社区常见病、慢性病具备较深入的专科诊治能力，让居民享受更专业的专科治疗和更细致的全科管理。

教材是教育教学中不可或缺的一环，它是教学活动的基础和保障。教材的地位和作用不仅体现在学生的学习过程中，而且反映了教师的教学水平和教学质量。由于我国全科医学教育起步较晚，全科教材分为国外教材和国产教材，目前仍是以国外教材为经典，其中被奉为澳大利亚全科医师的“圣经”的《莫塔全科医学》，在我国应用也十分广泛。近年来国内学者编写的全科教材逐步增多，其内容也不断丰富，相信随着我国全科教育的高质量发展，符合我国国情的全科教材会不断优化。

（六）核心胜任力的培养

中国医师协会发布的《住院医师规范化培训 内容与标准（2022 年版）》总则明确了六大核心胜任力培养目标，包括职业素养、专业能力、患者管理、沟通合作、教学能力和学习提升，学习提升又包括开展或参与临床问题和需求相关的科学研究工作。当前，全科医师培养主要侧重于职业素养和专业能力，而科研、教学、患者管理和沟通合作方面的能力仍需提高，以科研为例，目前全科领域的科学研究以横断面研究为主，干预研究和队列研究等类型较少。

2010 年的《以全科医生为重点的基层医疗卫生队伍建设规划》强调了全科医学学科建设的重要性，提出增设全科医学二级学科，并开展全科医学的医疗、教育和科研工作。在一系列全科医师培养的国家层面方案中，如《全科医生规范化培养标准（试行）》、《住院医师规范化培训 内容与标准（2022 年版）》和《全科医生转岗培训大纲（2019 年修订版）》等，都明确提出全科医师应具备在实际工作中发现问题、解决问题和开展科研教学工作的能力。

一系列文件发布以来，全科医学领域的科学研究进入了加速发展阶段，研究类型从最初的描述性研究逐步拓展到分析性研究、社区干预试验等。研究内容也从不同维度进行了展开，包括全科医学教育、人才培养、疾病管理、人群健康与绩效评估等多个研究方向，全科医学研究领域的广度得到了一定的拓展。

然而，尽管我们已经对近 30 年来全科医学科研的文献进行了统计和荟萃分析，总结出我国全科医学科研的主要领域和方向，包括全科医学教育与全科医师培训相关研究、全科医疗服务模式相关研究、人群健康促进与疾病预防相关研究、疾病治疗与临床疗效相关研究、社区康复延续性管理相关研究、全科医师绩效评价及岗位胜任力相关研究等，全科医学科研研究对象仍需扩大，比如关注儿童群体；全科医学科研的方法和能力仍需改进，相对专科而言，全科目前主要以现况研究为主，病例对照研究、队列研究以及随机对照试验等其他研究方法需要补充；全科医学科研领域如社康管理等研究领域尚需开发，人员配置、薪酬支付、绩效考核、组织管理等问题亟待解决。

因此，在未来的全科医学人才培养上，我们应当更加注重核心胜任力元素。在继续教育中，我们应扩展科研、教学等培训课程。在全科医师岗位聘用和专业技术职务晋升中，我们应设定独立的考核指标，以促进医疗、教育和研究的一体化协调发展。同时，我们也需要进一步研究和解决全科医学科研问题，如扩大研究对象、改进研究方法和填补研究空白领域等，以推动全科医学的高质量发展。

万岩岩 叶剑锋 刘 爽 林 恺 孙喜琢

第二章　全科医学的基本理念

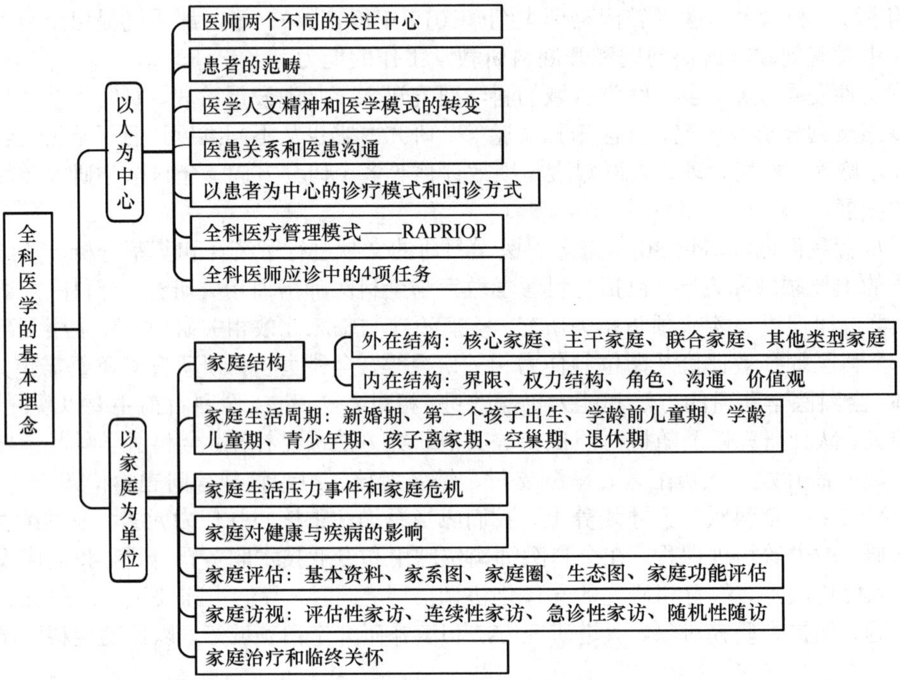

图 2-0-1　全科医学的基本理念

学习目标（图 2-0-1）

1. 理解以人为中心的照顾模式并能够描述其基本原则和实践方法。
2. 分析医患关系和医患沟通的重要性，并探讨如何建立有效的沟通与合作关系。
3. 应用以患者为中心的问诊方式（RICE），包括倾听、同理心和医患沟通技巧，以提供个性化的医疗服务。
4. 探讨全科医疗管理模式（RAPRIOP），包括消除担忧和解释、建议、处方、转诊、检验、观察和预防等方面，以提供全面的医疗管理和照顾。
5. 描述家庭的定义、外部结构和内部结构。
6. 分析家庭生命周期、家庭生活中的压力事件以及家庭对健康和疾病的影响。
7. 探讨家庭评估、家庭访视、家庭治疗和临终关怀的意义。
8. 完成一例家庭评估，包括家庭基本资料的收集、家系图、家庭圈和 APGAR 量表。

第一节　以人为中心的照顾

以人为中心的照顾（patient-centered care）又可称为人性化服务（humane services），以人为中心的医疗服务是全科医疗的基本特征。以人为中心的医疗服务模式，与以生物医学模式为指导、以疾病为中心的专科医疗模式，无论是在理念上还是在内容与形式上，都有一定的区别。

一、医师两个不同的关注中心

以人为中心的医疗服务是全科医疗的基本特征。然而，在医学发展历史上，我们可以观察到医师对患者（或健康人）的服务存在着两种不同的模式，即以疾病为中心的服务模式和以人为中心的服务模式。随着人们对更好的健康服务的期望日益增长和医学的不断发展，以疾病为中心的服务模式越来越暴露出其不足和缺陷，并逐渐被以人为中心的服务模式所取代。

（一）生物医学模式——以疾病为中心

临床情景 2-1

马某，女，38 岁，家庭妇女，因四肢关节痉挛疼痛月余。在家中服用自制草乌药酒，服用第 3 天，出现恶心、头晕、全身麻木、疲乏无力等症状。家属和患者都以为是中暑，在家“刮痧”未效，到当地一家全科诊所就诊。诊所医师根据患者描述的症状，认为患者“中暑”，予以针刺指尖、小腿、后背等处，“刮痧后吸罐”放血处理后嘱回家休息。患者回家第二天出现针刺处出血不止、针眼周边皮肤瘀青肿胀现象，急送县医院就诊。经急诊查血常规，发现血小板仅为 16×10^9/L，诊断为急性草乌中毒、血小板减少性紫癜，经积极治疗后康复出院。

思考题

（1）上述案例给我们哪些启示和教训？

（2）“以疾病为中心”模式的作用和不足是什么？

生物医学模式关注点主要放在疾病的诊断和治疗上。在这种模式中，医师通过收集患者的病史、进行体格检查和实验室检验等手段，确定患者的疾病类型和病情严重程度，做出诊断和鉴别诊断，并提供相应的药物治疗或手术治疗。“以疾病为中心”的服务模式是在生物医学模式的影响和指导下建立和发展起来的，在医学历史上曾占据主导地位，起到重要的作用。

“以疾病为中心”是一种典型的“只见疾病，不见患者”的服务模式。该模式忽视了人的整体健康，主要关注特定疾病的病理、健康问题，依赖高度技术化的诊断和治疗手段来处理患者的症状和体征，而忽略了患者的心理、社会功能和情感需求。在生物医学模式中，患者往往被视为疾病的容器，医师的主要目标是消除疾病和恢复患者的健康。这种模式强调科学的疾病诊断和治疗方法，具有客观、可测量和可验证的特点。

然而，该模式忽视了患者的个体差异、心理和社会因素对疾病的影响，以及患者在治疗过程中的主动参与和自我管理。同时，它也忽略了对健康人群和亚健康人群的服务。随着医学技术的进步和医学人文理念的发展，以人为中心的服务模式逐渐取代了以疾病为中心的服务模式，占据主导地位。

围绕临床情景 2-1 的案例，对案例后的两个问题解释如下。

问题（1）：在这个案例中，专科医师通过详细的查体与完善的辅助检查手段，迅速明确了诊断，并给予了有效的治疗，但缺少了对患者饮食习惯、工作生活压力，以及社会支持情况的关注。

问题（2）：“以疾病为中心”的模式只关注于疾病本身，强调利用各种检查手段明确诊断，这对定性定量地识别疾病非常有效，且标准化的治疗方案也使疾病治疗更加可控、结果可测量，有利于质量控制。但是这是将疾病从患者的社会文化环境中抽离出来的模式，忽略了饮食、运动、作息、心理等危险因素与疾病的关系，这些危险因素是导致疾病的主要上游原因，且是可防可控的，只有增加人群的健康知识，减少危险因素，才能从本质上降低疾病发病率。

（二）生物–心理–社会医学模式——以患者为中心

临床情景 2-2

患者，男，48 岁，干部，因胸闷、气短、心慌，到附近全科诊所就诊。规培医师通过问诊得知，患者近期工作压力大，常常加班到深夜，睡眠不足；与妻子也经常发生争吵，存在一定的家庭矛盾。既往没有心脏方面的病史，医师进行体格检查时发现，患者心率较慢，有心动过缓和心律不齐的表现；心电图提示 ST 段压低，考虑患者为心肌缺血。

思考题

（1）针对这个患者，你还应该了解什么？

（2）作为全科医师，你是否考虑过这个患者是什么样的人，为什么会出现这样的问题？如果你不了解问题的真正原因和来龙去脉，就无法从根本上解决患者的问题。

（3）你的诊疗思路是否以患者为中心？

生物–心理–社会医学模式（bio-psycho-social medical model）是以人为中心的医疗模式，强调将患者的整体健康和个体需求置于医疗关注的中心。在这种模式下，医师不仅关注疾病的诊断和治疗，还关注患者的心理和社会因素对疾病的影响以及患者的生活质量。

生物–心理–社会医学模式认识到患者的疾病经历是独特而个体化的，不仅受生物学因素影响，还受心理和社会环境的影响。医师在与患者的互动中，关注患者的情感状态、生活方式、社会支持系统等因素，以更全面地理解患者的需求和问题，并制订个体化的医疗计划。生物–心理–社会医学模式鼓励医师与患者之间的合作和共同决策，重视患者的参与和自主权，注重预防、健康教育和支持，以提供全面的医疗服务。这种模式强调医患关系的建立和沟通的重要性，致力于提高患者的整体健康状况和生活质量。

以患者为中心的服务模式与我国医疗卫生部门一贯提倡的“以人为本、以患者为中心”的生物–心理–社会医学模式和以居民健康需求为导向的服务模式是一致的，也是社区卫生服务人员的核心理念。

二、患者的范畴

健康是一个包含生理、心理、社会及精神等不同层面的多维的概念。由于现代经济社会的建立，心理和社会压力开始成为疾病及就诊的主要原因，生活方式和行为疾病成为人类健康的突出问题。

（一）患者与疾病

细菌学知识的广泛应用，变革了疾病与健康的概念。健康的概念从个人身体扩展到了社会的层面，即健康不仅是身体上无不良症状，还被赋予了更丰富的社会因素。患者不仅是指患某种疾病的人，还包括有健康问题而需要医务人员帮助的社会成员，诸如 20 世纪初美国“伤寒玛丽”等一些“健康带菌者”的“患者”。现代健康的观念，以及何为“患者”，是否可以打破既往那种“疾病”与“健康”的二元对立，值得现代医学反思。

患者首先是人，自然属性和社会属性是人的两种根本属性。首先，人具有自然属性，由自然物质如蛋白质、脂肪、碳水化合物、矿物质等物质构成人的微观世界（microworld），是生物医学可以采用自然科学方法加以研究、量化和精确测定的。其次，人具有社会属性，即作为社会存在的人具有特定的背景，包括个人背景、家庭背景、社会背景等，每个人还有特定的社会关系，包括人与人，人与家庭、社区、国家，人与生态环境等诸多关系，人的社会属性受法律、道德、文化、宗教、经济等诸多因素影响。人的特定背景和各种关系构成了人的宏观世界（macroworld），是属于心理学、社会学、经济学、伦理学、法学和人类学等许多社会科学的研究范畴，是一个复杂、多元、难以量化的世界。人存在于自然和社会所组成的生态系统之中，处于宏观世界和微观世界的焦点。

20 世纪美籍奥地利生物学家路德维希·冯·贝塔朗菲（Ludwig von Bertalanffy）提出一般系统理论（general system theory），他认为应将有机体当作一个整体或系统考虑，系统广泛存在于自然界、人类社会及人类思维中。人所处的宏观世界与其自身的微观世界是相互联系、相互作用的一个系统，任何世界中的变化都会对人的健康产生重大的影响。生物–心理–社会医学模式认为，人是一个开放的系统，通过与周围环境（包括自然环境和社会环境，即宏观世界）相互作用，以及系统内部（微观世界）的调控能力决定健康状况。医学的目的是维护人类健康，提高人类生命质量。因此，医学除了要关注疾病这一生命科学领域所研究的微观世界，还要关注人文社会科学等领域所研究的人的宏观世界。患者是既具有疾病特征（微观世界），又具有社会文化背景（宏观世界）的个体，是具有其独特个性的人。因此，作为医学研究者、实施者的医师自然而然应为患者提供以人为中心的健康照顾（person-centered care）。

（二）患者是一个身心统一的整体

在生物医学模式中，疾病成为医师关注的重点，医师以是否有生物医学的疾病来评价与患者有关的健康问题以及问题是否严重。

生物–心理–社会医学模式则是以人的整体健康为最终目标，患者的需求和期望与生理疾病同等重要。患者是一个身心统一的整体，人体和疾病之间的关系是复杂的，局限于疾病微观而忽略机体的整体宏观显然是一种短视的观点，保持一种整体的视角是有必要的。全科医师在向患者提供以人为中心的健康照顾时需要进入患者的世界，了解患者的宏观和微观世界，了解患者的病理、生理过程，以及患者独特的个性偏好、心理过程。个人家庭和社会背景，都将对人的健康产生影响。如果不了解患者的个人背景和关系，就不可能完整地认识患者，也无法全面了解和理解患者的健康问题，更不用说解决这些问题了。因此，全科医师不仅要了解患者所患的疾病，更要了解患者本身，从而达到促进健康，提高生命质量的目的。

（三）全科医师的"患者"范畴

1. 疾病、病患与患病 人们一般把"疾病"看作是"患者"的一个标志，医师们通过临床、实验室、病理学检查结合临床知识对疾病进行诊断，而诊断则是判断患者是否患病。

英语中与疾病有关的词语很多，其中 disease、illness 和 sickness 最为常用，在英汉词典中多译为"疾病"，然而医学心理学和医学社会学等学科通过对与人类疾病相关的各种情况的研究，将这 3 个词的词义区分开来，用以描述 3 种不同的状况，表述 3 种不同的概念。

（1）disease 为"疾病"（医学术语），指可以判明的人体生物学上的异常情况，可以通过体格检查、化验或其他特殊检查加以确定。

（2）illness 为"病患"（有病的感觉），指一个人的自我感觉和判断，认为自己有病。可能确实患有躯体疾病，也可能仅是一种心理或社会方面的失调。

（3）sickness 为"患病"（社会地位），即他人（社会）认为此人现处于不健康状态。对"患病"的定义、解释与执行的权利，有时候可能被"他者"掌控。

一直以来，疾病所指的是一系列的症状。一个人可能有明显的"病患"，如经常感到头晕、心悸，但却查不出什么"疾病"，他如果因此就医或告诉他人，就会被认为是"患病"了，被别人视为"患者"。而一个人可以有严重的"疾病"，如早期脑血管疾病的患者，他未觉得有什么不适，即并无"病患"，因未就医也没有人知道他"患病"，人们并未视其为"患者"。一旦疾病进展，出现症状（病患）而就医，确诊为脑血管意外（疾病），那么他就"患病"了。由此可见，疾病、病患与患病这 3 种情况可以单独、同时或交替存在。

只有少数的疾病是可能致命的，但是大多数的疾病都会不同程度地威胁到患者的寿命和生存质量。“以疾病为中心”的生物医学模式仅强调疾病的地位，忽视病患和患病状况，而“以患者为中心”的生物–心理–社会医学模式对疾病、病患与患病同等重视。全科医师应当具备“立体的”或“全方位”的思维方式，将患者与病患、患病和疾病3种情况联系在一起。

2. 全科医师的责任和挑战　1946年世界卫生组织提出了健康的新概念，健康不仅仅是指没有疾病或虚弱，而是包括生理、心理和社会方面的完好状态。健康新概念将生理、心理、社会融为一体，综合认识健康的本质，揭示了医学的目的和使命不仅仅是疾病的诊断和治疗，而且还包括预防疾病、增进健康、延长寿命和提高生命质量。

在以专科为主的综合性医院里，专科医师接收、处理的多为疑难、危重患者，而在基层工作的全科医师面对的是常见病、慢性病、轻症患者以及亚健康或健康人群。因此，全科医师所处理的服务对象不局限于严格定义上的健康问题，他们不会因为疾病的治愈、疗程的结束或者疾病的不可治性而中止服务。全科医师需要与服务对象建立长期的互动式的医患关系，提供人性化的照顾（personalized care）。疾病作为一种病理、生理现象，有其自身的发生、发展和转归过程，在这个过程中，患者的人格、经历、心理、家庭、社会关系，乃至生态环境都与之息息相关。全科医师应当了解疾病和患者的全部，熟悉服务人群的生活习惯、环境因素和人文地理等，从而能够有的放矢地开展工作。全科医师的责任在于维护其服务人群的健康、提高其服务人群的生命质量，这就要求全科医师有整体观念，应着眼于人群，而不仅仅是患者个体。

3. 全科医师提供预防、保健、医疗、康复服务

（1）无疾病时（发病前期），提供预防保健，即一级预防，包括特异性疾病预防措施和非特异性健康促进，如健康咨询、生活方式指导、关系协调等整体性照顾，防止疾病发生。

（2）症状早期，疾病尚未分化（临床前期或发病早期），医师应具有较高的警觉性，识别问题，即二级预防。早查早治，逆转健康向疾病发展的进程。

（3）疾病确诊时（临床期或发病后期），减少并发症和后遗症，避免残疾和功能障碍，提供康复和临终关怀服务，即三级预防。对于一些难治愈的慢性病，理解患者的患病体验，了解其社会背景、人生观和价值观，建立互动协作式医患关系，提高患者依从性，制订长期管理计划。

由此可见，全科医师面临的是建立和发展一种综合的、整体的、持续的和人性化的卫生服务模式，此类服务要求全科医师既要了解疾病，又要理解患者。

三、医学人文精神和医学模式的转变

（一）医学人文精神

医学本身内在具有深厚的人文成分和人文追求。医学人文精神强调医学不仅是一门科学，更是一种以人为本的服务。其内涵丰富，涵盖了对生命的尊重、对患者的关爱、对医学伦理的坚守，以及对医学职业的责任感。这些要素共同构成了医学人文精神的重要基石。

关爱生命是医学人文精神的核心。在现代医学技术迅速发展的背景下，医学人文精神的重塑和强化显得尤为重要。要求医务人员在治疗疾病的同时，始终将患者的生命安全和健康放在首位，尊重患者的人格和意愿。医学人文精神强调医务人员应遵守医学伦理原则，如保密原则、知情同意原则等，确保患者的权益得到充分保护。除了关注患者的身体健康，医务人员还应关心患者的心理状态和情感需求，提供全方位的关怀和支持，帮助患者实现身心的整体康复。

（二）医学模式的转变

医学模式是人类在医学科学的发展过程中和医疗服务实践中形成的医学观和方法论，是指导医学实践的基本观点。随着医学社会化进程加速和医学科学的进步，医学模式经历了多次转变。迄今为止，人类医学模式的发展和变化主要经历了神灵主义的医学模式、自然哲学医学模式、机械论医学模式、生物医学模式等。

由于医学发展的社会化、疾病谱和死因谱的转变，人们对健康的需求普遍提高，健康影响因素多元化等，医学模式已经不再单一地从生物学角度去观察和处理医学问题。生物医学模式逐渐转变为生物–心理–社会医学模式。医学模式的转变势必触动医学领域的重大观念变革，对于认识和理解个体医学与群体医学的关系、生物医学与社会医学的关系、微观医学与宏观医学的关系、临床医学与预防医学的关系、防治疾病与促进健康的关系，以及医学进步与社会发展的关系都具有重大作用。

（三）生物医学模式与人文精神的缺失

1. 生物医学模式　生物医学模式是现代医学的基础，它强调通过生物学的方法来理解和治疗疾病。随着生物学、化学和物理学等基础科学的发展，医学开始逐渐从传统的经验医学转变为以科学证据为基础的生物医学。19 世纪 40 年代，霍乱、伤寒等传染病的流行，促使法国微生物学家路易·巴斯德和德国细菌学家罗伯特·科赫在细菌学方面进行了开创性研究，奠定了疾病的细菌学病因理论基础。德国病理学家鲁道夫·魏尔肖（Rudolf Virchow）细胞病理学说的创立，使人们对疾病的认识进入细胞水平阶段。与此同时，生物学、组织学、免疫学、病理学等基础医学相继问世，以及分子生物学的诞生，为解决临床医学和预防医学难题提供了科学基础，推动整个医学由经验走向科学。在这种医学模式下，传染病得到控制，死亡率下降，人类相继克服了临床手术中的感染、疼痛和失血三大难关，手术成功率大大提高。在疾病预防领域采用杀菌灭虫、预防接种和抗菌药物三大武器，取得了卫生革命的第一次伟大胜利。

2. 生物医学模式下人文精神的缺失　在医学科学发展进程中，生物医学模式作出了不可磨灭的贡献。然而，随着人口结构、疾病谱、自然环境和社会环境的变化，生物医学模式的缺陷日益显现。生物医学模式忽视人的社会属性和整体性，将患者的疾病分解为病因、病原、症状、体征等单个的词组，将患者的痛苦转化为检验学上的数据和影像图片中的信息，现代医学演变为以系统或器官为中心的医学。生物医学模式导致技术至善主义，医师过于专注于技术，而忽视了与患者进行思想和感情的沟通，导致物质化倾向，使医疗服务更多的关注经济利益，削弱对患者的人文关怀。

因此，医学模式的转变和医学人文精神的重要性日益凸显，现代医学需要以人为中心，综合考虑生物、心理和社会因素，关注患者的整体健康和个体需求。

（四）生物–心理–社会医学模式下人文精神的回归

生物–心理–社会医学模式，由恩格尔（Engel）教授提出，这一模式包括心理、社会和环境等多个层面。生物–心理–社会医学模式认为，个体的心理状态，如情绪、压力、认知和行为等，对健康和疾病有着显著的影响。社会支持、社会经济地位、教育水平、职业压力等，可以通过多种途径影响个体的健康状况，自然环境和医疗保健体系对健康同样有重要影响。生物–心理–社会医学模式强调整体性，认为只有综合考虑所有相关因素，才能全面理解疾病的全貌，制订出有效的预防和治疗策略。

生物–心理–社会医学模式确立了社会心理因素的重要地位，认识到社会因素对健康的决定性影响，确认了心理行为与健康之间的密切关系。医学的社会化和多学科的融合兼收并蓄，对医学实践、卫生事业和医学教育都产生了重要影响。

首先，对临床工作的影响。在生物–心理–社会医学模式下，临床医师逐渐改变了过去“只关注疾病而不关心患者，只针对具体病症而忽视患者周围环境”的倾向。其次，现代医学模式要求预防医学从以生物因素为主导的思维模式扩展到综合的生物–心理–社会预防策略和措施。从治疗服务扩大到预防保健服务，倡导三级预防的理念；从生理服务扩大到心理服务，重视咨询、抚慰和适应等在康复中的重要作用；从医院内服务扩展到以社区为基础的综合服务；从医疗技术服务扩大到社会服务，开展老年人上门保健服务、心理咨询和行为指导、饮食指导等服务项目。此外，现代医学模式为医学教育的改革提供了依据。医学院校建立了一系列社会科学、经济学和行为心理学等学科，这些学科与传统的基础医学、临床医学和预防医学相互交融，形成了多学科的交叉融合，推动了现代医学的发展。

四、医患关系和医患沟通

中国古代医患关系和医患沟通来源于古代儒学与医学几千年来的相互融合、相互渗透，诸如体现在“知医行孝”基础上的行医动机与目的，“仁爱救人”的行医准则、“内省慎独”的医德修养，以及“推己及人”的医德情感等。因此，医患关系和医患沟通涉及医学伦理学、医学心理学、医学社会学和医事法学等多学科概念，是一个临床实践问题。

（一）医患关系

1. 医患关系定义 医患关系（doctor-patient relationship）是指在医学实践活动中所产生的特定人际关系。医患关系的概念有广义和狭义之分。广义的医患关系是指围绕“医方”与“患方”的诊疗活动而形成的人际关系。“医方”既包括医师、护士、医技辅助等医务人员，也包括医疗机构及其行政、后勤等工作人员；“患方”不仅包括患者本人，还包括患者的亲属、监护人等关系人。狭义的医患关系单指医师与患者及其关系人之间在特定环境及时间段互动所形成的一种特殊的人际关系。本章中的医患关系是指狭义的医患关系。

医患关系既有人与人、人与社会的关系，也有人与自然的关系。著名的医史学家亨利·欧内斯特·西格里斯特（Henry Ernest Sigerist）指出：医学的目的是具有社会性的，它的目的不仅是治疗疾病、使某个机体恢复健康，还是使人调整以适应所处环境，成为一个有用的社会成员。每一个医学行动始终涉及两类当事人，即医师和患者，或者更深入地说，医学团体和社会团体，医学是这两群人之间的多方面的关系。

2. 医患关系的内涵 医患关系主要包括医院、医师、患者以及社会等之间的利益关系，同时也是医疗实践过程中，最根本性的人际关系。根据是否与医学技术实施有关，医患关系可分为技术关系和非技术关系。

（1）技术关系：指医师依靠医学技术向患者提供诊断、治疗、预防、保健、康复等具体医疗活动过程中形成的互动关系。技术关系是医患关系最基本和最主要的表现形式，是非技术关系产生和形成的基础。

（2）非技术关系：指医师与患者及其关系人在诊疗过程中因情感、思想、心理、社会、伦理、法律等诸多非技术因素而构成的互动关系。

非技术关系主要包括以下几个方面：①道德关系，人际关系属于一种特殊的人际关系，需要医患双方遵循一定的道德规范，同时诊疗过程也需要一定的道德规范约束。②价值关系，医患双方通过诊疗活动体现或实现各自的价值诉求，从而形成一定的价值关系。③情感关系，围绕诊疗活动实现各自价值的过程中，会形成一定的情感关系。患者因病身体不适，希望得到医师更多的关心和帮助，医师则希望获得患者的配合与支持。④经济关系，医疗活动是一种特殊的经济活动，是为满足医患双方各自需求而形成的一种利益关系。⑤法律关系，医患双方必须在法律法规和制度约束的范围内行使自身的权利并履行相应的义务。

3. 医患关系的特征 良好的医患关系是促进健康及正常诊疗活动的基础。

（1）医患目的同一性：围绕患者健康的诊疗活动，医患双方的目的是一致的，即最大限度地解除或减轻患者痛苦、恢复健康、延长生命。

（2）医患利益一致性：医师通过提供良好的诊疗服务而获得合理经济收入，患者通过接受医师的服务而减轻痛苦、重获健康。

（3）医患信息不对称性：医疗卫生服务存在严重的信息不对称。医学是一门专业性很强的学科，医师是医疗决策的主导者。医疗消费属于刚性消费，消费者在患病时通常没有替代选择，也没有能力对医师所做医疗决策的适宜性进行评价。在信息不对称的背景下形成的金钱交易关系，很容易将医患双方推向一种对立关系。

（4）医疗过程的互动性：良好的疾病诊疗效果或健康的恢复，需要医患双方共同努力。医师开具的各项检查或实施的相关技术操作需要得到患者的认同与配合，以确保患者健康利益的最大化。

4. 医患关系模式类型　医患关系模式（doctor-patient relationship model）是指在历史和现实中存在的具有一定普遍性和代表性的医患关系模式。目前，国内外学者广泛认可的是1956年美国学者萨斯（Szasz）和霍伦德（Hollender）提出的三种医患关系模式。

（1）主动–被动型模式：指单向性，医师完全主动，患者处于被动的地位，即医师替患者做决定，患者被动接受医师的诊疗行为和方式。这是自希波克拉底以来的一种传统的医患关系模式观，也称为父爱模式观或家长模式观，其特征是医师“为患者做什么”。此模式一般适用于急诊情况下的严重创伤、无法沟通的急症病患、休克、昏迷或精神病患者及婴幼儿等。

（2）指导–合作型模式：这一模式也称为尊重患者自主模式，是现代临床医学实践的基本体现。该模式下，患者的权利增加，能够主动提供病情信息，然而医师仍然作为具有权威性的专业指导者发挥作用。患者在积极配合的基础上被视为“理性人”。这种模式适用于意识清醒的急危重症患者、手术患者以及恢复期患者，其特征在于医师对患者的建议具有指导性，即医师“告诉患者应该做什么”。

（3）共同参与型模式：指双向性，是现代医患关系模式的一种发展趋势，也称医患契约模式观。共同参与型强调医患是两个独立主体，在平等自愿前提下产生契约关系。这种模式使患者与医师之间有可能在具有道德意义的领域实现平等，医患双方存在共同利益，享有各自的道德权利，履行各自的道德责任，相互依存（即相互需要）。此模式的特征为“我的健康我做主”，适用于一些慢性病、心理疾病以及具有较高文化层次的患者。

上述三种医患关系模式本身并没有好坏之分，但针对不同的患者，针对不同的疾病，及时识别和使用合适的医患关系模式，才能取得满意的临床治疗效果，并维持良好的医患关系。

5. 医患关系的特点　医患关系兼具医学伦理学、医学心理学、医学社会学和医事法学的内涵。全科医学中的医患关系不仅具备与其他专科医患关系的基本属性，还具有其自身的特性。

（1）动态变化的医患关系：同一患者的医患关系可以动态变化。例如新发的急性心肌梗死昏迷的患者，在发病初的急性抢救期，患者没有交流和行动的能力，这时的医患关系是主动–被动模式。患者抢救成功后的恢复期，患者恢复智力和活动，但对冠心病知识欠缺，主要靠医师的治疗和相关咨询，患者积极配合，此时是指导–合作模式。患者健康逐渐恢复，也学习积累了丰富的冠心病知识，此时患者希望能够积极参与自己冠心病的管理和治疗，医患关系转变成共同参与型模式。医师必须及时识别变化的程度及性质，让患者成为管理自己健康的主角，继续维持良好的医患关系。

（2）共同参与的互动关系：全科医学强调以人为本，以健康为中心。全科医师在患者熟悉的家庭背景及社区环境中，还可以调动家庭的力量、运用患者的社会人际关系等协同解决患者的健康问题。诸如通过各种沟通技巧尽可能地多了解患者的性格特点、生活习惯、家庭结构、经济状况、工作性质等方面的情况，与其共同分析存在的健康危险因素，并提出个体化建议。另外，多数就诊者为慢性病患者，他们在长期诊疗过程中积累了很多经验，对疾病形成了一定的认识和偏好，可争取其参与互动，共同决策。

（3）全面照护的协同关系：在社区，全科医师提供的是基本医疗服务，他们大多面对的是处于未分化阶段的健康问题，如慢性病等。全科医学中这种独特的医患关系，决定了其连续性服务的属性。全科医师所提供的医疗服务应主要定位在照护上，并且是全生命周期的。全科医师应调动各种积极因素，帮助患者制订诊疗方案、预防并发症、疏解负性情绪、指导建立合理饮食习惯和良好的生活习惯。全科医师要让服务对象客观地认识这些疾病，学会并善于与病共存。

（二）医患沟通

医患沟通是医疗活动的重要组成部分。良好的沟通使医患双方能充分有效地表达对医疗活动的理解、意愿和要求，改善医疗行为的结局。2002 年 7 月，美国毕业后医学教育认证委员会（ACGME）将临床沟通能力列入六项医师核心能力之一，要求对所有培训基地中的住院医师进行教育和考核。美国医学研究所也对住院医师医学教育课程提出同样要求，有效沟通被公认为医学实践的重要技能，其培训和教育应该持续贯穿整个全科医师职业生涯。

1. 人际沟通的定义 沟通（communication）在西方由拉丁文 *communis* 演变而来，原意是分享和建立共同的看法。在我国，沟通是指双方能通联。虽然东西方对沟通的释义不尽相同，但其核心都是指双方之间信息传递和理解互动的过程。人际沟通（interpersonal communication）是指人们为实现一定的目的，通过一定的渠道，交流思想、感情和知识等信息的过程。简单地说，人际沟通就是转移信息的过程，是人与人之间信息的传递与互动。

2. 沟通的基本原则 全科诊疗实践需要以人为中心的医患沟通。

（1）诚信。诚信是建立良好人际沟通的前提和基础。全科医师在工作中一定要抱着真诚的态度与对方沟通，对自己的许诺或达成共识的事情，做到言必信、行必果，为良好有效的沟通奠定基础。

（2）平等。在全科医疗中，平等包含两层含义。一方面是全科医师与社区居民地位和关系上平等，另一方面是全科医师对待不同服务对象时要一视同仁、平等相待。

（3）尊重。尊重分为自尊和他尊，在尊重自己的同时，也要尊重他人。沟通过程中，充分尊重对方，自然会得到对方的尊重，使双方产生共鸣，建立融洽关系。

（4）移情。移情即沟通双方设身处地站在对方的角度，通过认真的倾听和提问，理解对方感受，并以正确的方式把这种感受传递给对方。

（5）理性。理性指沟通双方能够客观、理智地了解、认识和分析沟通的内容，避免情绪化和非正常思维带来的干扰。全科医师要学会调整自己的情绪，清醒地思考问题，以便达到充分有效的沟通效果。

（6）慎言。沟通的语言既可“治病”，也可“致病”。沟通过程中，要慎重对待自己的言辞，避免使用自大、夸张、批评、责备、抱怨、攻击性语言，避免触及对方隐私，避免口无遮拦、喋喋不休。

3. 影响沟通的因素 影响沟通的因素既包括沟通方式、沟通地点、沟通环境等外在因素，又包括沟通者的表达能力、理解能力、身体状况、心理特征、情绪状态、人文修养等内在因素状况，这些因素状况往往决定沟通的成败。

（1）沟通方式。即沟通渠道，其形式多样，而且不同的沟通方式往往用来解决不同的问题。全科医疗中的医患沟通方式包括：大众传媒（如电视、广播、报纸等）、面对面交谈、电话沟通、健康讲座、新媒体（如 QQ、微博、微信等）。

（2）沟通地点与环境。在进行人际沟通时，不同的沟通地点往往会产生不同的沟通效果。沟通环境指沟通双方所处地点周围的状况和情境，往往与沟通地点密切相关。如全科医师在诊室对居民进行问诊时，场合比较正式，空间相对封闭，有利于患者表述自己的真实感受、个体隐私；在社区街道，流动人群较多，不宜谈及过多私密话题；在对社区居民进行家庭访视时，环境相对安静，氛围融洽，容易与受访者拉近心理距离，可就居民存在的健康问题进行较为细致的沟通和探讨，有利于唤起其他家庭成员对其健康状况的关注；在社区举办健康讲座时，能够促使社区居民对普遍和共性的健康问题产生共鸣。

（3）沟通双方的表达能力和理解能力。这与沟通者的家庭环境、成长环境、受教育程度、社会接触、个人努力程度等密切相关。一般来说，家庭氛围融洽、成长环境和谐、受教育程度高、社会接触面广并有意识不断完善自我的沟通者，具有较强的表达能力和理解能力，更容易获得良好的沟通效果；反之，处于单亲家庭或家庭氛围长期紧张、成长环境封闭、接受教育贫乏，社会接触面窄且对自我要求低的沟通者，表达能力和理解能力相对欠缺。

（4）沟通双方的身心及情绪状态。如果双方身心放松、情绪稳定，会使表达内容更加系统、清晰和明确，有利于信息的有效交流；如果沟通的一方或双方存在身体不适或心情焦躁、不安、愤怒等负性情绪，沟通效果会大打折扣。

（5）沟通者的修养。这是基于个体心理特征上的人的综合素质的体现。一个人的能力、气质、性格、品德修养等对沟通效果起着举足轻重的作用。性格乐观、态度积极、心胸豁达的人往往能够结交更多的朋友，赢得更多的信任，也更容易与他人进行充分有效的沟通。而性格孤僻、多疑、自卑、嫉妒等都会阻碍人际沟通的有效进行。

4. 医患沟通的策略　有效地与患者沟通是全科医学实践的基础。只有通过医患沟通，才能与患者建立起促进治疗的良好医患关系，才能了解哪些是患者所关心与需要的，才能根据实际情况制订出合宜的治疗方案，从而取得最佳的医疗效果。全科诊疗沟通技巧包括六个步骤。

（1）开场：自我介绍，问候患者；关注患者的健康状况；与患者进行眼神接触；保证注意力不分散；将患者引向诊疗过程。

（2）积极倾听：鼓励患者告知其所有的故事，以便识别主要问题；仔细倾听并让患者知道你在倾听；鼓励患者说；允许沉默，不要显得不耐烦，患者可能需要时间来组织语言；观察患者的情感暗示；使用解释说明的陈述方式。

（3）采集病史：有效使用“开放式”和“封闭式”问题；无论患者倾诉什么内容都要维持一种冷静可靠的声音；在一系列问题后要善于总结；让患者对问题进行修正；控制谈话的时间和进度。

（4）体格检查：告诉患者你在做什么；解释可能出现的不适。

（5）诊断、治疗和预后：谈话时控制语速和语调、言辞恰如其分、使用重复来强调；与患者协商治疗计划；让患者使用“镜像反馈”进行陈述，以确定患者已理解。

（6）结束诊疗：对交流做出一段积极的结束语；给出清晰的随诊指导；准确地告诉患者将来可能会发生的事情。

总之，在行医过程中运用冷静的头脑思考问题，以敏捷的操作提高技能，以巧妙的言语沟通交流，对每位患者实现公平的治疗。高质量的医患沟通，即使患者的问题没有得到解决，也可以缓解其心理压力，提高满意度和依从性。

5. 特殊性情况的医患沟通　全科医学是一门将科学和人文结合的学科，在实践中，医患沟通具有一定的特殊性。

（1）医患沟通——症状：全科医师应将症状视为一种交流形式，是患者表达生病、痛苦或不适感的方式。症状是患者主观感受到的与正常功能或感觉不符的表现，反映出异常状态或存在疾病。需要注意的是，症状是主观的，只有患者自己能观察到，无法直接测量，而体征是他人可以客观观察到的表现。例如，感觉异常是症状（只有经历过这种感觉的人才能直接观察到自己的刺痛感），而红斑是体征（任何人都可以确认皮肤比平时更红）。在倾听患者的表述时，医师应用心倾听，通过对话澄清意思，避免主观偏见。症状和体征通常是非特异性的，但它们的组合至少可以提示某些诊断，有助于缩小可能的错误范围。在某些情况下，它们也可能具有一定的特异性，例如转移性右下腹痛可能暗示阑尾炎。该术语有时也适用于疾病之外的生理状态，如“妊娠症状”。病痛可以表现在认知、情感和（或）身体方面，症状是我们理解患者问题的基本信息。患者对症状的理解既包含记忆成分，也包含情感成分，因此全科医师在解读患者症状时应既关注认知，也关注情感。

比如，焦虑情绪通常不通过言语表达，而可能通过面部表情、手势、语气等非语言方式表现出来。细心的全科医师可以从这些体征中识别出焦虑情绪。当患者的症状难以用生物医学理论解释，常规方法难以解决慢性问题，或慢性问题难以控制时，全科医师应对患者的生活问题保持高度敏感。有些患者可能没有异常的检验结果，如全科医师可以通过深入问诊了解胃痛患者就诊的原因、想法和担忧，从而在治疗疾病的同时关注患者的整体情况。

（2）医患沟通——问诊：问诊是全科医师了解患者的过程，也适用于其他形式的诊疗，如电话问诊、互联网咨询等。问诊是医患沟通中的重要环节，可收集病史并提供所需的患者信息。这是一个沟通的过程，既包括语言部分，也包括非语言部分。

对全科医师来说，繁忙的工作日很难找到充裕的时间进行冗长的问诊（通常需要持续 15～20 分钟），因此，单次问诊的时间是有限的。然而，如果能够与一个患者建立长期的随诊关系，从长远来看，时间是充足的。由于建立了持久的医患关系，全科医师有足够的机会“了解”他的患者，发现各种情况。

这涉及几个层面：首先，这意味着医师不需要在患者第一次就诊时花费大量时间询问各种问题，而是专注于解决患者当前的问题，并将重点放在建立持久的随诊关系上。其次，建立了融洽的关系后，需要保持下去，因为在每次患者就诊时不需要花时间重复冗长的问诊。全科医师还可以通过随访获得进一步的患者信息，以便更好地了解他们的个人情况和病史。最后，通过全科原则建立的稳固医患关系使得“发现”疾病成为一个过程，而不是一次门诊就结束。因此，不必匆忙进行病史采集，或在结束问诊时感到忐忑不安。相反，无规律性的短暂问诊会让医师陷入某些错误信息的陷阱。

（3）医患沟通——倾听：在问诊过程中，最常见的问题可能是没有充分让患者讲述他们的故事。通常情况下，谈话会被转移话题、话题改变或医师表现出不感兴趣（如浏览病历或看手表）的行为所打断，或者让患者失去倾诉的意愿。全神贯注地倾听实际上是一项非常具有挑战性的技能，需要高度关注患者试图表达的每一个细节，无论是口头的还是非口头的，并且能够通过微妙的线索揣摩患者语言或行为背后的意思。要关注患者话语的内容和方式。

倾听是现代医疗情境中一项关键技能。然而，医师通常不是很好的倾听者，通常医师在患者主诉时，很少以真正的理解和同理心来倾听，或者经常打断患者的讲述。一项研究表明，患者开始讲述他们的故事与医师打断之间的平均时间间隔为 18s。近期有研究显示，这种情况有所改善，第一次打断发生在 23.1s 之后。如果医师以某种方式激起患者的情绪，他们甚至可能表现出愤怒。在全科医学实践中，考虑到许多疾病的隐蔽性，我们应更加注重这一点。

（4）医患沟通——寻找共同点：有时，医患之间真正沟通的障碍是医师自己，因为医师往往无法站在与患者完全相同的角度看待疾病。例如，一个肿瘤晚期患者说：“医师，我非常痛苦，我很害怕。”如果医师简单回答：“是的，我理解你。”可能得到的回答会是：“你并没有长肿瘤，你怎么能理解我？”一个危重患者不太可能向一个只讨论客观事实和疾病情况的医师敞开心扉，只有当医师证明自己有可能理解患者的感受时，真正的沟通才能展开。例如刚才提到的肿瘤晚期患者的例子，医师自己可能没有经历过肿瘤疼痛，但可以分享自己在家人（或亲戚、朋友）患病时的经历和照顾他们的感受，从而寻找共同点，让患者产生共鸣，使其更多地与医师探讨他们的疾病体验。萨奇曼（Suchman）和马修斯（Matthews）将这种情况描述为连接体验：当我们跨越专业和医师/患者界限，开始将患者作为人类同胞来对待时，医患沟通畅通无阻的“亲密时刻”就会出现。

（5）医患沟通——共情：共情是一种进入他人经历并理解他们所经历的能力。对于全科医师来说，共情是一种能够充分理解患者感受的能力，包括体验疾病、残疾、抑郁等。有时人们用这个词来形容失去亲人的痛苦。鲁德贝克（Rudebeck）认为，对他人情感的移情能力是全科医师一般临床能力的核心。尽管共情通常被描述为理解情绪的专业方式，但他认为共情的过程在人与人之间的情感传递中发挥作用，例如，对面部表情和身体姿势的感知和直观模仿被认为可以引起“情感共鸣”。因此，共情不仅仅通过语言表达，非语言表达也是重要的途径。神经科学家达马西奥（Damasio）提供了有关情感在身体中产生和传递的神经生物学证据，证实这一过程具有双向性。在传统的临床方法中，症状被视为诊断疾病的途径，全科医师还需要将患者身体不适的体验视为急需理解的部分。

（6）医患沟通——对敏感问题的态度：即使我们用心倾听并回应患者的所有问题或表达，我们仍可能担心患者没有说出某些关键信息。全科医师需要通过一些问题帮助患者表达自己的想法。有时人们会说："问及敏感问题会侵犯隐私。"事实上，只有当提问题的措辞不当，并且提出违背患者意愿的问题时，才会出现这种情况。

（7）医患沟通——一些难以沟通的情况：在临床过程中，全科医师不可避免地会遇到一些难以沟通的情况。由于与患者的长期关系，这对于全科医师来说可能相对少见。治疗的成功在很大程度上取决于医患关系，但显然，关系不好并不一定导致治疗失败。事实上，患者只是展现出各种性格特点，特别是在面对人生重大变故时，特点会更加突出。如果全科医师能够在诊疗开始阶段识别出患者的个性，那么在随后的诊疗过程中就容易与患者进行交流和合作，实现以患者为中心的共同决策。

（8）医患沟通——依赖关系：在以人为中心的全科医学实践中，医患关系的长期性意味着一些患者可能会对医师产生依赖。依赖关系并不都是病态的，当人们面临危机、悲伤和疾病时，特别是在有特殊需求时，他们需要依赖他人的支持。因此，很多人会寻求全科医师的帮助并形成依赖关系，这是正常的情况。托马斯（Thomas）曾用"暂时依赖的患者"一词来形容那些在特定压力时期需要在医师这里获得医疗和心理支持的患者，通常这类患者只会来门诊就诊一次，之后不会长期随访。在这种情况下，全科医师充当了"避难所"的角色，但全科医师需要注意患者出现病理性依赖的情况。我们无法避免一些长期依赖的患者，我们能做的最多就是意识到患者及其病理性依赖的风险，并努力避免助长这种风险。

总之，医患沟通是医疗卫生服务中的重要组成部分，也是全科医师必须掌握的重要技能之一。全科医师应重视医患关系和医患沟通，因为这是处理无法解释的症状的基本要素，同时也是以患者为中心诊疗的强有力的元素。

五、以患者为中心的诊疗模式和问诊方式

（一）以患者为中心的诊疗模式

20世纪50年代，匈牙利精神分析学家迈克尔·巴林特（Michael Balint）教授倡导用"以患者为中心的诊疗模式"（LEARN 模式）替代传统的"以疾病为中心的诊疗模式"，此后该理念逐渐为国内外医疗卫生服务部门认可并倡导。19世纪以来，随着预防医学、流行病学、心理学、医学哲学和医学社会学等研究领域的发展，新的医学模式——生物-心理-社会医学模式应运而生。以患者为中心的诊疗模式，被视为提供高质量医疗服务的关键，在构建和谐医患关系中发挥着重要作用。

现代医学逐渐倾向于将患者的需求和期望放在首位。全科医师必须运用全面、个体化的方法来评估和管理患者。LEARN 模式是以人为中心的健康照顾接诊模式，包括以下几个步骤。

倾听（listen）：全科医师要先站在患者的角度倾听，收集患者所有的健康问题及其对健康问题的认知或理解。这涵盖了从身体病症到心理、社交和精神层面的全面了解。

解释（explain）：详细收集所有可供疾病诊治的资料后，医师需向患者及其家属解释对上述健康问题的诊断或看法。这一步骤有助于确保信息的透明度，建立信任。

容许（acknowledge）：在说明病情后，要容许患者有机会参与讨论，沟通彼此对病情的看法。这样做有助于确保医患双方对健康问题的看法趋向一致，并促进合作和共同参与。

推荐（recommend）：医师按所达成的共识提出对患者最佳或最合适的健康教育、检查及治疗建议。此举不仅基于临床证据，而且还要考虑患者的价值观和偏好。

协商（negotiate）：当患者对检查和治疗建议有疑惑时，需要与患者进一步协商，最终确定医患双方皆可接受的方案。这一过程包括尊重和理解患者的立场，并共同寻找解决的方案。

LEARN 模式强调了医师和患者之间的合作伙伴关系，将患者视为其健康护理的共同决策者。

它强调全科医师与患者之间的沟通、理解和尊重，并促进了更加个人化、富有同情心的护理。全科医师应将 LEARN 模式作为日常实践的一部分，以更好地满足患者的需求和期望，提高医疗服务质量。这一模式不仅契合现代医学实践，还与古代智慧相辅相成，反映了希波克拉底的思想——了解你的患者是怎样的人，比了解他们患有什么疾病更重要。通过践行这一哲学思想，全科医师能够培育更有效、更富有同情心的医学实践，为患者提供量身定制的服务。

（二）以患者为中心的问诊方式

作为社区健康的守护者和医疗费用的控制者，全科医师需要强调预防医学的导向诊疗模式。在全科医学的发展中，一些发达国家如美国、英国已经深入实践了“以人为本”的全科问诊方式。这种方式重视患者的健康问题，并主张医患共同探讨解决方案。这种理念催生了以患者为中心的问诊模式（RICE 问诊模式）。在 2009 年，马蒂斯（Matthys）等人给出了 RICE 问诊模式的定义。原因（reason），即选择就诊的理由；想法（idea），即对可能的诊断、治疗或预后的看法；关注（concern），即对可能的诊断或治疗的担忧；期望（expectation），即对诊断或治疗的期望。

RICE 问诊模式不仅关注疾病本身，而且深入理解患者的需求和感受，全科医师可以通过患者的表达全面了解他们的身心状况，并提供个性化的心理关怀和治疗建议。RICE 问诊模式简洁明了，有利于全科医师评估可能影响患者健康的心理社会因素，并进行有效的心理疏导。通过 RICE 问诊模式，全科医师能全面和深入地理解患者的需求和期待，从而提供更为人性化和针对性的医疗服务。

临床情景 2-3

患者，女，43 岁，公司职员。近 3 年来反复出现胸痛，伴有心悸、气促、呼吸困难等症状，持续 10～20 分钟，1～2 次/月，无明显加重和缓解因素。已在多家三甲医院心内科住院治疗，心电图、心肌酶、甲状腺功能、心脏彩超、心脏 CTA、胸部 CT 等均未见异常。今日胸痛再次发作，性质同前。她的母亲既往因为心肌梗死去世，自己现在又出现胸痛，对此她感到十分焦虑和痛苦，导致经常失眠，在专科医师建议下来看全科医师。

思考题

（1）如何建立全科医学整体性临床思维？

（2）胸痛是否暗示致命性疾病？其依据是什么？

（3）最可能的诊断是什么？其依据是什么？

约翰·莫塔（John Murtagh）教授的临床 5 问是全科医师在临床实践中可以使用的安全诊断工具。临床安全诊断策略不仅关注患者可能的诊断，而且更关注哪些严重疾病不能遗漏，以及需要做鉴别诊断的疾病。安全诊断策略对于医师来说具有以下几个优点：①提升诊断的准确性。通过严谨的步骤和深入的思考，医师可以更准确地确定患者的诊断，并避免可能的漏诊和误诊。②提高医疗服务的安全性。这些策略强调对严重疾病的警惕，帮助医师识别和处理可能危及患者生命的问题。③培养临床思维能力。使用这些策略可以帮助医师锻炼他们的临床思维能力，进一步提升诊断技巧和决策能力。

对于该患者，全科医师可以使用约翰·莫塔教授的临床 5 问进行分析（图 2-1-1）。

问诊有封闭式问诊和开放式问诊两种方式。封闭式问诊是采用以疾病为中心的问诊方式，希望在最短的时间内抓住关键线索，然后以此为中心建立诊断假设。开放式问诊只是指出一个话题，让患者自己去组织回忆患病的感觉或经历，表达自己的想法和关注及期望。在临床上，全科医师常结合两种方式使用。以上面的胸痛为例，介绍 RICE 问诊。

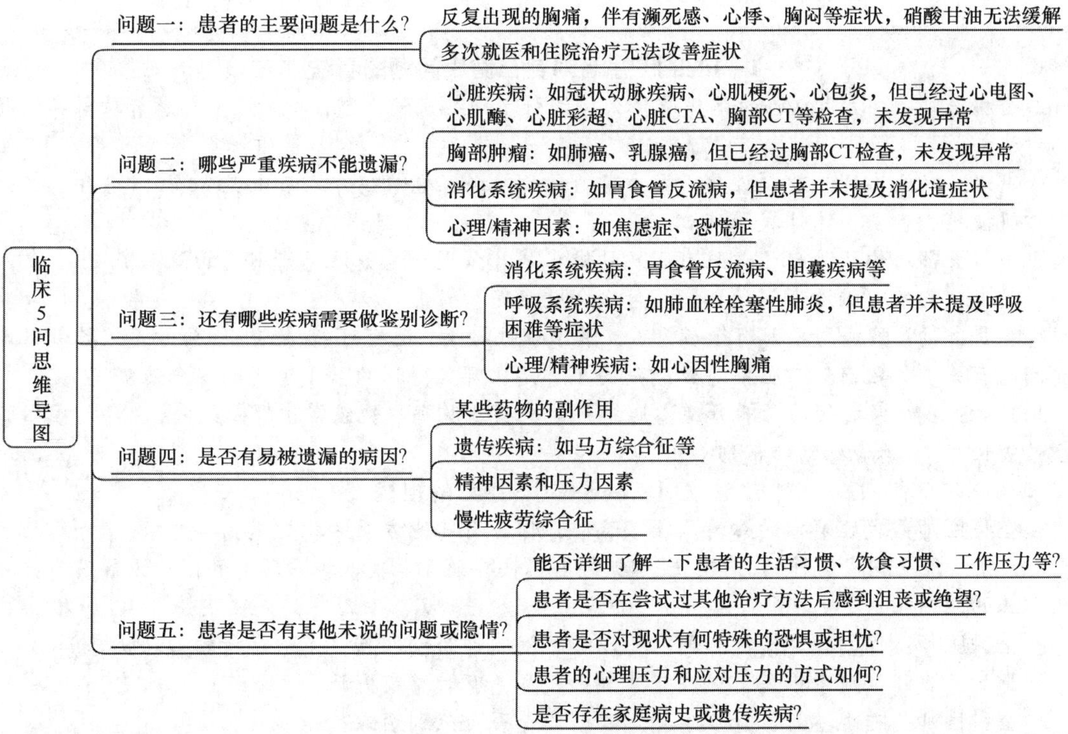

图 2-1-1　临床 5 问思维导图

R（Reason）–患者就诊的原因

全科医师：有什么可以帮你的吗？（开放式提问）

患者：我胸痛已经持续了 3 年了。

全科医师：能否详细描述一下你的病情经过？（打开话题，让患者自己回忆患病经过）

患者：3 年前开始，胸痛突然出现，我去了几家大医院看了好多次，还住院两次，做了很多检查和化验，但医生都说没有找到问题的病因。这让我非常担心和害怕。

全科医师：请告诉我你胸痛的感觉是怎样的？（了解患者的感觉和体验）

患者：很难形容，就是一种胸前的闷痛感，非常不舒服，我有时候甚至觉得自己快要死了。

全科医师：当你胸痛发作时，你会怎么处理？有什么方法可以缓解疼痛吗？（了解患者自己处理问题的方法）

患者：我有随身带着一些药，比如救心丹和硝酸甘油片。当胸痛发作时，我先舌下含救心丹，过几分钟如果症状没有缓解，再舌下含硝酸甘油片。但是这些药物都没有起到作用，胸痛仍然持续。

全科医师：那么胸痛持续多久会有所缓解呢？

患者：通常持续 10～20 分钟，无论我是否使用药物，都需要这么长的时间才会缓解。有两次胸痛发作的时候，我甚至觉得自己快要死了，然后叫救护车被送到急诊科，做了心电图、心肌酶、肌钙蛋白等检查，但都没有发现任何问题。

全科医师：除了胸痛之外，你还有其他不舒服的症状吗，比如呼吸困难、心悸等？

患者：发作时我会感到心悸、气促和呼吸困难。（患者用专业术语描述自己的感受）

全科医师：还有其他症状吗，比如咳嗽、发热、胃酸倒流等？

患者：我没有其他症状，没有咳嗽、发热、胃酸倒流等。

全科医师：最近你在服用什么药吗？（了解患者的服药史）

患者：半个月前我住院检查，全面检查后医生说我没有任何问题，没有给我开任何药物。

I（Idea）–患者对自己健康问题的看法

全科医师：你认为自己的胸痛是什么原因引起的？有什么想法吗？（了解患者对自身问题的看法）

患者：我认为可能是心脏病，因为我的母亲曾经有冠心病并经常出现心绞痛。3年前，她因心肌梗死去世了，这让我很伤心。

全科医师：你认为自己心脏有问题的依据是什么呢？（关注患者观念的依据）

患者：如果心脏没有问题，我为什么会胸痛呢？

全科医师：胸痛的原因有很多，不仅限于心脏疾病，还有可能与肺部、食管炎或胸部肌肉等问题有关。你之前对心脏病导致胸痛的了解是从哪里得到的？（患者的观念依据）

患者：我母亲的经历让我知道心脏病可能会引起胸痛。她经常出现心绞痛，3年前因心肌梗死去世了。（患者感到非常伤心）

C（Concern）–患者的担忧

全科医师：我理解你的心情。除了这些，你还有其他方面的担忧吗？

患者：每次胸痛发作的时候，我都觉得自己快要死了。我也担心现有的医疗设备没有检测出真正的问题。

全科医师：你的睡眠情况如何？（以睡眠问题作为切入点，了解患者的心理状态）

患者：我睡眠质量很差，躺在床上翻来覆去，有时整夜失眠。

全科医师：睡眠不好会让人感到烦躁。你是否会感到烦躁？

患者：是的，我感到焦虑、紧张和害怕。我总是担心自己会得心肌梗死。（患者自动透露出自己的心理状态）

全科医师：你和家人的关系如何？（了解家庭背景，家庭与健康密切相关）

患者：我和丈夫的感情不好，经常吵架，他不关心我，孩子也不理睬我。他们都说我是神经病。医生，我真的是神经病吗？

E（Expectation）–患者的期望

全科医师：不，你并不是神经病。你可能是在经历惊恐发作（panic attack），这是一种心理疾病，属于焦虑症的一种表现。（明确告知患者最可能的诊断）

患者：惊恐发作是什么病？

全科医师：惊恐发作是焦虑症的一种，不同患者可能表现出不同的症状，有些人会出现胸痛，有些人会感到头晕或心悸等。这种胸痛发作突然出现，持续时间较短，但可能会反复发作。在发作时患者保持清醒的意识，检查结果并无器质性问题，常伴有濒死感、焦虑、紧张和恐惧等症状。（向患者解释惊恐发作的临床表现）

患者：我就是这样，胸痛、焦虑和害怕。

全科医师：经过这3年的检查，都证明你的心脏没有问题，胸痛并不是由心脏疾病引起的。（以肯定的语气排除心脏疾病）

患者：医生，我很痛苦，希望你能帮我，治好我的病。（患者表达了自己的期望）

全科医师：我会尽力帮助你，但需要你的配合。（医患共同努力，共同战胜疾病）

患者：好的，我会配合的。

通过 RICE 问诊，全科医师了解到患者的心理、家庭关系、睡眠等情况，结合患者的病史、体格检查和携带的辅助检查资料、病历等，患者最可能的诊断是惊恐障碍（panic disorder）。

——摘自王静主编的《全科医学临床思维和沟通技巧》

六、全科医疗管理模式——RAPRIOP

RAPRIOP 是指在全科临床诊疗中应用的一种方法，以实现综合评估、协商和达成共识。这种模式可以在患者问题综合评估的过程中应用，结合理论和实践，以满足患者的需求。

（一）RAPRIOP 内容

1. 消除担忧和解释（reassurance and explanation，R） 向患者提供安慰和支持，减轻其担忧和恐惧感。

2. 建议（advice，A） 提供生活方式、健康管理和治疗的建议和咨询。

3. 处方（prescription，P） 根据患者的病情和需要，给予适当的药物治疗。

4. 转诊（referral，R） 如需进一步专科医疗或特殊治疗，可转诊给专业医师或医疗机构。

5. 检查（investigation，I） 进行必要的医学检查和实验室检验，以获得诊断所需的信息。

6. 观察与随访（observation，O） 观察-后续随访-评估治疗效果和调整治疗计划。

7. 预防（prevention，P） 提供预防性措施和建议，帮助患者预防疾病的发生和进展。

（二）如何建立 RAPRIOP 模式

通过使用 RAPRIOP 模式，全科医师可以综合考虑患者的需求和状况，为患者提供更全面、个体化的医疗管理和照顾。RAPRIOP 模式强调患者参与和共同决策，促进医患之间的有效沟通和合作。在全科临床实践中，将 RAPRIOP 模式应用于案例分享可以帮助全科医师更好地管理患者问题，提供贴近患者需求的医疗服务。

在上述病例中，根据患者的病情描述，其胸痛持续 3 年，经过多次检查和住院，没有找到明确的病因，这让患者非常担心和害怕。胸痛的特征是一种胸前的闷痛感，持续 10～20 分钟，无论是否使用药物，都需要这么长时间才能缓解。胸痛发作时伴有心悸、气促和呼吸困难。除了胸痛，患者没有其他症状，也没有在近期服用任何药物。患者认为自己的胸痛可能是心脏病导致的，这个观点可能来源于患者母亲的冠心病经历。患者担心自己的病情严重，并怀疑现有的医疗设备没有检测出真正的问题。此外，患者睡眠不好，经常感到焦虑、紧张和害怕，家庭关系也不和睦，导致心理压力增加。全科医师通过综合评估、提供安抚和解释、给予建议和咨询、观察和随访等步骤，与患者共同制订治疗方案。在综合评估的基础上，医师推断出最可能的诊断是惊恐障碍。接下来，医师将与患者协商并达成共识，制订适当的治疗计划，以帮助患者缓解胸痛和焦虑症状，改善睡眠，并提供支持和指导，帮助患者恢复健康。

1. 安抚 医师可以通过向患者解释病情的可能原因和诊断结果，以及排除其他严重疾病的可能性，来提供安抚和支持。可以强调患者的症状并非由心脏疾病引起，帮助患者消除关于严重疾病的担忧，增强其信心。

2. 建议和咨询 医师可以与患者探讨惊恐障碍的特点和可能的病因，并提供相关的建议和咨询。可以建议患者采取应对焦虑的技巧，如深呼吸、放松训练等。此外，还可以向患者提供有关提高睡眠质量和减轻心理压力的建议，如规律作息、建立健康的生活方式和寻求社会支持等。

3. 处方 在胸痛和焦虑症状严重的情况下，医师可能会考虑开具一些药物来缓解症状。例如，可以选择抗焦虑药物或抗抑郁药物，以及可能需要的其他辅助药物，根据患者的具体情况和药物的效果进行适当的调整和监测。需要强调的是，处方药物的使用应该是有明确指征并在合适的情况下才能进行的，可以根据患者的具体情况权衡利弊并做出决策。

4. 转诊 上述胸痛患者最可能的诊断是惊恐障碍。由于全科医师没有精神和心理疾患的诊断权限，需要转诊到精神卫生科的专科医师进行确诊。患者的病情如果需要进一步治疗，建议转诊到相应的专业医师或医疗机构。

5. 检查 在胸痛病例中，患者已经进行过多次检查和住院，并未发现明确的病因。医师可以解释这些检查结果，并强调目前没有发现器质性问题。然而，定期的复查仍然很重要，以监测病情变化和排除其他潜在问题。医师可能会建议患者定期进行心电图、心脏超声等检查，以确保心脏和相关器官的正常功能。

6. 观察与随访 医师会对患者进行观察，并安排定期的随访。在随访过程中，医师将评估患者的病情变化和治疗效果，并与患者讨论进一步的治疗计划，还会向患者提供必要的支持和指导，以帮助患者应对疾病。

7. 预防 在预防方面，医师可以与患者讨论如何预防精神症状的加重，以及心脏相关疾病的发生。对于精神健康方面，医师可以提供一些心理健康维护的建议，如积极应对压力、寻求社会支持、进行心理疏导等。对于心脏健康方面，医师可以讨论如何维持健康的生活方式，包括均衡饮食、适度运动、戒烟限酒、控制血压和血脂等。此外，医师还可以建议患者参加定期的健康检查，以及根据个人情况进行必要的心血管疾病筛查。

通过使用 RAPRIOP 模式，医师可以在全科临床实践中更好地管理患者的问题，提供个体化的医疗服务。这种综合的医疗管理模式使医师能够综合考虑患者的身体和心理健康需求，为患者提供全面的医疗照顾和支持。同时，医师与患者的积极合作和有效沟通也是实现 RAPRIOP 模式的关键，这有助于建立良好的医患关系，提高患者治疗的依从性和满意度。

七、全科医师应诊中的 4 项任务

全科医疗作为基层医疗服务的核心，承担着为社区居民提供第一接触点的医疗照顾的重要职责，全科医师的应诊能力直接关系到基层医疗服务的质量和效率。在我国要求“首诊在基层”的背景下，应诊能力是全科医师必备的基本能力之一。全科医师应为居民提供连续性、协调性、综合性、个体化及以人为中心的服务，他们不仅要具备扎实的医学基础知识和临床技能，还要具备良好的沟通能力、同理心和人文关怀，以满足社区居民多样化的健康需求。

临床情景 2-4

患者，女，71 岁，既往高血压史 10 年，2 型糖尿病史 6 年，高血压史 10 年，一直在社区卫生服务中心就诊，应用药物控制糖尿病和高血压。患者主诉：近 3 个月糖化血红蛋白（HbA1C）8.3%，血压在 150/90mmHg 左右。近半个月口干、体重下降来就诊，测空腹血糖为 15.8mmol/L。

该患者前来就医，全科医师在应诊（consultation）中应该或可以为她做些什么呢？

（一）确认和处理现患问题

确认和处理现患问题（present problem）是全科医师应诊时的核心任务。患者大多因近期感觉身体某一部位不适或由此怀疑患上某种疾病而到诊所就医，医师在详细采集病史后应分析其就诊的原因。案例中的患者因口干、体重下降前来就医，全科医师首先要通过血糖检测判断患者的症状是否由血糖升高引起，并给予适当的处理，例如应用胰岛素治疗。如果仅从糖尿病专科的角度来看，更换或加强糖尿病药物治疗就可以了，但全科医师除了处理高血糖这个问题外，还要探索在血糖升高的背后潜藏的其他原因，如有什么诱因导致患者血糖增高，有无生活上的压力，近期情绪如何，是否坚持服药等，这些因素对其生活有多少影响，患者对这一问题的顾虑是什么，她希望医师给予什么样的帮助等。这种不仅从疾病本身考虑，而且从心理、社会的多角度和多层面解剖、分析患者就诊原因的思维方式正是全科医师在应诊中必须具备的。

在弄清楚上述问题的基础上，全科医师需就该患者的具体情况制订处理方案。

1. 分析现患问题的性质，给予心理抚慰理解。

2. 向患者说明处理方案，了解患者思维方式。

3. 实施方案与患者达成共识，处理现患问题。

4. 鼓励共同决策，融入患者需求、价值、偏好、资源等。

全科医师的诊疗是从患者整体而不是仅从疾病的角度着手，这样的诊疗方式提高了患者对医师的信任度及其对医嘱的依从性。

（二）连续性问题的管理

全科医师向这位患者提供的医疗服务是不是仅此而已呢?这显然不够，糖尿病、高血压都是慢性病，与遗传、饮食及情绪等有着密切的关系，需要长期用药物以及非药物的方法予以控制，同时要重视这类疾病对患者的远期健康产生的不良影响，例如糖尿病的并发症、高血压的靶器官损害等。全科医师除了在应诊时处理患者的现患问题外，还应对连续性问题如慢性病等进行长期管理，与患者一起制订长期管理目标，指导患者改变生活方式，定期随访血糖、血压，定期进行糖尿病并发症和高血压靶器官损害的筛查等。社区中类似糖尿病、高血压这样的慢性病很多，它们严重威胁着人们的健康，而每一次短暂的应诊是不可能妥善解决这些问题的，因此，全科医师需要给予患者全面的、持续性的照顾，这种持续性的医疗照顾涵盖人生的各个时期、疾病的各个阶段及各种急性或慢性的健康问题。

（三）预防性照顾

糖尿病、高血压等慢性病若得不到有效控制，将导致冠心病、脑卒中、肾衰竭等严重并发症，吸烟、高脂肪摄入、生活不规律等不良生活方式可加速这些并发症的发生。当患者尚未意识到不健康生活方式的影响时，全科医师应利用每一次应诊机会，根据患者的具体情况提供适当的解释和科学指导。全科医师应鼓励患者主动评估危害健康的各种因素，并采取相应措施，将预防措施作为日常诊疗中的一项重要工作。在疾病发生后的诊治过程中，当患者遇到挫折时，医师应给予支持；在患者取得进步和成绩时，医师应予以鼓励。这种预防性照顾（preventive care）贯穿于全科医疗，在全科医疗中占有相当重要的地位，全科医师要求患者应主动地评估危害健康的各种因素并加以处置，即将预防措施视作日常诊疗中应执行的工作。

（四）改善就医遵医行为

全科医师为糖尿病合并高血压患者制订了合理的治疗及监督方案，但如果她由于某些因素，如各种生活事件、环境变迁、缺乏医学知识而无法做到时，医师与患者对健康的共同期望则可能成为泡影。

患者在利用医疗服务时的行为方式对其健康结果有着显著影响。全科医师在提供医疗服务的同时，也承担着教育和引导患者正确利用医疗资源的重要职责。通过健康教育、合理就医指导、心理支持，提高患者合理利用医疗服务的能力，促进患者健康意识的提升和自我管理能力的增强，最终实现更好的健康结果。

林　恺　林常敏　林汉群

第二节　以家庭为单位的照顾

家庭是社会的基本单位，也是个体与社会的结合点。个体的疾病与健康不仅与患者自身的身体条件、生活方式和环境因素有关，而且与家庭内部人员关系及家庭本身对患者的治疗和康复意愿有重大关系。因此，家庭也是全科医师的服务对象，同时也是其开展诊疗工作的重要场所，这也是全科医学与专科医学的重大区别之一。

以家庭为单位的照顾是全科医疗中的一个重要概念，它强调了家庭在维护和促进个体及整体家庭成员健康中的作用。全科医师在实践中应用这一概念，可以更全面地理解和处理患者的健康问题。主要内容包括：一是家庭结构与功能的评估，全科医师在诊疗过程中应了解患者的家庭结构（如家庭成员、角色分配等）和功能（如情感支持、经济支持等）；二是家庭生活周期的管理，预防家庭危机的发生，并减轻其对家庭成员健康的潜在影响；三是改变患者的遵医行为，通过家庭成员的参与和支持，提高患者的自我管理能力。

一、家庭的定义

家庭是人在社会中生存而产生的普遍而特殊的社会团体，它经历了人类历史各时代浪潮的洗礼并发生变化，但人类总是会以家庭的形式生存，因此，我们对“家庭”这一名词并不陌生，但要为家庭下一个确切的定义并不容易。

二、家庭的结构

家庭结构（family structure）是指家庭的组成、类型及各成员间的关系，包括家庭的外在结构和内在结构。外在结构即家庭的类型，内在结构包括家庭的角色、权力结构、相互作用模式和家庭的价值观。家庭结构对于家庭成员的行为有重要的影响，是一个决定性因素，其中任何一方面受到影响，其他方面也会相应发生变化。

（一）家庭外在结构

家庭外在结构即家庭的类型，主要包括以下四大类家庭。

1. 核心家庭　核心家庭（nuclear family）是指由父母及其未婚子女组成的家庭，也包括无子女夫妇和养父母及养子女组成的家庭。核心家庭被认为是现代社会中比较理想和主要的类型，其特征是规模小、结构简单、关系单纯，紧密而持久，只有一个权力中心和活动中心。温馨的家庭促进成员的学习和工作，但从医疗保健的角度考虑，核心家庭的家庭资源较其他家庭类型少，核心家庭离婚率、留守儿童等家庭问题，也给家庭保健带来新的任务。

2. 主干家庭　主干家庭是由已婚子女及其孩子同其父母未婚子女或未婚兄弟姐妹构成的家庭，有一个权力中心，或者还有一个次中心；因其具有直系血缘关系和婚姻关系，也称为“直系家庭（linear family）”。

3. 联合家庭　联合家庭（composite family）主要指两对或两对以上的同代夫妇及其未婚子女组成的家庭，同时存在一个或一个以上的权力中心和次中心。联合家庭结构复杂、人员庞大，关系错综，人际不易相处，家庭功能受各方影响，出现问题时常引起连锁反应，因此又称为“复式家庭”或“大家庭”。但家庭内外资源丰富，易于应对压力事件，其安全感和归属感更强，在遭遇危机时有更多资源和重要的支持。但现代社会，从大家庭到小家庭的变化已成趋势。

4. 其他类型家庭　其他类型家庭包括单亲家庭、丁克家庭、重组家庭、同性恋家庭、抚养家庭、隔代家庭、独居家庭、群居体家庭等。这些家庭与传统家庭一样，具有相同的家庭功能和家庭主要特征，但这些非传统形式的家庭形态有其特殊的心理行为及健康问题。

（二）家庭内在结构

家庭内在结构是指家庭内部的运作机制，是对内部运动关系的描述，反映家庭成员之间的相互作用和相互关系。每个家庭都有其传统和特点，构成了不重复的家庭。其主要表现在五个方面：家庭界限、家庭权力结构、家庭角色、家庭沟通，以及家庭价值观。这五个方面共同形成了家庭的内动力。

1. 家庭界限　家庭界限有外部界限和内部界限。家庭的外部界限是指家庭成员对外活动的共同准则。安·哈特曼（Ann Hartman）将一个家庭的外部界限定义为：将家庭内部和家庭外部分开的隐形线。尽管这一界限并不是非物质存在，但在某种程度上可以感受到其存在。家庭的态度、准则和沟通方法都有助于确定这一界限性质。不同家庭界限的性质各异，开放与封闭的程度可能因家庭类型、文化背景和环境而不同。家庭界限必须具备足够的弹性，以便家庭成员接触到外界资源，满足自己的需求。

此外，家庭系统还包含建立内部界限的多个子系统，这些子系统规范了家庭成员之间的互动方式。子系统可以包括同一代的成员（如儿童）或同性别成员（家庭中的男人），或具有相同兴趣或功能的成员。家庭中的人根据亲密和距离模式安排彼此之间的关系，内部界限同样重要，它帮助维护家庭内部的秩序和健康的互动。

2. 家庭权力结构　家庭权力结构反映出家庭的决策者，以及做出决定时家庭成员之间的相互作用方式。在大部分家庭中，所有成员都拥有并且需要在某些方面有一定的权力和影响力。然而，各个家庭的权力分配和使用不尽相同，家庭权力分配通常随着时间的推移、家庭生活周期及社会的变迁而改变。家庭的权力结构也是全科医师进行家庭评估、家庭干预时的重要参考资料。随着社会的发展，家庭权力结构除了受到家庭所在社会传统习俗影响外，其形成还受感情和经济等因素的影响。专制的家庭权力形式正在向自由、民主的家庭权力形式转变。家庭的权力结构可分为以下四种类型。

（1）传统权威型：以社会传统确认家庭的权威。如社会传统的父亲、长子，以传统认知确认家庭的权威。

（2）工具权威型：通常是家庭中经济贡献最大的成员持有最大的决策权。这种类型可能会导致权力的不平等分配，例如，如果一个成员是家庭的主要经济支持者，那么他或她可能在决策上有过大的权力，这可能导致其他成员感到无力或被边缘化。

（3）感情权威型：在这种类型中，权力主要由在家庭中起到情感支持和精神支柱作用的成员持有。这通常是在家庭中扮演抚养者或心理支持者角色的人，如母亲或者其他关系亲密、情感丰富的成员。这种类型的权力关系对于保持家庭和谐和情感健康非常重要，但如果某个成员过于依赖另一成员的情感支持，可能会出现问题。

（4）分享权威型：这是一个理想的家庭权力结构，在这种类型中，家庭成员平等地分享决策权，并共同承担家庭的责任和义务。这种权力结构鼓励开放和诚实的沟通，促进了各个成员的积极参与和贡献。但是，这需要所有家庭成员都具有相互尊重、愿意分享权力并接受平等决策的意愿和能力。这种权力分配方式在保护每个家庭成员的自尊和满足感方面非常有效，有助于培养积极的家庭氛围和关系。

3. 家庭角色　家庭角色是家庭成员在家庭中的特定身份，代表着他（她）在家庭中所应承担的职能，反映出他（她）在家庭中的相对位置及与其他成员之间的相互关系。家庭角色的身份是社会客观赋予的。所有家庭的角色分配和期待都会受到许多因素的影响，诸如社会文化、家庭成长经历、生活方式、家庭规模和组成情况等。

在家庭中，每个成员都扮演着各自的家庭角色，每个人都可能同时兼具几种不同的角色，如一个人可以是儿子、学生、班长，且随着时间的推移，角色也在不断变化，如女儿—母亲—奶奶。由于角色的变换，产生了角色期待、角色学习、角色认知、角色冲突的内涵与机制。对角色的认识可以帮助我们科学地评价家庭角色的扮演是否成功，了解家庭成员如何调适不成功的角色，如何适应角色的变换。

（1）角色期待：角色期待是指家庭中的成员对其他成员在特定角色中的行为和责任有一定的预期或标准。这些期待可能基于文化规范、家庭传统或个人的生活经验。如父母可能期待孩子在学校表现良好，或者期待伴侣提供情感支持等。如果角色期待不清晰或者成员无法满足期待，可能会导致沟通障碍和冲突。

（2）角色学习：角色学习是家庭成员在成长过程中学习如何扮演自己的家庭角色的过程。它涉及如何了解、接受并执行特定角色的责任和行为。角色学习通常从小开始，随着年龄的增长和生活经验的积累，不断适应和发展。

（3）角色认知：角色认知是指个人对他们在家庭中角色的理解和感知。这种认知可以影响个人如何扮演他们的角色，以及他们对自己和其他家庭成员行为的解释。例如，如果一个人认为他的角色是家庭的“和平使者”，他可能会努力缓解家庭冲突，或者避免产生可能导致冲突的话题。

（4）角色冲突：角色冲突发生在个人被期待在两个或更多的角色中执行相互矛盾或冲突的行为时。例如，一个人可能同时是父母、雇员和社区志愿者，这些角色有不同的需求和责任，有时候满足一个角色的要求可能会忽视或牺牲另一个角色的要求。角色冲突可能导致压力和心理疲劳，需要良好的时间管理和优先级设定技巧来应对。

4. 家庭沟通 家庭沟通是指家庭成员间相互交换信息、沟通感情、调控行为和维持家庭稳定的有效手段，也是评价家庭功能状态的重要指标。一个家庭通过交流过程来确定其角色分配、运作规则和所有的家庭活动。沟通塑造了家庭生活，反映家庭关系，在维护家庭正常功能运转中不可或缺。家庭的沟通方式可能介于从开放式到封闭式之间的某个程度。在开放式的沟通中信息清晰明确，而在封闭式的沟通中信息扭曲，含义不清。

S-M-R 传递轴是沟通模型的核心组成部分，它包括发送者（sender）、信息（message）和接收者（receiver）。发送者也被称为沟通的源头，是沟通的发起者，其产生、编码和发送信息。信息是发送者想要传达的内容，可以是语言、表情、姿势或其他内容。接收者是信息的目标，他们会解码和理解发送者的信息。家庭沟通通过发送者（S）、信息（M）和接收者（R）三个环节完成，即 S-M-R 传递轴。在家庭沟通中，理解 S-M-R 传递轴的重要性是因为，如果任何一个环节出现故障，如发送者没有清晰地表达自己的意思、信息在传递过程中被误解或扭曲，或接收者未能正确解读信息，都可能导致沟通的失败。

沟通的内容和方式。

（1）直接沟通：这种方式的沟通是明确的，且意图明显，如家庭成员之间的对话。

（2）间接沟通：这种方式的沟通通过非语言行为进行，如面部表情、姿势和肢体语言。

（3）深层沟通：这种方式的沟通涉及对个人感受、信念和态度的交流，需要高度的理解和信任。

（4）表面沟通：这种方式的沟通主要围绕日常生活的具体事务，如饮食、睡眠等。

（5）开放式沟通：这种沟通方式鼓励每个家庭成员都参与对话，表达他们的想法和感受，支持开放和诚实的交流。

（6）封闭式沟通：在这种沟通方式中，信息的流通受到限制，某些话题可能被避开或禁止讨论。

理解和运用这些沟通方式可以帮助家庭成员更有效地交流，增强理解和建立更紧密的联系。

5. 家庭价值观 家庭价值观是指家庭成员共同持有的信念、准则和道德观念，这些观念指导家庭成员的行为和决策。家庭价值观不仅反映了家庭的文化背景，还影响了家庭的沟通方式、权力结构和角色分配。不同家庭的价值观可能因文化、宗教、经济状况等因素而异。家庭价值观在塑造家庭成员的个性和行为方面起着至关重要的作用，它们是家庭内部凝聚力的重要来源。

三、家庭生活周期

家庭生活周期（family life cycle）是指家庭遵循社会与自然的规律所经历的产生、发展与消亡的过程。家庭有自己的发展阶段，经历可识别的生活周期，每个周期都会作为一个单元给家庭带来一些新的任务。1997 年杜瓦尔（Duvall）根据家庭在各个发展时期的结构和功能将家庭生活周期分为 8 个阶段，根据家庭生活周期的不同阶段，提供周全可预测性的服务，已成为全科医疗有别于专科医疗的特色。

明确家庭阶段性发展任务的预期，有助于对面临的挑战进行预期和管理。1977 年杜瓦尔提出的家庭生活周期的 8 个阶段如表 2-2-1 所示。

表 2-2-1　家庭生活周期中各阶段关键性家庭发展任务

阶段	定义	主要面临的问题	保健服务重点
1. 新婚期	已婚夫妇（无子女）	适应人际关系、预备受孕做父母 性生活协调和计划生育 适应新的家庭亲戚关系	沟通与咨询 性生活与生育指导
2. 第一个孩子出生	育龄家庭（最大的孩子 30 个月）	受孕与围生期、角色适应与压力 婴幼儿哺育与产后健康 婴幼儿异常与疾病	孕期检查与健康指导 哺乳、喂养指导及妇科处置，早发现、处理与转介，预防接种
3. 学龄前儿童期	有学龄前儿童的家庭（最大的孩子 30 个月～6 岁）	儿童身心发展问题 安全保护问题 传染及呼吸道感染	发育指导与成长咨询 安全健康教育 预防、及时治疗
4. 学龄儿童期	有学龄儿童的家庭（最大的孩子 6～13 岁）	上学、学业问题与精神成长 听、视力障碍与感染 营养与运动问题	心理辅导与家庭宣教及早发现，处理与处置 健康宣教与疾病预防
5. 青少年期	有青少年的家庭（最大的孩子介于 13～30 岁）	青少年心理问题，社会化与性问题 培养成长后父母兴趣和职业发展	心理咨询与家庭辅导 青春期教育、性教育
6. 孩子离家期	有年轻成年人的家庭（第一个孩子离家到最后一个孩子离家）	父母与子女为成人间的关系 孤独感 慢性病来临 围绝经期	放手子女离家创业结婚，宜以精神支持，辅助子女，心理健康咨询，发展自己的社交及多种兴趣，宣教及预防，定期体检，围绝经期保健
7. 空巢期	中年父母（空巢到退休）	心理问题 慢性病多发 经济与保健	心理辅导，健康教育、预防与治疗，恢复二人世界，规划与告诫，沟通技巧
8. 退休期	老龄化的家庭成员（退休到配偶双方去世）	适应退休生活，疾病及残障 安全与治疗问题 应对丧偶、独居、死亡	家庭病床与慢性病管理，随访安全看护与子女联系，团队合作与临终照顾

并非每个家庭都经历以上 8 个阶段，家庭生活周期可以在任何一个阶段开始或结束，如一个人离婚后再婚，家庭生活周期又从第一阶段开始。

四、家庭生活压力事件

生活压力事件的压力大小是难以测量的，通常把人们在社会生活中所遭受的事件依据身体的承受力归纳并划分等级，以生活变化单位（life change unit，LCU）为指标评分。研究发现，LCU 大小与 10 年内重大健康变化有关。一年内 LCU 超过 200 单位，发生身心疾病的概率很高；一年内 LCU 超过 300 单位，来年生病的可能性达 70%。1 年后死亡率显著高于对照组。丧妻的男性冠心病发病率比对照组高 40%。正常中国人生活事件量表由我国张明园教授等编制于 1987 年，在 10 个省（自治区、直辖市）内对 1364 名正常人进行了社会心理调查和测试，将结果编制成了正常中国人生活事件量表，该表共 65 个项目，包括职业、学习、婚姻、恋爱、家庭和子女、经济、司法、人际关系等方面常见的生活事件，每项的评分以我国正常人（常模）的调查均值估计（表 2-2-2）。

表 2-2-2　正常中国人生活事件量表

生活事件	LCU	生活事件	LCU	生活事件	LCU	生活事件	LCU
1. 丧偶	110	18. 大量贷款	48	35. 家属行政处分	36	52. 退休	26
2. 子女死亡	102	19. 突出成就荣誉	47	36. 名誉受损	36	53. 流产	25
3. 父母死亡	96	20. 恢复政治荣誉	45	37. 中额借贷	36	54. 家庭成员纠纷	25
4. 离婚	65	21. 重病外伤	43	38. 财产损失	36	55. 学习困难	25
5. 父母离婚	62	22. 严重差错事故	42	39. 退学	35	56. 入学或就业	24
6. 夫妻感情破裂	60	23. 开始恋爱	41	40. 法律纠纷	34	57. 和上级冲突	24
7. 子女出生	58	24. 复婚	40	41. 好友去世	34	58. 参军复员	23
8. 开除	57	25. 子女学习困难	40	42. 收入显著增减	34	59. 业余培训	20
9. 刑事处分	57	26. 子女就业	40	43. 遗失贵重物品	33	60. 受惊	20
10. 家属亡故	53	27. 行政纪律处分	40	44. 夫妻严重争执	32	61. 家庭成员外迁	19
11. 家属重病	52	28. 怀孕	39	45. 留级	32	62. 同事纠纷	18
12. 政治性冲击	51	29. 升学就学受挫	39	46. 领养继子	31	63. 邻居纠纷	18
13. 结婚	50	30. 晋升	39	47. 搬家	31	64. 睡眠重大改变	17
14. 子女行为不端	50	31. 入党入团	39	48. 工作显著增加	30	65. 暂时到外地	16
15. 家属刑事处分	50	32. 子女结婚	38	49. 好友决裂	30		
16. 失恋	48	33. 性生活障碍	37	50. 少量借贷	27		
17. 婚外两性关系	48	34. 免去职务	37	51. 工作变动	26		

五、家庭危机

家庭危机是指在一定时间内，家庭面临着一种或多种突发性的、强烈的压力事件，这些事件超出了家庭的常规应对能力，导致家庭系统的正常功能出现严重困扰和混乱。家庭危机有可能对家庭成员的心理和社会功能产生长期的不良影响。主要包括以下几种类型。

1. 环境危机　如自然灾害、战争、经济危机等，这些都会对家庭生活造成深远影响。

2. 结构危机　如离婚、丧偶、家庭成员死亡或搬走等，这些都会对家庭的结构和动态产生严重影响。

3. 发展危机　如婚姻冲突、孩子的成长问题、养老问题等，这些都会导致家庭成员在应对家庭生活中的新挑战时感到压力。

4. 功能危机　如疾病、残疾、药物滥用等，这些都会影响家庭成员的身心健康和功能。

家庭危机通常需要家庭成员进行紧急和集中的应对，以维护和恢复家庭的正常运转。在应对家庭危机时，外部的支持（如社区资源、专业帮助）和内部的应对策略（如积极的心态、有效的沟通和解决问题的技巧）都是非常重要的。同时，危机也可以作为一个机会，家庭成员可以通过共同应对危机，来增强他们的凝聚力和韧性，以更好地面对未来的挑战。

六、家庭对健康与疾病的影响

家庭对全科医师的重要性是全科医学范式中固有的，全科医学不把疾病与人或人与环境分开。家庭对个人健康和疾病的发生、发展有着重要的作用，反过来任何家庭成员的疾病也可能会影响其他家庭成员的健康，甚至影响整个家庭的功能。全科医师日常所照顾的有各种生理、心理症状及表现的患者，并不是孤立存在的，而是生活在一个与之息息相关的家庭背景中的。因此，要提供周全的家庭照顾，全科医师必须了解家庭，剖析家庭的文化、功能和它内在的机制，引导“家庭健康”。

（一）家庭系统理论

20 世纪 40 年代末期，家庭系统理论由美国著名的心理治疗专家默里·鲍恩（Murray Bowen）教授提出，之后科尔（Kerr）将该理论进一步完善。家庭系统理论认为系统是一个由要素组成的整体，个人系统、家庭系统、社会系统不断互动并产生交互作用，影响系统间和系统内的平衡。家庭是一个系统，每一个家庭成员均是构建这个系统的重要部分，个体的发展进步不再以一种孤立的视角看待，而是与所处家庭系统之间脉脉相通。默里·鲍恩认为，家庭系统中存在着一种相互作用的模式，每一个家庭成员的思想变化、情绪波动、行为方式等的相互作用以及彼此之间均可以造成相互影响。家庭系统理论目前已发展为一系列比较完善、丰富的理论体系，主要应用于系统式的家庭治疗，同时也是观察和指导协调普通家庭人际关系的重要方法依据。

家庭生活周期是一个循序发展的过程，全科医师应关注家庭对个体健康的影响及个体健康对家庭的冲击，把家庭看作一个整体，提供以家庭为单位的照顾。

（二）家庭对健康和疾病的影响

1. 家庭与健康　不良的生活方式、饮食习惯、行为和心理等与慢性病密切相关。而这些诱因多来自家庭，如高盐饮食、爱吃肥肉、少运动、缺乏良好的卫生习惯，以及鲜炒生食、紧张行为等。

2. 婚姻与健康　研究证实婚姻状态、婚姻质量与个体健康密切相关。婚姻不幸、离婚、分居或寡居，对家庭成员都有冲击，带来负面情绪。重建的双核心家庭，往往带来角色的压力，使家庭成员情绪耗尽、透支健康。在针对离婚、寡居、丧偶家庭的调查中，发现这些家庭的死亡率比婚姻家庭高很多。家庭破裂是健康的重要危机，且对孩子有广泛影响，导致其发育迟缓、学校问题、行为问题、学习失败，焦虑、抑郁、厌倦、犯罪、性乱、自杀等。

3. 家庭与成长　研究显示，非热性惊厥与低社会阶层、癫痫家族史、精神疾病、父母剥夺和儿童护理缺陷显著相关。新生儿与母亲或父亲直接接触的时间长短，与儿童生理和认知控制的改善呈正相关。父母的忽视，无论是身体上的还是情感上的，都被认为是导致孩子不能茁壮成长的最常见原因。在情感贫乏的儿童中，生长激素的分泌减少。被剥夺父母教养的孩子长大后，自己成为父母时很可能会重复同样的模式。

4. 家庭对儿童社会化的影响　儿童期在社会性方面所受到的熏陶和培养奠定了人社会性发展的基础。儿童的躯体和行为异常与家庭病理有密切的关系。父母亲情的长期剥夺与自杀、抑郁、社会病理人格相关。人在 3～5 岁时奠定人格基础，可以说父母造就了儿童的人格。不良的家庭互动模式是家庭病理的起因，不良的人际沟通常在家庭的互动中形成。

5. 家庭关系不良与健康　家庭关系的疏离和冲突可能对家庭成员的心理健康产生负面影响。在不断加深的研究中，家庭关系不良被证明与情绪障碍、心理问题、学业困难，甚至身体健康问题如心脏病和糖尿病等有关。不良家庭关系对健康的一些具体影响见表 2-2-3。

表 2-2-3　不良家庭关系对健康的具体影响

类型	影响
心理健康	家庭冲突和疏离可能导致心理健康问题，包括焦虑、抑郁、自杀倾向、儿童情绪行为障碍、成年后的人格障碍等。家庭关系的冲突和负面情绪可能对个体心理健康造成长期的影响
学业成绩	不良的家庭关系可能影响儿童的学业成绩。家庭冲突和压力可能导致儿童注意力分散，学业成绩下降。一些研究发现，家庭关系紧张的儿童在学校表现差，这可能进一步影响他们的未来就业和经济状况

续表

类型	影响
行为问题	不稳定的家庭环境和糟糕的家庭关系可能导致儿童出现行为问题，如反社会行为、冲动行为和攻击行为。这些行为问题可能会进一步影响他们的社会功能和心理健康
身体健康	长期的家庭压力和冲突可能对身体健康产生负面影响。研究发现，家庭压力与许多身体健康问题有关，包括心脏病、糖尿病、免疫功能低下和早死等
药物滥用	不良的家庭关系也与青少年和成年人的药物滥用有关。家庭冲突和疏离可能导致个体寻求药物来缓解压力和疼痛，这可能进一步导致药物依赖和滥用
外在行为	家庭环境的疏离和冲突可能导致孩子形成负面的社会行为模式，如欺凌、攻击和暴力行为

6. 家庭经济与健康 家庭经济与健康密切相关，较高的社会经济地位能够使居民获得良好的医疗服务、生活品质和生存质量，进而对健康产生积极影响。经济对健康的影响与年龄有关，年龄越小，相关性越大。另外，肥胖儿童是糖尿病、动脉硬化、心血管病等“慢患者群”的“后备军”；成人脂肪肝、胰腺炎等常是饮食不节的后果；而营养供给不足使儿童发育迟缓、产生营养不良症。

七、家庭评估

家庭评估（family assessment）是完整家庭照顾的重要组成部分，其目的是了解家庭的结构、家庭所处的家庭生活周期阶段、家庭资源和家庭功能等，进一步分析家庭存在的健康问题/疾病，以及在照顾患者健康问题/疾病过程中可以利用的家庭资源。

全科医疗中常用的家庭评估工具包括：家庭基本资料收集、家系图、家庭圈、生态图、家庭功能 APGAR 量表、家庭凝聚度和适应度等。家庭评估是对家庭资料的综合分析，是得出个体或家庭问题的解决途径。

（一）家庭基本资料

家庭基本资料包括：家庭环境、家庭各成员的基本情况（姓名、性别、年龄、家庭角色、职业、教育、文化、婚姻、宗教信仰及主要健康问题等）、家庭经济状况（经济来源、年均收入、人均收入、消费观念等）、家庭健康生活（家庭生活周期、家庭生活事件、生活方式、健康信念等），以及联系电话、居住面积、饮用水来源、采光等情况。这是全科医师做家庭评估最常用的方法。

（二）家系图

家系图（family tree）即家族谱，是一种历史性的、真实的和结构性的家族树状图谱，可用来描述家庭结构、医疗史、家庭成员的疾病有无遗传、家庭关系及家庭重要事件等。通过家系图，可以十分简练地记录家庭的综合资料，全科医师可以很快掌握大量的家庭基本资料。家系图可作为家庭档案的基本资料录存于患者病历中。

家系图的画法应遵循以下原则。

1. 绘制的家系图一般由三代人组成。

2. 从最年轻的一代开始向上追溯，也可以从患者这一代开始上下展开延伸。

3. 不同性别、角色和关系用不同的结构符号来表示。

4. 长辈在上，晚辈在下；同辈中，长者在左，幼者在右；夫妻中，男在左，女在右。每个人的符号旁边注上年龄、出生或死亡日期、遗传病或慢性病等资料。还可以根据需要，在家系图上标明家庭成员的基本情况和家庭中的重要事件。

5. 家系图中的符号要简明扼要，标出在同一处居住的成员。

6. 家系图一般可在 10～15 分钟内完成，其内容可不断积累和完善，在开展社区卫生服务过程中有较高的使用价值。家系图范例和符号见图 2-2-1。

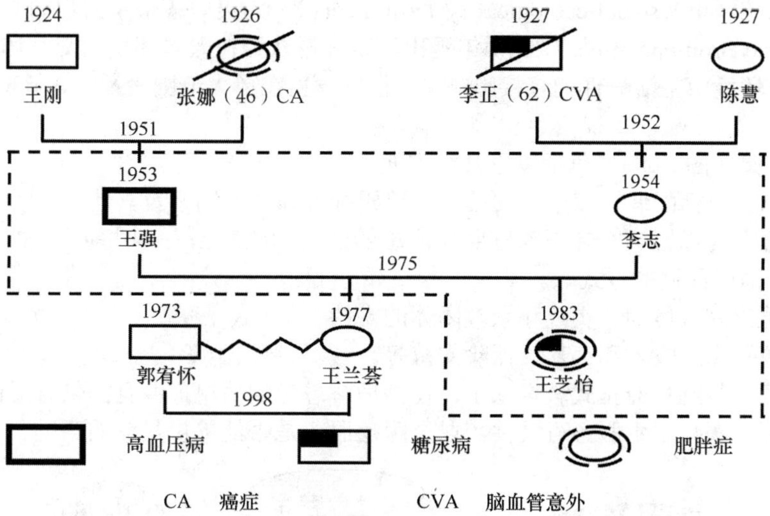

图 2-2-1　家系图范例和符号

（三）家庭圈

家庭圈（family circle）反映的是就诊者主观上对家庭关系的感性认识、情感倾向、家庭成员之间关系的亲密程度以及与社会网络的联系。家庭圈是以患者的观点看待家庭成员与自己的关系，患者通过自绘的圈形图对自己主观评价的方法。

在图中，以大圈表示家庭，以小圈表示成员，小圈的距离代表其亲密度，绘图者将自己绘于大圈内，其他成员按亲密程度绘于周围。也可以将自己生活中的重要宠物绘于图中，如猫、犬等。家庭圈随着个人观点的改变而变化，尤其是在家庭生活周期的转变阶段或家庭成员出现严重疾病时，因此情况变化后需要不断进行修正重绘，以便医师获得新的资料及下一步咨询。家庭圈有利于医师探讨家庭的互动关系及家庭的动态表征，家庭圈也可作为功能障碍家庭的出发点。家庭圈范例见图 2-2-2。

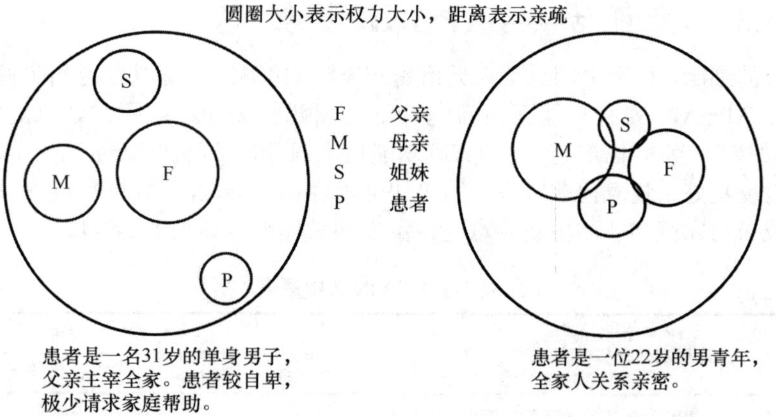

图 2-2-2　家庭圈示例

（四）生态图

ECO-MAP 即生态图，是评估家庭外在资源的一种方法。生态图把家庭作为对象，调查家庭外在资源有关成分的有无及多少，记录各种资源成分与家庭的联系强度，用图表示（图 2-2-3），图中圈的大小表示资源的多少，不同的连线表示联系的强度。ECO-MAP 以社会生态系统的观点进行家庭评估，有助于指出家庭所处社会环境的基本特质，可用于治疗。

社会生态系统理论（social-ecological systerm theory），为美国康奈尔大学的心理学家尤瑞·布朗芬布伦纳（Urie Bronfenbrenner）1979 年提出，该理论认为在人与环境的交互作用过程中，个体行为不仅受社会环境中生活事件的直接影响，而且受发生在更大范围的社区、国家、世界中的事件的间接影响。

家庭外在资源（图 2-2-3）包括以下几个方面。

1. 社会资源　包括配偶、孩子、父母、兄弟姐妹、邻居、同事及其他。

2. 文化资源　可以影响个体或家庭照顾病患的能力和应对压力事件能力的文化价值观，例如乐观的方式或者消极回避的方式等。

3. 宗教资源　宗教信仰、实践和宗教团体的支持。

4. 经济资源　家庭收入和存款、保险支持等。

5. 教育资源　得到社会正式教育水平，使其理解患者的情况，并且提供合适的服务。

6. 医疗资源　医疗卫生服务可及性，以及医疗服务是否能提供足够的帮助。

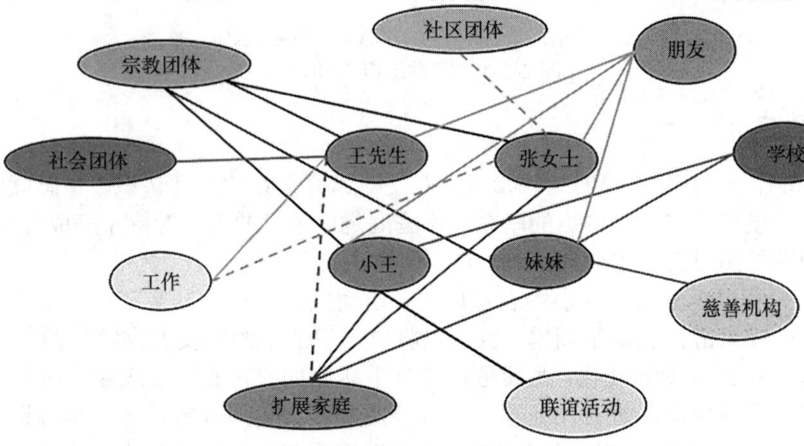

图 2-2-3　家庭外在资源 ECO-MAP

实线代表强关系，虚线代表弱关系，不同圆圈大小代表资源多寡

（五）家庭功能评估——APGAR 量表

家庭是社会的细胞，社会中的每个人无不受到家庭的影响。家庭功能是否良好，是家庭评估中很重要的一项。APGAR 家庭功能评估问题表是美国西雅图和华盛顿大学家庭医学系史麦史坦（Smilkstein）教授于 1978 年研究设计的家庭功能检测问卷，目前被广泛应用于国内外家庭支持功能的评估，信效度良好。量表问题较少，简单快捷，容易评分，因而比较适宜在基层工作中使用，用于测评家庭成员对家庭功能的主观满意度。量表的具体内容详见表 2-2-4。

表 2-2-4　APGAR 量表

家庭功能评估内容	评分		
	经常（2 分）	有时（1 分）	很少（0 分）
1. 当我遭遇困难时，可以从家人那里得到满意的帮助			
2. 我很满意家人与我讨论各种事情，以及分析问题的方式			
3. 当我希望从事新的活动或发展时，家人都能接受且给予支持			
4. 我很满意家人对我表达情感的方式，以及对我的情绪反应			
5. 我很满意家人与我共度时光的方式			

APGAR 量表的条目和含义如下。

1. 代表适应度 adaptation　指家庭在面对生活压力和危机时，如何调整和利用内外资源来应对变化。

2. 代表合作度 partnership　涉及家庭成员在家庭事务中的参与程度和决策共享的情况。

3. 代表成长度 growth　反映家庭成员在心理和情感上的成熟程度，以及他们在支持和鼓励下实现个人潜能的能力。

4. 代表情感度 affection　指家庭成员之间情感联系的深度和质量。

5. 代表亲密度 resolve　涉及家庭成员在时间、金钱和空间上的共享程度，是家庭亲密关系和团结的体现。

APGAR 量表也称为家庭关怀度指数量表，为家庭功能评定提供工具。主要用于测量个人对家庭的满意度。该表采用封闭式问答，共 5 个题目，每个题目设“经常”“有时”和“很少”3 个答案，分别记 2 分、1 分和 0 分。将 5 个问题的得分相加，总分 7～10 分表示家庭功能良好，4～6 分表示家庭功能中度障碍，0～3 分表示家庭功能严重障碍。另外，通过分析每个问题的得分情况，可以粗略了解家庭功能障碍的基本原因，即哪一方面的家庭功能出了问题。

在使用 APGAR 量表时，应注意两个问题，首先是需要将本量表通俗化和本土化，但又不能失其精髓；其次是应正确对待该量表的测评结果，注意其时效性和主观性的特点。

八、家 庭 访 视

家庭访视（home-visiting）是全科医疗的核心特征之一，体现以家庭为背景的情境性照顾，保持与家庭的密切往来，提供居家式的服务。

随着现代科技的发展及基层医疗服务的可及性提高，基层门诊服务占主导地位，但家庭访视仍以其不可替代的独特优势在基层卫生保健环境中占有重要地位。究其主要原因，其一，家庭访视可以快速直观地评估家庭问题，了解家庭环境及家庭资源利用，通过发现没有满足的卫生服务需求来改善基础医疗服务。其二，掌握患者的真实病情和生活习惯，对患者患病、治疗和康复具有重要意义。如对于健康状况较好的老年患者进行家庭访视可以发现新的医疗问题，例如阳痿、步态平衡、高血压问题，以及患者对治疗方案依从性等意料外问题；出院后的家庭访视也是非常重要的，特别是在发生了重大生活改变之后；新生儿家访包括了婴幼儿喂养、产后体检、预防及免疫接种遗漏等问题；重病或者手术后家访可以帮助评估患者和家庭成员的应对行为，以及家庭服务方案的有效性。其三，除了提高医疗服务质量的潜在优势外，家庭访视还可以增强医患关系，建立更强的信任和理解。因此，家庭访视作为以家庭为单位的照顾形式之一，也是每位全科医师的必备技能。

（一）家庭访视的适应范围

1. 某些急症患者。
2. 行动不便者。
3. 有心理社会问题的患者。
4. 不明原因的不遵医嘱的患者。
5. 初次接诊的新患者。
6. 患多种慢性病的老年人。
7. 临终的患者及其家庭。
8. 有新生儿的家庭。
9. 需要做家庭结构和功能评价者。
10. 需要实施家庭咨询与治疗者。

（二）家庭访视的种类

1. 评估性家访　常用于有家庭问题或心理问题的患者及对老年患者家庭环境的考察。

2. 连续性家访　对辖区内慢性病患者提供连续性的照顾，或需要定期随访。

3. 急诊性家访　处理紧急事件。

4. 随机性随访　医师的意向及追踪。

家庭访视从宏观上，可以了解和发现社区现存和潜在的健康问题，掌握社区内特殊人群、各种患者和老年人的健康现状；从微观上，利于了解访视家庭环境、结构、功能和家庭成员的健康状况和健康问题，以便依照实际需求和现有的资源，确定优先顺序，合理制订家庭照护计划，实施照护活动，维持和促进家庭健康。然而，家庭访视存在的问题是需要大量的时间和费用较多，需要国家政策的支持。

九、家庭治疗

家庭治疗（family therapy）是指基于一种理念，将患者视为家庭功能障碍的一个“症状”表现，针对整个家庭系统，对家庭的功能、角色、互动模式，涉及心理、行为问题的调适及治疗。家庭治疗以家庭为对象，通过对家庭所有成员的协调，达到家庭和谐、功能运转正常的目的。首先，全科医师在日常诊疗活动中，不可避免地会遇到因家庭问题引起的就医行为，全科医师应发挥自身优势，应用特有的家庭医学理论，提供适时适当的帮助。

其次，家庭治疗把家族视为一个整体，专业人员针对全家进行评估，包括家庭功能（家庭结构、组织、沟通、情感、角色扮演、成员间联盟关系及家庭认同等）出现的异常，在家人自行改善或纠正困难时，由专业人员运用家庭治疗理论与方法予以解决。家庭存在系统内部的相互制约与调整，不改变家庭内部的相互作用模式而企图改变某家庭成员的行为是极为困难的，所以医师需要与家庭达成协议，动员所有家庭成员参与，了解家庭问题的来龙去脉、成员的角色状况、家庭相互作用模式以及成员的认知和行为，逐步改变家庭机制。医师从家庭治疗的观点出发，避免全科医师提供太多的指令性服务，而导致家庭在其健康和发展方面完全依赖医师；要提高家庭成员预先指导的能力，帮助他们做好准备，不仅要准备好如何面对家庭成长过程中发生的正常变化，还要准备好家庭系统如何面对疾病带来的影响。因此，家庭治疗过程中，需要全科医师与家庭成员一起合作，这是家庭治疗的基础。

另外，从事家庭治疗需要专业的训练，但目前只有少数全科医师接受过家庭治疗的专业培训。尽管全科医师的家庭服务可能与家庭治疗有所重叠，但全科医师尤其应该审慎，家庭治疗如同临床的治疗方案，需要一步一步地专业调整，才能逐渐使家庭康复。21 世纪精神和心理问题将成为人群健康的主要问题，发病率增长迅速，多为社会原因所导致，家庭治疗需要拥有专业的心理学阅历和掌握精神分析的方法。

十、临终关怀

随着社会老龄化的加剧和家庭结构及疾病谱的变化，临终关怀（安宁疗护）事业的发展已成为社会关注的焦点，我国政府在多个重要文件中明确提出了对临终关怀服务的支持和发展规划。《“健康中国 2030”规划纲要》强调了安宁疗护在全方位全周期医疗卫生服务中的重要地位。《关于建立完善老年健康服务体系的指导意见》进一步明确了安宁疗护作为老年健康服务体系的重要组成部分。《“十四五”国家老龄事业发展和养老服务体系规划》指出，要稳步扩大临终关怀试点，支持社区和居家临终关怀服务的发展，并建立机构、社区和居家相衔接的临终关怀服务机制。

在全球发达国家的经验中，全科医师是全周期医疗卫生服务的主力军。全科医学强调长期负责式照顾和全人健康，注重研究生命周期管理，而临终是生命的最后里程，也是一种家庭危机。临终表明患者即将永远离开世界，传统意义指老人的死亡，实际上可发生在任何年龄段甚至是儿童时期，人类对死亡充满恐惧，尤其是非正常死亡。临终关怀是一种专注于提高严重疾病末期患者生活质量的医疗服务。它不仅关注患者身体症状的管理，也涵盖心理、社会和精神层面的照护，旨在帮助患者和家属面对生命的最后阶段，确保患者在临终时能够有尊严、无痛苦地度过。

临终关怀（hospice care），又称安宁疗护、善终服务、舒缓照护、姑息疗法，其以人性化服务及提高临终生命质量为宗旨，为临终者提供身体、心理、灵性、社会（简称“身心灵社”）层面的整合性照护，协助病患安详无憾无痛苦地度过最后时光，也为家属在病患照护与死亡哀恸期间提供心理支持和哀伤辅导。hospice 原意指修道院、济贫院或招待所，起源于中世纪的宗教团体为朝圣者和远途客旅修建的中途驿站，也包括为临终者提供祈祷的场所。1865 年，英国国王查理二世的姐姐将她的家捐献为临终者的特别护理院；1967 年西塞莉·桑德斯博士（Dr. Cicely Saunders）创办了英国第一家圣克里斯多佛临终关怀医院（St. Christopher’s Hospice），主要为患者提供处置病痛的药物和情感精神层面的支持。此后，临终关怀在欧美等西方国家得到认可和推崇，许多国家的临终关怀机构因通过政府法案而快速发展，截至 2015 年已有 136 个国家（地区）建立了临终关怀机构。1988 年我国在天津医学院成立第一所临终关怀研究中心；1998 年以来，某基金会与全国 32 家医院协作设立宁养院，为贫困的晚期癌症患者提供居家宁养服务；2006 年 4 月，中国生命关怀协会成立，标志着我国临终关怀事业进入新的发展时期。2019 年，中国安宁疗护建立试点市（区）71 个，据统计，截至 2021 年我国设有临终关怀（安宁疗护）科的医疗卫生机构 1027 个，主要分布于国内各大城市，规模均不大。

（一）服务模式与内容

世界各国对临终关怀的理解和界定不尽相同，但其核心理念和提供的服务内容具有普遍性和共通性。服务模式主要有安宁病房、居家照护、舒缓照护三种模式；有全方位医疗关怀、护理关怀、心理关怀、社会关怀和灵性关怀等“五大关怀服务”，以及全人、全家、全过程和全面性关怀等特点。具体服务内容包括症状控制、舒适护理、人文关怀、共同决策、善终准备以及哀伤辅导等，也包括对患者及家属的心理支持和人文关怀等。临终关怀的目标是确保患者在生命的最后阶段能够得到尊重和关怀，使患者平静、有尊严地度过最后时光，提高患者生命最后阶段的生活质量。临终关怀涵盖了生理、心理、社会和精神等各个方面，以全人的方式来关心和照顾患者及其家人。主要包括以下几个方面。

1. 生理疼痛的控制和舒缓 慢性病晚期或者严重疾病患者常常会遭受严重的身体痛苦，如癌症患者的剧烈疼痛。临终关怀中的一个重要目标就是尽可能地减轻患者的疼痛和不适。医师和护士会使用各种药物和非药物的方法来帮助控制疼痛和其他症状，如恶心、便秘、呼吸困难等。

2. 心理和情感的支持 临终关怀不仅仅关注患者的生理疼痛，还十分注重患者的心理和情感状态。在临终关怀中，医师、护士、心理咨询师和社会工作者会和患者及其家人进行沟通，以理解他们的情感需求，帮助他们应对死亡的恐惧和焦虑，同时帮助他们处理与家人、朋友的关系，以及其他可能出现的情感困扰。

3. 精神和宗教的护理 对于许多患者来说，精神和宗教的支持在临终期是十分重要的。临终关怀的提供者会尊重患者的信仰，并尽可能地提供相关的支持。例如，可能会有牧师、僧侣或者其他宗教领袖参与到临终关怀中，进行祈祷或者其他宗教仪式。

4. 社会和实用的帮助 临终关怀还包括一些具体的社会和实用的帮助，如帮助患者处理遗嘱、预先医疗护理指示（如病危通知）和葬礼的安排等。此外，社会工作者还会帮助患者和家人找到社区资源，如家庭护理、临终关怀和丧失支持等。

5. 家人的支持 在患者临终期，其家人也常常需要支持和帮助。临终关怀团队会提供各种形式的支持，包括情感支持、咨询、疼痛和症状管理教育、哀伤辅导等。这种支持甚至会在患者去世后继续提供，以帮助家人应对丧失的痛苦。

（二）多专业支持

临终关怀是一种多专业队伍支持，包括医师、护士、药剂师、法律顾问、协调人员、营养师、志愿者及灵牧人员等。他们齐心协力满足临终者及家人的生理、心理、社会、经济以及灵性的需求。临终关怀服务，要求做到以下几个方面。

1. 耐心倾听 对于生物医学无法治疗的患者，心理、社会支持极其重要。耐心倾听患者意愿并尽量满足，可以给其心灵带来无限安慰，明显提高患者临终生命质量。①耐心倾听患者的诉说，方能知其心声、达到理解与情感的沟通。接受患者的感受与体验，充分满足其临终前的要求，是最重要的心理支持。②尽量减少患者的孤独感，因临终者对亲人无限留恋，希望家人陪伴，所以避免临终者与家人隔离。③保持尊严，避免侵袭性治疗。临终患者希望得到平静和尊严，需要心灵呵护，尽量避免墨守成规的治疗。

2. 尊重患者权利 临终关怀是一种姑息性治疗和照顾，在家中或医院环境中都应该尊重患者的选择。尊严疗法（dignity therapy，DT）是一种专门为临终患者设计的心理干预方法，由加拿大医师哈罗德·乔奇诺夫（Harold Chochinov）及其团队于2005年提出。这种方法的核心目标是通过个体化的对话，帮助患者在生命的最后阶段表达自己的感受、愿望和生活经历，缓解临终患者的精神和心理负担，提高他们的临终生活满意度和尊严感。尊严疗法采用访谈的形式，由接受过尊严疗法相关培训的医护人员、心理治疗师或者精神学家实施。另外，应根据患者的意愿如实告知病情，但要注意策略：①随病情发展慢慢告知实情，像脱敏注射一样实施心理脱敏，逐步增加患者的承受力。②通过对治疗预后的乐观态度，给予心理支持，唤起战胜疾病的希望和毅力。③以语言和情感交流，提供保守的推测。

3. 提高临终生命质量 临终关怀以患者在生命末期得到“身心灵社”的全方位支持作为服务目标，注重临终的生命价值与意义，提倡“优逝善终”，而不是盲目地延长生命。对于疾病终末期的患者而言，单纯延长生命的医疗模式已无法满足其对生命价值的理解与对死亡意义的诠释。因此，临终关怀旨在为患者营造一个舒适、有意义、有尊严、有希望和温暖的生活空间，使其在有限的时间里没有痛苦折磨、与家人共度温暖时光，平静安详无憾地迎接死亡。目前，临终关怀的疗法主要包括：疼痛管理、症状控制、舒适护理、人文关怀、音乐疗法、艺术疗法、尊严疗法，以及认知行为疗法、中药与针灸的综合介入法等。

（三）相关概念介绍

临终关怀涵盖内容广泛，以下着重介绍其中几个与全科医学和全科医师实践密切相关的概念。

1. 总疼痛概念 西塞莉·桑德斯博士深感临终患者复杂的身心痛苦绝非仅限于肉体，她打破了传统的疼痛概念，从社会学角度审视生命末期的感受，提出了“总疼痛”（total pain）的概念。“总疼痛”概念是临终关怀领域的关键术语，它由物理疼痛、心理疼痛、社会疼痛和精神疼痛四个部分组成。该概念强调了疼痛不仅仅是一个生理现象，而是与患者的全方位经验和需求相关的一种综合现象，其泛指躯体疼痛（骨浸润痛、呼吸困难、便秘等）、心理疼痛（死亡恐惧、再见不到亲人等）、社会疼痛（离婚、失业、亲人早逝等）、灵魂疼痛（自责、内疚、悔过等）和经济疼痛（谁来养活孩子、偿还债务）等多种疼痛的总体感受。

总疼痛诠释了躯体和心灵交织于一起的折磨，因此，缓解临终者疼痛的不仅是单一的止痛药物，还包含对心理的支持及与止痛药物的联合应用。西塞莉·桑德斯博士倡导采用综合的措施，减轻肉体和心灵的折磨。

2. 联合止痛 在临终关怀中，联合止痛的目标是有效地控制疼痛，并尽可能地减少药物的副作用。这通常通过一种综合的止痛管理实现，即三阶梯止痛法，该策略由世界卫生组织提出。三阶梯止痛法的核心思想是根据疼痛的严重程度，选择合适的药物及给药方式，实现个体化的疼痛治疗。

（1）疼痛评估：这是所有疼痛管理的第一步。疼痛评估应包括以下几个方面。①引起、加剧或缓解疼痛的因素；②疼痛的特征和性质，例如是烧灼痛还是刺痛等；③疼痛涉及的部位；④疼痛的时间与规律，例如疼痛是否持续存在，或者有无周期性变化；⑤疼痛对患者生活、情绪的影响，以及患者对疼痛的反应和处理方式；⑥伴随或并发的症状，如恶心、疲劳等。

（2）世界卫生组织提出三阶梯止痛法：三阶梯止痛法的应用需要根据患者的个体差异进行调整，并且在应用过程中对患者的疼痛进行持续评估和药物治疗的调整。此外，还需要关注和管理药物可能引起的副作用，提供全方位的临终关怀。

第一阶梯：对于轻度疼痛，可以使用非阿片类药物，如非甾体抗炎药（nonsteroidal anti-inflammatory drug，NSAID）等。

第二阶梯：对于中度疼痛，可以使用弱阿片类药物，如可待因或曲马多，有时会联合非阿片类药物使用。

第三阶梯：对于重度疼痛，使用强阿片类药物，如吗啡、芬太尼或可待因等，也可以与非阿片类药物或其他辅助药物（如抗抑郁药、抗惊厥药和局部麻醉药等）一起使用。

3. 哀伤辅导　哀伤辅导是临终关怀的关键部分，致力于帮助患者及其家属处理并接受生命终结的现实。专业的哀伤辅导可以帮助他们应对情绪冲击，理解并接受他们的情绪反应，以及寻找应对失去亲人的策略。辅导可以采取一对一咨询、小组咨询以及家庭咨询等多种形式，而辅导的形式与持续时间需要依据个人与家庭的具体需求和状况进行调整。

临终关怀的哀伤辅导是一种持续性的过程。它不仅在患者生命的最后阶段提供，而且在患者去世后一段时间内还会继续提供，以协助家属走出哀伤并重塑他们的生活。

临终关怀团队的专业人员提供各种形式的支持，他们可能会协助家庭成员超越痛苦，度过危机。辅导员需要了解每个家庭成员的需求，特别是哪位家庭成员最感到悲痛，哪位是主要的照顾者，以及他们是否存在任何健康问题，从而判断他们需要何种形式的支持和帮助。辅导员也会提醒家庭成员为患者做一些事情，例如满足他们的最后愿望，选择他们的最后生活地点，以及如何安排丧事等。

有时，辅导员会鼓励家庭成员大胆地表达他们的情绪，让他们的心灵从长期的压抑中得到解放。如果可能的话，辅导员也可能会安排一些经历过相同状况的朋友或亲人，与那些感到痛苦难以释放的家庭成员进行交谈。对于那些最感到悲痛的家庭成员，辅导员可能会建议他们暂时离开原来的环境，以避免过多的回忆使他们更加伤心。

生命中有些伤痛无法通过医疗手段治愈，有些需要情感的慰藉，有些需要社会的治疗，而有些则需要时间的流逝来缓解。死亡是生命发展的必然阶段。随着人类社会的进步，现代医学模式的转变，以及对美好生活的追求，临终关怀的品质与水平越来越受到人们的重视。因而，每年10月的第二个星期六是世界宁养日（World Hospice and Palliative Care Day），这一天象征着从治疗疾病转向治疗痛苦，从提高患者生命质量到帮助患者安详、有尊严地走完人生旅程的现代医疗价值观念的转变。

林　恺　刘淑慧　王荣英

第三章　全科医师的临床思维

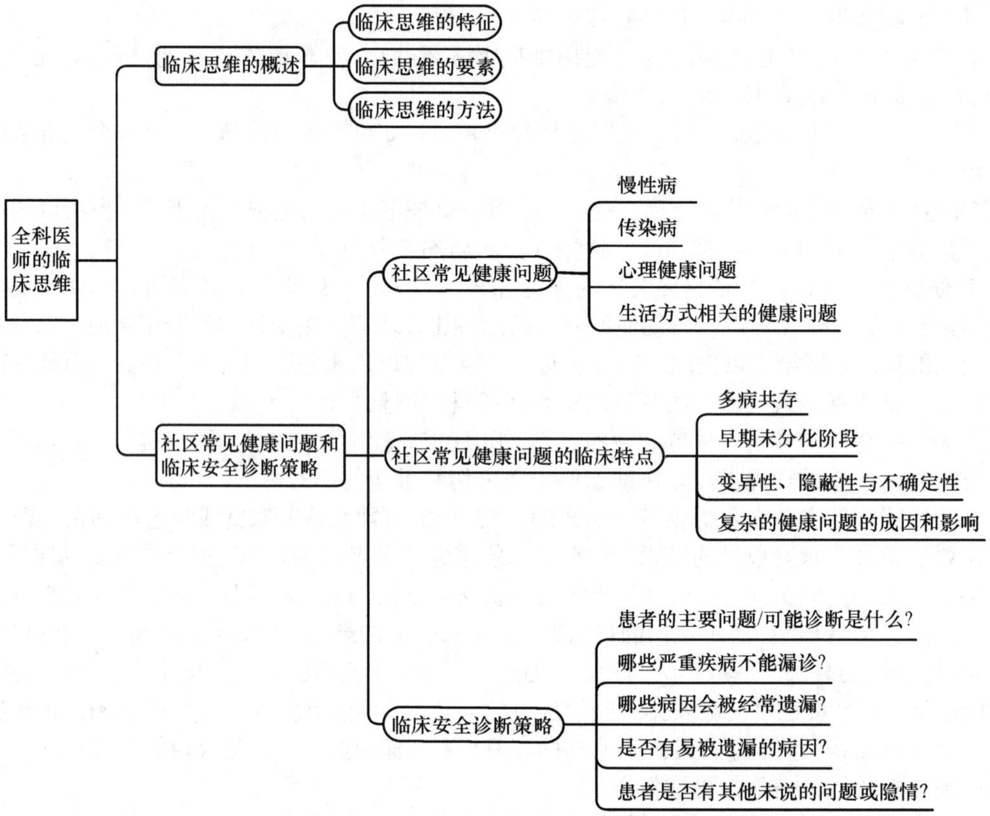

图 3-0-1　全科医师的临床思维

学习目标（图 3-0-1）

1. 理解全科思维概念及要素，熟练运用全科常用的临床思维方法。
2. 复述社区常见的健康问题及其临床特点、成因、影响。
3. 运用临床安全诊断策略。

第一节　临床思维概述

临床思维（clinical thinking）是临床医师利用医学科学、自然科学、人文社会科学和行为科学的知识，对临床资料进行综合分析、逻辑推理，从错综复杂的线索中找出主要矛盾并加以解决的过程。临床思维贯穿于疾病诊断与处理的全过程，不仅是诊断过程中的基本方法，也是治疗决策、随访观察和预后判断等临床活动中不可或缺的逻辑思维方式。

一、临床思维的特征

全科医学临床思维遵循辩证思维、逻辑思维的基本认识规律；坚持科学的批判性思维；体现生物–心理–社会医学模式。其特征包括以下几个方面：以患者为中心、以问题为导向、以证据为基础。

（一）以患者为中心的临床思维

生物–心理–社会医学模式产生了“全人照顾”的理念，要求全科医师充分了解患者，采用整体性的问诊来了解患者的背景，包括个人、家庭、社会、疾病背景等。关注患者的就医背景，不仅要明确生物学问题的诊断，还要了解患者为什么来看病，患者就诊的期望、疾病因果观和患病体验及疾病对患者的生活影响等。“全人照顾”以人的整体健康为最终目标，认为疾病只是患者的一部分，患者的需求、期望与生理疾病同等重要。

全科医师的日常工作任务主要包括：对现患问题的诊疗处理；为慢性健康问题提供连续性服务；为每个人提供预防性服务；改善医患关系和就医遵医行为，争取最好的健康效果。这四项任务强调全科医师在为患者的各种健康问题提供服务的同时，还应对导致产生这些问题的各种健康危险因素进行指导，帮助他们采取多种措施纠正不健康的行为和生活方式，鼓励他们实施自我健康干预，包括为患者提供健康教育和心理照顾。

（二）以问题为导向的临床思维

以问题为导向的健康照顾是以发现和解决个人、家庭、社区的健康问题为导向，综合运用临床医学、预防医学、心理学、社会学等学科的方法，对健康问题进行评估，了解其产生的原因和影响因素，确定服务对象的健康需求，制订和实施相应的照顾与治疗措施。

在全科医疗保健服务中，大多数人都是以健康问题（症状、医疗需求“片段”等）就诊。社区常见健康问题是全科医学的研究对象，也是全科医疗的主要内容。全科医师通过了解社区常见健康问题，有助于在社区解决这些常见的健康问题，也有助于为社区居民提供综合性、连续性、协调性、可及性卫生保健服务。为了更好地实施以问题为导向的健康照顾，全科医师应学习和了解其所要面对的各种健康问题。

（三）以证据为基础的临床思维

以证据为基础的临床思维是一种科学的思维方式和临床决策方法。临床医学是证据科学和经验科学的结合，全科医师通过从众多的医学资源中寻找最佳的证据为患者提供更好的诊疗和健康照顾。

以证据为基础的临床思维模式可以分为 5 个步骤，概括起来称为“5A 程序”，即提出问题（ask）、寻找证据（acquire）、评价证据（appraise）、应用证据（apply）和评价结果（assess）。第一步，提出问题是在临床工作中提出问题，例如患者的治疗措施、治疗效果都可以作为问题提出来；第二步，寻找证据，书籍、文献、网络通常都是寻找证据的途径，可以充分利用循证医学的证据；第三步，评价证据，通过证据的可信度、重要性和实用性进行评价；第四步，应用证据，将目前获得的最佳、最新的证据应用于工作中；第五步，评价结果，对最佳证据应用于临床后的结果进行评价。以上 5 个步骤不断循环，促进科学临床思维的形成与发展，提高全科医师的临床诊治水平。

二、临床思维的要素

临床思维的复杂性体现在其多个相互关联的要素中。这些要素并非孤立存在，而是相互影响，共同形成临床思维的整体结构，具体如表 3-1-1 所示。

表 3-1-1 临床思维要素汇总表

临床思维要素	内容
信息收集	医师通过收集患者的病史，进行身体检查，以及查阅相关的实验室和影像结果来获取关于患者状况的信息
问题识别	医师识别和解析患者的症状、体征以及其他相关信息，以便确定关键的临床问题

续表

临床思维要素	内容
临床推理	医师运用各种推理技巧（如归纳、演绎、类比和模式识别）分析信息，形成初步的诊断假设
假设生成与测试	医师根据收集和分析的信息形成关于患者疾病的假设，并通过进一步的测试和观察来验证这些假设
决策制订	根据临床推理结果，医师会制订相应的诊断和治疗方案
反思与自我评估	医师会反思他们的临床推理过程和结果，以便寻找改进方法，提升临床思维的质量
医患沟通	医师与患者、家属以及其他医疗团队成员之间的有效沟通是临床思维的关键环节，可以保证信息的准确共享和决策的顺利执行
学习教育	医师需要不断更新知识，提升技能，以优化临床推理能力，跟上医学科学的发展

临床思维是一个持续不断的过程，医师需要动态观察病情变化，不断思考和验证诊断，并对诊断和治疗方案进行适时的调整，以保证最终的诊疗效果。临床思维的过程通常可分为三个阶段：临床资料收集、资料分析及诊断制订，以及通过观察病情的发展和治疗结果对诊断进行检验和修正。其中临床资料的收集可以包含以下过程。

1. 病史采集 病史是从患者那里获取的第一手信息，是临床思维的基础。全科医师在采集病史时，不仅要了解疾病本身，还需要了解患者的生活环境、社会状况以及个人性格等，这有助于医师全面理解患者的状况，为诊断和治疗方案提供重要参考。

2. 体格检查 体格检查是验证和补充病史信息的重要步骤。全面而细致的体格检查可以帮助医师从患者身上发现关键的体征，进一步支持或否定诊断设想。在体格检查过程中，全科医师需要注重全面性和针对性，以防漏掉重要的体征。

3. 实验室和辅助检查的判断 实验室和辅助检查是对病史和体格检查的重要补充。选择合适的实验室和辅助检查，可以让诊断更加可靠、完善和客观。全科医师在判断实验室和辅助检查结果时，需要考虑患者状况、实验室因素以及各种检查的敏感性和特异性。

三、临床思维的方法

目前常用的临床思维有归纳推理法、假设演绎推理法、概率推理法、诊断三联法、类比推理法、模型识别法等（表 3-1-2），其中全科医师最常使用的依次是假设演绎推理法、概率推理法、诊断三联法，本节将在后文中对这 3 种方法进行具体介绍。

表 3-1-2 临床思维方法特点汇总表

思维方法	思维过程	主要优点	主要缺点	典型例子
假设演绎推理法	首先提出诊断假设解释患者的临床问题，然后针对性完善检验和检查，验证假说是否正确	富有弹性	费时，传授困难	多用于病因推断
模型识别法	经过长期临床检验，临床表现和检查结果会形成一些特定的组合——典型特征，当遇到相似典型特征时，会迅速做出初步诊断	可以快速做出诊断或治疗	“锚定”偏倚；“确定”偏倚	严重腹痛+血尿+大汗的患者步行入院，立即做出肾绞痛诊断
概率推理法	验前概率：结合患者社区患病率、个人背景资料、临床表现，给出“最可能、可能、非常不可能、不能排除”的诊断	可以在分析、诊断及治疗疾病过程中有侧重点，减少医疗资源浪费	表述诊断可能性的词语模糊，患者常难以理解	入院诊断和鉴别诊断排列顺序，社区流感的暴发等

续表

思维方法	思维过程	主要优点	主要缺点	典型例子
概率推理法	验后概率：结合诊断试验结果来评估最可能的诊断			
诊断三联法	诊断三联征是根据疾病3个症状要点，判断患者可能有某种疾病的可能性	为少见疾病诊断提供线索，避免漏诊，提高安全性	需要丰富临床实践，获得的结论一般不作为初步诊断，而是考虑是否需要紧急处理或转诊	少见疾病使用，如败血症：发热+僵直+低血压
类比推理法	两个对象在一系列属性上相同，其中一个对象具有其他属性A，由此推断另一个对象也可能具有其他属性A	临床经验容易转移、推广	疾病诊断过程中需要与其他推理方法联合使用，容易将类比和比喻混淆	常用于鉴别诊断及同一系统疾病学习，如心、肝、肾源性疾病导致的水肿
归纳推理法	通过比较找出规律和个性，进一步识别归纳，同中求异，异中求同	有助于记忆	归纳过程费时，且需要具备一定基础知识储备后才易于展开	中医、药物学习，同一系统疾病学习

“锚定”偏倚：接受先前给患者的“标签”，不对别人的诊断给出怀疑。“确定”偏倚：不自觉地把既往一些不确定的诊断模型当作确定模型使用。

（一）假设演绎推理法

假设演绎推理法是现代科学研究中常用的一种科学方法，也是临床上最常用的诊断推理方法，指在观察和分析的基础上提出问题，通过推理和想象提出解释问题的假设，根据假设进行演绎推理，再通过针对性地收集患者信息，选择实验室和辅助检查演绎推理的结论。具体实施的过程主要包括5个步骤，分别是：①提出问题；②做出假设；③演绎推理；④实验论证；⑤得出结论。为了提高结论的可靠性，须注意以下几点：①假设能够解释的已知事实越多，假设就越可靠；②假设能够演绎出的预测结果越多，并且后来都被证实，则结论的可靠性就越强；③用来确证假设的事实越严格，结论的可靠性越强；④演绎出来的对现有事实的解释或对未知事实的预测，如果与观察实验的结果不相符合或相违背，则结论的可靠性程度就会降低，甚至被推翻。

案例1

1. 患者基本信息

王先生，男，深圳市罗湖区××社区居民，微信联系其家庭医师诉“间断右下肢水肿3年余，加重3天”，预约家庭医师就诊时间。

2. 推理过程

（1）提出问题：患者单侧下肢水肿的原因是什么？

（2）做出假设

假设1：单侧下肢水肿是静脉疾病所致，比如静脉曲张、静脉压迫综合征、深静脉血栓等。

假设2：单侧下肢水肿是外周淋巴疾病所致，比如淋巴瓣膜功能关闭障碍、淋巴管扩张、淋巴管炎等。

假设3：单侧下肢水肿是骨骼疾病，比如骨关节炎、类风湿关节炎、痛风性关节炎等。

假设4：单侧下肢水肿是软组织疾病，比如糖尿病足、皮肤感染等。

（3）演绎推理（表3-1-3）

表 3-1-3 案例 1 演绎推理过程汇总表

假设	可能出现的现病史	可能出现的既往史	可能出现的体格检查
假设 1	慢性起病，早期表现为肢体酸胀不适，浅静脉迂曲成团，随着病情进展可出现皮肤瘙痒、色素沉着、脱屑、脂质硬化、溃疡、出血	长期久站/久坐史（老师、司机、售货员等），下肢静脉曲张，静脉压迫综合征等	下肢视诊：静脉曲张团块、色素沉着、淤积性皮炎/溃疡、脱屑等 下肢触诊：硬结，特伦德伦堡（Trendelenburg）试验（+），佩尔特斯（Perthes）试验（+）等 静脉血栓脱落可能伴有肺栓塞相关体征
假设 2	淋巴水肿早期为非凹陷性，晚期为凹陷性，伴有肢体增粗，质地变硬，皮肤增厚、角化、疣状增生	淋巴管/结构、功能异常；肿瘤术后；放射线性治疗；外伤；肿瘤转移	早期水肿多出现在肢体远端，逐渐波及整个肢体，或者局限肢体某段，水肿部位皮肤早期出现角化、乳头瘤，患肢异常增粗，呈节段性肥大畸形
假设 3	类风湿关节炎：对称性小关节肿胀、疼痛、畸形、晨僵，可能伴有下肢溃疡、雷诺现象等 骨关节炎：常见于负重关节，关节乏力、失用、活动受限，晨僵等 痛风性关节炎：拇指和第一跖趾关节最常见，剧痛，局部红肿热痛，自限性，间歇期正常	既往有风湿性疾病、高尿酸血症，关节畸形，感染，代谢类疾病	视诊：关节梭形肿胀、畸形、类风湿结节、关节红肿 触诊：压痛、骨擦音
假设 4	明确的外伤史，红肿热痛，皮肤破溃、色素沉着等，感觉麻木、迟钝	糖尿病史；近期外伤史	视诊：皮肤红肿 触诊：足背动脉搏动减弱，皮肤温度低

入院情况如下。

现病史：王先生于 3 年前食用动物内脏或海鲜后出现右足背外侧持续性红肿、疼痛，疼痛范围直径约 10cm，为持续性酸胀痛，疼痛较剧烈，疼痛在 6 小时后达到高峰，伴周围皮肤轻度凹陷性水肿、皮温升高，行走困难，运动后加重，休息 3～5 天后自行缓解，偶伴右侧膝关节内侧疼痛，直径约 3～5cm，疼痛性质同足背处，于就近社康中心就诊予止痛药贴敷后疼痛缓解。间隙期，与正常时无异。1 周前久坐后出现右侧膝关节痛及右侧足背痛，性质同前。无肢体酸胀不适，无浅静脉迂曲成团（排除假设 1），无皮肤增厚、角化、疣状增生（排除假设 2），无关节畸形、溃疡、色素沉着，无皮肤感觉迟钝、麻木（排除假设 4）。

既往史：2022 年 11 月体检报告显示“高尿酸血症、高血糖、血脂代谢紊乱、骨质疏松、窦性心动过缓、甲状腺结节、外周动脉粥样硬化，无下肢血管疾病、淋巴疾病、风湿免疫等疾病病史，无外伤史”（既往无相应病史，可进一步排除假设 1、2、4）。

体格检查：入科查体时，体温 36.4℃，脉搏 74 次/分，呼吸 19 次/分，血压 141/80mmHg，身高 164cm，体重 65.4kg，身体质量指数 24.31kg/m^2，腰围 89cm，臀围 103cm，腰臀比 0.86；心、肺、腹部查体未见明显异常。专科情况：右侧足背外侧红肿，皮温升高，直径约 10cm，未见溃疡、皮损、色素沉着，触诊轻压痛，未触及结节、包块；膝关节及踝关节活动可，无关节畸形；肌力及肌张力正常；双侧膝关节骨擦音（−），膝关节浮髌试验（−），对侧查体无异常；无静脉曲张团块、色素沉着、淤积性皮炎/溃疡、脱屑、硬结；无角化、乳头瘤；无患肢异常增粗，节段性肥大畸形；无皮肤红肿触痛；无皮肤温度低、感觉麻木、迟钝（查体无对应体征，可进一步排除假设 1、2、4）。

（4）实验证实：安排相关检查和检验（表 3-1-4，表 3-1-5）

表 3-1-4　案例 1 实验证实汇总表

假设	检验	检查
假设 1	D-二聚体、凝血四项	双下肢动静脉血管彩超
假设 2	肝功能	双下肢淋巴管彩超
假设 3	肝肾功能、尿酸、类风湿因子、抗核抗体谱、抗环瓜氨酸肽抗体、抗角蛋白抗体等	踝关节 X 射线摄影正侧位
假设 4	血常规、感染指标（PCT、CRP）、糖耐量试验、必要时病原学检查	
一般情况检验	电解质四项、大小便常规、血脂四项、甲状腺功能等	

表 3-1-5　案例 1 检验检查结果汇总表

假设	检验	结果
假设 1	检验：D-二聚体、凝血四项 检查：双下肢动静脉血管彩超	均未见异常，排除假设 1
假设 2	检验：肝功能 检查：双下肢淋巴管彩超	均未见异常，排除假设 2
假设 3	检验：肝肾功能、尿酸、类风湿因子、抗核抗体谱、抗环瓜氨酸肽抗体、抗角蛋白抗体等 检查：踝关节 X 射线摄影正侧位	尿酸升高（438μmol/L），余检验/检查结果无异常
假设 4	检验：血常规、感染指标（PCT、CRP）、糖耐量试验	感染指标无异常，糖耐量试验提示胰岛素抵抗，高胰岛素血症，余检查未见异常，排除假设 4
一般情况	检验：电解质四项、大小便常规、血脂四项、甲状腺功能等	无异常

结论：患者的现病史、既往史、体格检查、辅助检查均不符合假设 1、2、4 相应的表现，故排除假设 1、假设 2、假设 4，考虑假设 3 成立，诊断为痛风性关节炎、高尿酸血症。

（二）概率推理法

概率推理法是指利用特定症状、体征或诊断试验的诊断价值来确认或排除诊断的推理方法。在临床工作中，医师根据临床资料作出可能的临床诊断，通常不是一个而是多个，一般会按照诊断发生的概率进行排序，形成鉴别诊断列表。然后使用“非常肯定或可靠、肯定或可靠、非常可能、可能、不可能、非常不可能、不能排除”等表示程度的术语来表示可能性。

检查前疾病发生概率的估计（验前概率）应选择与患者临床表现相似人群的流行病学资料，而不是一般人群的患病率。实际上是某种症状或症状群的预测值，即具有某种症状或症状群患者患某病的概率。对于检查后概率的变化（验后概率）则依据诊断试验的似然比来评估患某种疾病的可能性。全科医师熟悉社区患病率和个人背景资料，有利于以概率方法得出最可能的诊断。关于表述诊断可能性的词汇是模糊不确定的，患者通常难以理解。循证诊断常采用 0%～100%的定量方法描述某种疾病在某个患者身上发生的可能性，但鉴于临床工作的复杂性，临床医师极少使用 0%和 100%来表述。例如，在临床诊断中常见“发热待查，病毒性肺炎可能性大”或“水肿待查，特发性水肿可能性大”等表达方式。有时，临床上带有“问号”的诊断可能比带“句号”的诊断更符合科学，更有利于妥善处理患者的健康问题。

（三）诊断三联法

当今医学领域中，知识更新速度大大加快，全科医师不可能精通所有疾病的诊断，即使专科医师在本学科领域也很难做到。因此，如何识别疑难、少见疾病一直是基本医疗工作的难题。国外的学者提出了一个全科医疗中很实用的诊断思维方法，称为诊断三联征（diagnostic triad），值得借鉴。诊断三联征是根据疾病的3个症状要点，判断患者可能患有某种疾病的可能性，通常在全科医师遇到疑难、少见疾病时使用，为诊断提供线索，避免漏诊，提高安全性。利用该诊断法获得的结论一般不作为初步诊断，而是考虑是否需要紧急处理或立即转诊。诊断三联征并非臆测，或是“想当然”，而是建立在丰富的临床实践和研究基础上的。尽管在学术上对该方法还有一些争议，但在基层医疗中很实用。《莫塔全科医学》一书为全科医师提供了一些诊断三联征的例子（表3-1-6）。

表3-1-6　约翰·莫塔总结的诊断三联征

序号	诊断三联征	诊断提示
1	发热、僵直、低血压	败血症
2	发热、呕吐、头痛	脑膜炎
3	疲乏、头晕、晕厥	心律失常
4	发热、流涎、哮鸣音	会厌炎（儿童）
5	头痛、呕吐、意识障碍	蛛网膜下腔出血
6	腹痛、闭经、阴道异常流血	异位妊娠

林　恺　王　颖　熊　奕

第二节　社区常见健康问题和临床安全诊断策略

社区常见的健康问题是全科医师在日常实践中经常面对的挑战。在处理这些问题时，全科医师首先需要以患者的症状为出发点，而不是提前假设可能的疾病。这意味着他们应该始终以开放的心态收集详细的病史信息，包括症状的性质、发生的时间、持续的时间、可能的诱因，以及任何与症状相关的变化。其次，全科医师需要进行广泛的鉴别诊断，将所有可能解释患者症状的疾病或情况纳入考虑范围。这种综合思考的方法有助于识别出多种可能性，并避免过早地排除潜在的诊断选项。即使某些疾病发生的可能性很小，全科医师也应始终保持警惕，尤其是对于那些罕见但严重的疾病。随后，全科医师需要根据具体情况进行适当的临床检查和实验室测试，以帮助他们确诊或排除某些可能的诊断。

而采取临床安全的诊断策略是确保医疗质量和患者安全的重要举措。在这个过程中，医师应特别关注那些可能导致严重后果的疾病，这些被称为“不能错过”的诊断。通过有针对性的检查和测试，全科医师能够进一步缩小可能诊断的范围，为患者提供准确的诊断和治疗方案。

在整个诊断过程中，全科医师与患者之间的良好沟通至关重要。他们需要倾听患者的主观体验，与患者建立信任关系，并向患者解释诊断的过程和可能的结果。这种有效的沟通有助于减轻患者的焦虑和疑虑，促进他们积极参与诊疗过程，并提高整体医疗质量。

一、社区常见健康问题

全科医学是一门综合性的临床医学专科，其范围涵盖了各年龄、性别，各个器官系统，涉及内、外、妇、儿等各专科的各类健康问题和疾病。社区中常见的健康问题包括各种慢性病、传染病、心理健康问题以及生活方式相关的健康问题。以下是一些具体的例子及其临床特点。

1. 慢性病　包括高血压、糖尿病、心脏病、慢性肺病、慢性肾病等。这些疾病的临床特点通常包括病程长、进展慢、症状可能不明显或长期存在。慢性病需要长期的管理和控制，否则可能导致严重的并发症。

2. 传染病　包括流感、肺结核、艾滋病、乙型肝炎等。这些疾病的临床特点可能包括发热、咳嗽、虚弱、体重下降等。在管理这些疾病时，防止疾病的传播是一个重要的任务。

3. 心理健康问题　包括抑郁症、焦虑症、精神分裂症等。这些问题的临床特点可能包括持续的悲伤或焦虑、对常规活动失去兴趣、改变食欲或睡眠模式、思维混乱等。处理心理健康问题需要早期干预和长期的心理支持。

4. 生活方式相关的健康问题　包括肥胖、吸烟、过量饮酒、缺乏运动等。这些问题的临床特点可能包括体重增加、呼吸困难、肝功能异常等。管理这些问题需要改变不健康的生活习惯和增加健康的生活方式。

总的来说，社区常见的健康问题涵盖了多个领域，需要医师具备广泛的医学知识和技能，以及良好的沟通能力，以帮助患者有效管理他们的健康状况。

二、社区常见健康问题的临床特点

全科医师在社区面对的患者健康问题具有一些特征，深化对这些特征的理解可以帮助他们更系统地分析症状与可能的疾病，进而提供更全面的诊疗建议。

（一）多病共存

社区卫生服务中心和乡镇卫生院常常是高血压、高血脂、糖尿病、心血管疾病、慢性阻塞性肺疾病等慢性非传染性疾病患者的首选就诊场所。这些慢性病的病程漫长且可能持续恶化，其影响遍及多方面且深远。特别在老年人和慢性病患者中，不少患者同时伴有多种疾病，例如高血压患者可能并存糖尿病和高血脂，心血管疾病患者可能伴有肾功能不全和关节炎等。这些患者就诊频繁、干预难度大，涉及广泛的心理、行为、社会问题，社区和家庭是其防治及康复的最理想场所。全科医师能为这些慢性病患者提供连续性、综合的医疗卫生服务，更具有整体思维和全人服务的概念。这使得他们在处理复杂和多样化的病情时，更有可能接触到多病共存的患者。这就需要全科医师进行全方位的评估和管理，同时也需要他们具备广泛的医学知识和综合能力。

（二）早期未分化阶段

全科医师作为基本医疗保健的提供者，常常面对尚未明确诊断的病例。这些病例的病症处于早期和未明确阶段，患者可能只表现出轻微或非特异性的症状和体征。这就要求全科医师对早期未分化的健康问题进行及时发现和处理，利用他们的专业知识和临床经验，对患者的症状进行深入分析和诊断。作为首诊负责人，全科医师应特别关注对早期未分化健康问题的及时发现和及时处理，具备从生理、心理、社会维度对疾病或健康问题进行全身心诊断和处理的知识和技能，才能成功地对患者的健康问题进行分析和鉴别，并进行有针对性的治疗和干预。

（三）变异性、隐蔽性与不确定性

由于全科医师的工作职能，他们所关注的疾病和健康问题具有广泛性和多样性。在社区中，“同病多症”和“异病同症”的现象十分普遍，很多疾病的早期病情可能难以被识别，具有很大的变异性和隐蔽性。全科医师必须具备辨识严重、威胁生命的疾病的能力，尤其是在疾病早期从众多常见、一过性和轻微的疾患中将其识别出来。很多时候即使诊断暂时不明，全科医师也可以通过持续性的医疗照顾，对各种各样的健康问题作出正确的判断与处置。

（四）复杂的健康问题的成因和影响

错综复杂的健康问题的成因和影响涉及生物、心理、社会、个人、家庭、社区、社会文化、宗教、政治、经济等多种因素，并存在错综复杂的相互作用。全科医师在临床实践中，常常遇到一些身心疾病，这些疾病既有体征，也有精神或情绪症状，两者之间相互影响，心理压力可能会加重疾病的症状，如躯体形式障碍；而身体疾病也可能导致精神压力，如老年慢性病患者中常见抑郁、睡眠障碍等。有很多生理的健康问题都会影响到患者的家庭、工作以及社会的人际关系，这种影响反过来导致病情的加重。因此，全科医师在日常工作过程中，应考虑到躯体疾病与精神心理、个人与家庭以及社会关系的相互影响，以全人观点，从整体角度来识别和解决这类问题。这是全科医师应掌握的重要技能。

总的来说，社区常见健康问题的临床特点表现为多病共存，早期未分化阶段，变异性、隐蔽性与不确定性，以及复杂的健康问题的成因和影响。全科医师作为一线的卫生服务提供者，需要在各个方面具备足够的知识和技能，以应对各种复杂和多样化的健康问题。同时，全科医师还需要将患者的生物、心理和社会因素考虑在内，从全面和整体的角度对患者进行评估和管理。这种以人为中心的诊疗模式让全科医师能更高效、更准确地处理患者的健康问题，也能促进医患间的良好沟通和共同决策，为提供优质的基本医疗卫生服务奠定了基础。

三、临床安全诊断策略

全科医师作为首诊医师，承担着避免漏诊和误诊、确保医疗安全的重要责任。在面对社区常见健康问题时，全科医师需要采取临床安全诊断策略。首先，他们以患者的症状为出发点，收集详细信息，包括症状的性质、时间、持续情况，以及可能的触发和改善因素。其次，他们广泛考虑可能的诊断，涵盖所有与患者症状相关的疾病或情况，并对严重但罕见的疾病保持警惕。最后，全科医师进行适当的临床检查和测试，特别关注那些可能导致严重后果的疾病，最大限度地提高诊断的准确性，并尽可能降低漏诊和误诊的风险。综合运用主观患者体验和客观医学证据，全科医师利用各种诊断方法和技巧，致力于确保诊断的准确性，以提供安全可靠的医疗服务。

澳大利亚著名的全科医师约翰·莫塔教授经过几十年的临床实践和研究开发出了一套安全诊断策略，即临床 5 问模式。约翰·莫塔的临床 5 问模式知名度高，被国内全科医学临床方面广泛接受和应用。这个策略强调严谨的步骤，针对患者的就诊问题，从如下五个方面思考诊断假设。

（一）患者的主要问题是什么？

常见病的诊断要靠医师对疾病的认识和丰富的临床经验。社区医师比较了解病史，对个体疾病的特点和整个社区的流行病学情况都有较好的把握，在此基础上，医师再采集信息、进行分析，做出诊断假设，列出常见的可能诊断。

（二）哪些严重疾病不能遗漏？

全科医师对于少见但可能会威胁患者生命的疾病或问题必须建立高度怀疑指征，能够及早识别“红旗征”。在诊断过程中必须强调这一步骤的思考以保证医疗安全。

（三）还有哪些疾病需要做鉴别诊断？

这个问题是指在临床服务中容易被忽略的或经常遇到的陷阱。这种情形绝对与医师的经验因素有关。这些疾病通常包括一些轻度的不危及生命，但特别容易被忽略的疾患，除非医师有备而来，已经把它们包括在诊断思维框架内。

（四）是否有易被遗漏的病因？

患者是否患有临床上症状多变的 “伪装性疾病”？有些疾病在临床上常常表现出多种多样的非特异性的症状和体征，经常会被误诊为其他疾病。对这类疾病使用一种纠错保护机制十分重要，以避免漏诊。莫塔教授认为使用一个备忘清单是很有用的。

（五）患者是否有其他未说的问题或隐情？

患者是否在试图告诉我们别的东西（主诉背后的其他问题）？在疾病诊断尚不明确的情况下，医师应该考虑到患者的就诊是否另有隐情。心理问题是一类常见的“隐情”。当然患者可能患有抑郁症（明显的或隐蔽的）或者患有真正的焦虑症。诸如疲劳的主诉症状可能就是患者要来看病的“一个说法”，它可能就是一个承受压力或焦虑的患者需要帮助的外在请求。还有一部分患者有一些难言的恐惧或担忧，往往造成压力和焦虑，从而导致不同的临床表现（表 3-2-1）。

表 3-2-1　莫塔临床 5 问

问题	解决方法
问题一：患者的主要问题是什么？	过度饮食或饮酒
	精神性或功能性
	术后患者
问题二：哪些严重疾病不能遗漏？	肿瘤：如神经系统、颈部、食管、肺部肿瘤
	膈下脓肿
	心肌梗死或心包炎
	中枢神经系统病症（脑血管病或颅内感染）
	慢性肾功能衰竭
问题三：还有哪些疾病需要做鉴别诊断？	酗酒、吸烟
	胃肠道疾病（食管炎、消化性溃疡、食管裂孔疝、胆囊炎、肝肿大）
	其他少见的问题
问题四：是否有易被遗漏的病因？	某些药物的副作用
	脊柱功能障碍
问题五：患者是否有其他未说的问题或隐情？	应考虑到可能与刺激情绪的因素有关

基于这五个问题的安全诊断策略有效地解决了诊断中的医疗安全问题，规范使用对培养全科医师的临床思维能力具有良好效果，尤其适合初学者与遇到疑难病例时。为进一步简化思维流程，提高效率，我们在临床工作及教学中采用简化的安全诊断策略，实践证明效果良好。香港培养全科医师时采用临床 3 问模式，从三个步骤思考其诊断假设，思路清晰，适用于现代医学发展中的临床实践：即患者可能的诊断是什么？哪些严重疾病不能遗漏？还有哪些疾病需要做鉴别诊断？

这些临床安全诊断策略的目的是在面对复杂的健康问题时，帮助全科医师进行全面的思考和评估，从而做出准确的诊断和治疗决策。同时，持续的学习和实践将进一步提升全科医师的临床思维能力和诊断水平，以提供高质量的医疗服务。

案例 2

陈某，女，43 岁，罗湖区××社区居民，文员，于社康中心门诊就诊。

S（subjective）

主诉：咽痛、发热 2 天。

现病史：2 天前无明显诱因出现咽痛、发热，最高体温 38.3℃，伴乏力、咽干、口苦，服用板蓝根颗粒后症状无明显改善。10 年前曾因服用中药（具体不详）致使急性肝衰竭、肾衰竭，治疗后恢复正常。母亲在 45 岁时诊断为 2 型糖尿病。患者无抽烟、饮酒史，平素缺乏运动，喜食辛辣、高盐、油腻食物，心理状态佳，家庭经济条件一般，夫妻关系和睦。

O（objective）

查体：体温 37.6℃，脉搏 103 次/分，呼吸 19 次/分，血压 104/74 mmHg，身高 161cm，

体重 51.6kg，身体质量指数 19.9kg/m^2，神志清楚，对答切题，皮肤无干燥，头颈部浅表淋巴结无肿大，咽部无充血，扁桃体无肿大，甲状腺Ⅲ度肿大，质软，未触及包块及结节，无压痛，未闻及颈部血管杂音。心率 103 次/分，律齐，无杂音，肺部及腹部查体未见异常，双下肢未见水肿。

莫塔临床 5 问及处理汇总见表 3-2-2。

表 3-2-2　案例 2 的莫塔临床 5 问及处理汇总表

问题	患者的情况	解决方案
问题一：患者的主要问题是什么？	上呼吸道感染？甲状腺肿？甲状腺功能亢进？	血常规、甲功三项
问题二：哪些严重疾病不能遗漏？	1）心脑血管性疾病；2）感染性疾病；3）肿瘤相关性疾病	心脏查体未见异常，继续完成心电图
问题三：还有哪些疾病需要做鉴别诊断？	社区获得性肺炎、头颈部邻近器官的疾病	头颈部及肺部查体未见异常，必要时肺部 X 射线摄影
问题四：是否有易被遗漏的病因？	合并特殊部位的感染：泌尿系统、生殖系统等 血液系统疾病：传染性单核细胞增多症、淋巴瘤、白血病等 免疫系统疾病：斯蒂尔病、系统性红斑狼疮等	完善病史，完善血常规
问题五：患者是否有其他未说的问题或隐情？	旅居史？冶游史?工作情况？	完善病史

血常规：白细胞 1.87×10^9/L，淋巴细胞 48.4%，单核细胞 8.31%，中性粒细胞百分比 42.67%，中性粒细胞计数 0.798×10^9/L，血红蛋白 113g/L，血小板总数 104×10^9/L；心电图无异常，甲功结果未回。

A（assessment）

1. 初步诊断

（1）白细胞减少查因：急性上呼吸道感染?自身免疫性疾病?

（2）甲状腺肿：单纯性甲状腺肿？甲状腺功能亢进?

2. 目前的健康问题及评价

（1）糖尿病高危人群，食盐量、油量过多，缺乏运动。

（2）白细胞减少和甲状腺肿大相关知识了解少。

（3）收入不高，依从性可，家庭和睦，能提供较好的心理及生活照顾。

P（plan）

1. 白细胞减少

（1）检查计划：如血细胞形态、呼吸道病毒检测等。

（2）治疗计划：转诊全科医学科住院，明确病因、必要时抗生素及升白治疗。

（3）患者教育：白细胞减少的常见原因，转诊的目的，随访计划。

2. 甲状腺肿

（1）检查计划：如甲状腺功能、甲状腺抗体检测、甲状腺 B 超等。

（2）治疗计划：转诊全科医学科病房，明确病因。

（3）患者教育：甲状腺肿的常见原因，转诊的目的，随访计划。

林　恺　郑芳芳　谭学瑞

参考文献

于晓松，路孝琴. 2020. 全科医学概论[M]. 5 版. 北京：人民卫生出版社.

Freeman T R. 2016. McWhinney's Textbook of Family Medicine[M]. Oxford: Oxford University Press.

Higgs J, Jones M A, Loftus S, et al. 2008. Clinical Reasoning in the Health Professions E-Book[M]. New York: Elsevier Health Sciences.

Kevin W E. 2005. What every teacher needs to know about clinical reasoning[J]. Medical Education, 39(1), 98-106.

Murtagh J, Murtagh C, Rosenblatt J, et al. 2022. Murtagh's General Practice[M]. 8th ed. New York: McGraw-Hill Education.

Murtagh J E, Rosenblatt J V. 2015. Murtagh's General Practice Companion Handbook[M]. New York: McGraw-Hill Education.

Schmidt H G, Mamede S. 2015. How to improve the teaching of clinical reasoning: A narrative review and a proposal[J]. Medical Education, 49(10): 961-973.

Terry R, Hing W, Orr R, et al. 2017. Do coursework summative assessments predict clinical performance? A systematic review[J]. BMC Medical Education, 17(1): 40.

Yazdani S, Hosseinzadeh M, Hosseini F. 2017. Models of clinical reasoning with a focus on general practice: A critical review[J]. Journal of Advances in Medical Education & Professionalism, 5(4): 177-184.

第二篇　公共卫生服务项目

第四章　儿 童 保 健

- 儿童保健
  - 概述
    - 社区儿童保健的重要意义
    - 社区儿童保健工作的目标 — 促进或改变儿童健康轨道 — 控制疾病的第一道防线
    - 社区儿童保健服务工作的内容 — 基础儿童保健服务、常规工作、高危儿保健
  - 儿童生长发育
    - 一、儿童体格生长规律
      - 生长连续性、非均速性、阶段性规律 — 横"S"形曲线
      - 生长程序性 — 躯干先于四肢、下肢先于上肢、近端先于远端
      - 个体差异性
    - 二、体格生长与其他系统发育的关系
      - 口腔
      - 感觉器官 — 视觉、听觉、嗅觉
      - 囟门、骨骼、肌肉
      - 生殖系统 — 坦纳分期
    - 三、体格生长的影响因素
      - 生物学因素 — 年龄、性别、遗传、种族
      - 体内环境因素 — 母亲因素、围产因素、出生后因素、生长性激素异常
      - 外环境因素 — 社会环境因素、家庭因素
    - 四、体格生长常用指标及测量方法 — 体重、身长/身高、顶臀长/坐高、头围、胸围、腹围、指距测量、上臂围、皮肤褶皱等指标
    - 五、体格生长的评价
      - 基本要求 — 选择正确的测量指标、测量工具和测量方法，选定参考人群值，定期监测评估
      - 结果表示方法 — 标准差法、百分位数法、曲线图法、指数法
      - 评价内容 — 生长水平、生长速度、匀称速度
    - 六、心理-行为发育
      - 婴幼儿期儿童
        - 运动
          - 大运动 — "二抬、四翻、六坐、八爬、十站"
          - 精细运动 — "三玩手、五抓、七换手、九对指"
        - 心理 — 知觉发展、注意和记忆发展、思维发展、语言/言语发展
      - 学龄前儿童、学龄期儿童、青少年
  - 儿童保健服务内容与管理
    - 一、新生儿访视
      - 访视对象与次数
      - 访视内容 — 询问相关病史，测量新生儿体重、体温，新生儿体格检查
      - 重点指导内容 — 居住环境、母乳喂养、护理、疾病预防、伤害预防、促进母婴交流
      - 转诊指征
    - 二、新生儿疾病筛查
      - 先天性代谢疾病及内分泌疾病 — 以苯丙酮尿症和先天性甲状腺功能减退症为主
      - 新生儿听力筛查 — 耳外观、听力筛查、耳及听力保健知识指导、转诊指征
    - 三、定期健康检查与生长监测 — 服务对象与时间、健康检查内容与健康评价、重点指导、管理
    - 四、营养与喂养指导 — 不同时期儿童的喂养指导
    - 五、体格锻炼
      - 基本原则 — 安全第一、兴趣优先、方法科学、强度适宜
      - 运动推荐、活动时间推荐
    - 六、营养性疾病的预防与管理 — 蛋白质-能量营养不良、营养性缺铁性贫血、维生素D缺乏性佝偻病、超重/肥胖

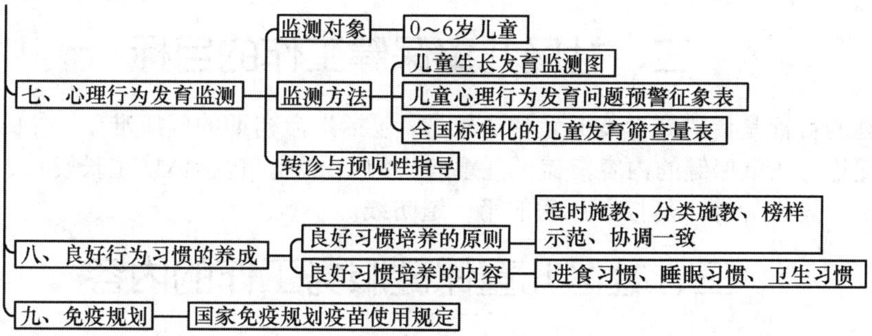

图 4-0-1　儿童保健

学习目标（图 4-0-1）

1. 分析儿童保健在初级医疗保健中的重要作用；
2. 描述社区儿童保健服务工作的内容；
3. 理解社区儿童保健工作的目标；
4. 分析儿童体格生长规律；
5. 描述儿童体格生长常用指标及测量方法以及生长发育评价方法；
6. 描述儿童体格生长的影响因素以及与其他系统发育的关系；
7. 阐述儿童心理-行为发育规律；
8. 描述儿童保健服务的主要内容项目；
9. 描述新生儿访视内容和重点指导内容；
10. 分析新生儿疾病筛查的要点；
11. 指导儿童营养喂养和预防营养性疾病；
12. 理解心理行为发育监测的要点；
13. 指导进行儿童免疫规划。

第一节　概　　述

社区儿童保健是针对我国 0～6 岁儿童的生存、保健和发展的需要而开展的，属于三级医疗卫生保健网中的第一级，即初级卫生保健体系中的妇幼保健服务。《健康儿童行动提升计划（2021～2025 年）》中指出，儿童是国家的未来、民族的希望，儿童健康是经济社会可持续发展的重要保障。到 2025 年，覆盖城乡的儿童健康服务体系更加完善，基层儿童健康服务网络进一步加强，儿童医疗保健服务能力明显增强，儿童健康水平进一步提高。

一、社区儿童保健的重要意义

随着社会和医学的发展，儿童卫生工作正从传统的生物医学模式转变为生物–心理–社会医学模式，儿童保健服务的需求发生了显著的变化，人们迫切需要全面的、良好的、便捷的保健服务。社区儿童保健是初级卫生保健的重要内容，以社区全体儿童为服务对象，有效地将系统性的儿童保健服务内容推广和实施，降低对家庭和社会的负担，保证社区儿童获得最佳健康的权利，使得儿童的卫生公平性和一致性最大化。因此，社区儿童保健是实现人人享有卫生保健的有效策略。

作为初级保健网络中的第一级，社区儿童保健在社康进行首诊，更能够提供综合、连续、经济、有效的基本卫生服务；且与二、三级保健网络形成双向转诊制度，可以进行有效的卫生资源的合理利用，避免医疗资源的浪费。

二、社区儿童保健工作的目标

儿童保健的目标是促进或改变儿童健康轨道，包括生命初期的健康准备，成长过程中的健康保护以及健康促进。儿童保健的内容覆盖了儿童健康的全过程，包括体格生长发育、营养状况、神经发育、心理及行为指导等，是控制疾病的第一道防线。

三、社区儿童保健服务工作的内容

社区儿童保健服务工作，包括基础儿童保健服务、常规工作、高危儿保健等内容。

作为医疗保健网络的网底，社区儿童保健在上级儿童保健机构的指导下，承担基层的儿童保健工作，包括填报儿童保健服务情况与儿童健康状况的数据、儿童疾病的管理，并在儿童管理系统完善数据的记录。

常规工作中，根据国家卫生健康委员会发布的各项技术规范，需要进行以下儿童保健项目：①新生儿家庭访视；②定期体检，监测和评价儿童生长发育；③心理发育-行为监测；④预见性指导；⑤预防接种。

高危儿保健中，包括高危新生儿和听力障碍高危儿的访视、管理。

在社区儿童保健中发现异常时，如体格发育异常、营养性疾病治疗效果欠佳、发育-行为问题等，需要及时转诊。

李安春　朱春园　张　玮

第二节　儿童生长发育

一、儿童体格生长规律

儿童体格生长受到诸多因素的影响，但儿童生长发育遵循着共同的规律，是可预测的。

（一）生长连续性、非均速性、阶段性规律

从形成受精卵开始到长大成人，儿童的生长是持续进行的，是一个连续性的过程。在这个连续性的过程当中，生长的速度并不完全相同，形成不同的生长阶段。比如出生的第一年是儿童第一个生长高峰，第二年后趋于稳定；青春期生长速度成为第二个生长高峰，使得整个儿童体格生长发育期形成一个横“S”形曲线（图 4-2-1～图 4-2-4）。然而，部分儿童在早期发育过程中，未沿“生长轨道”发育。儿童在 2 岁前可出现体重或身长回归均值趋势或生长追赶与生长减速的情况。追赶性生长，是指在生长发育过程中，去除某些导致生长迟缓的病理因素，如营养不良或疾病等后出现生长加速的过程。早产及低体重儿（low birth weight infant，LBWI）为了接近遗传所确定的生长轨道，需要追赶性生长以回归到正常范围内。我国《早产/低出生体重儿喂养建议（2009）》中提出，早产/低出生体重儿的营养管理目标要根据出生后的三个不同阶段（即转变期、稳定-生长期和出院后时期）来制订，其中第三阶段“出院后时期”，指出院至 1 岁，此期目标是达到理想的追赶性生长。

（二）生长程序性

儿童的生长程序性从胚胎时期开始体现，受基因的调控。遵循躯干先于四肢，下肢先于上肢，近端先于远端的程序。胚胎 3 周龄开始形成中枢神经系统，4 周龄出现心脏和消化系统。5 周龄

开始分化为上肢、下肢。在儿童时期，各器官系统发育也遵循着生长程序性的规律。出生后 2 年内发育最快的是神经系统，3 岁时脑重已达成人脑的 75%左右，6～7 岁时，儿童的脑重量已经接近成人。

（三）个体差异性

儿童的生长发育受到遗传和环境的共同影响，存在个体差异。不同年龄、性别、种族的儿童群体中，每个儿童的生长水平、生长速度、体型特点都不完全相同。因此，全面了解儿童生长状况需要对儿童的生长发育进行连续性的观察。

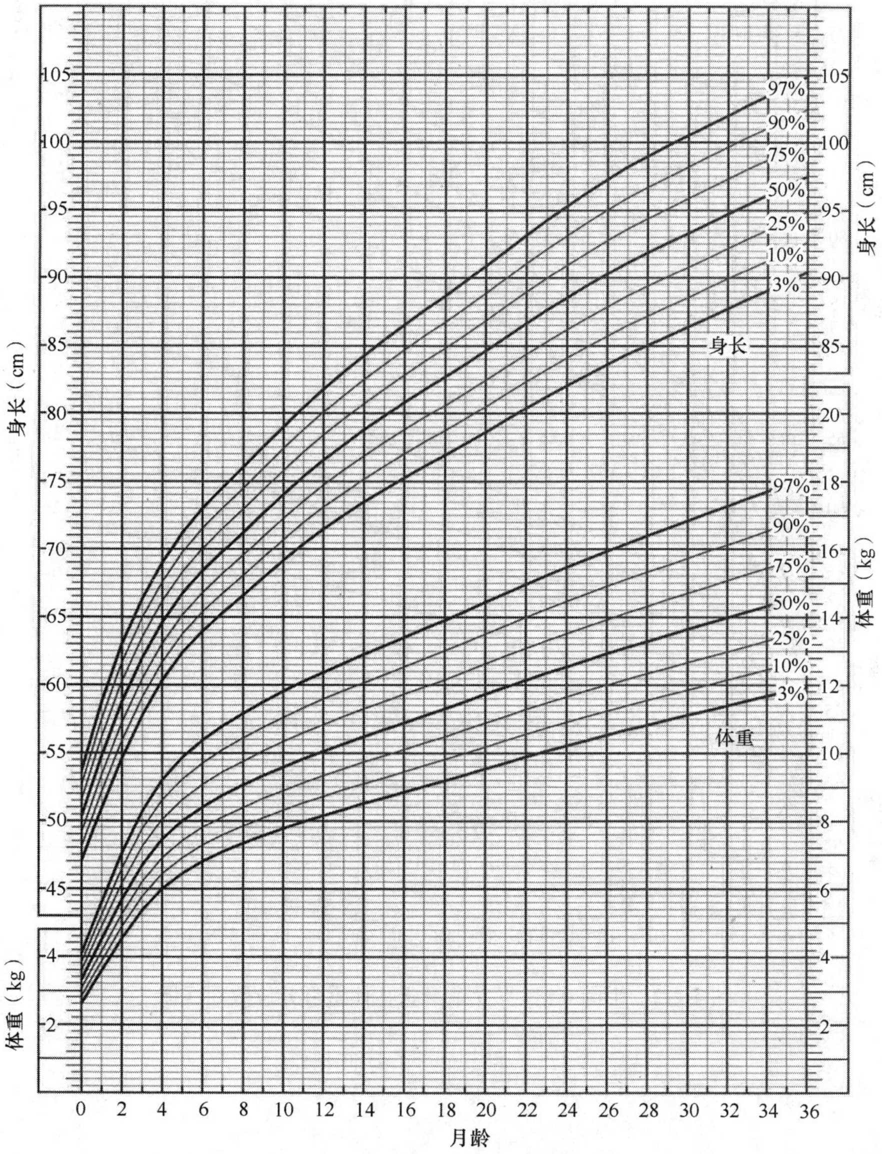

图 4-2-1　中国 0～3 岁男童身长、体重百分位数曲线图

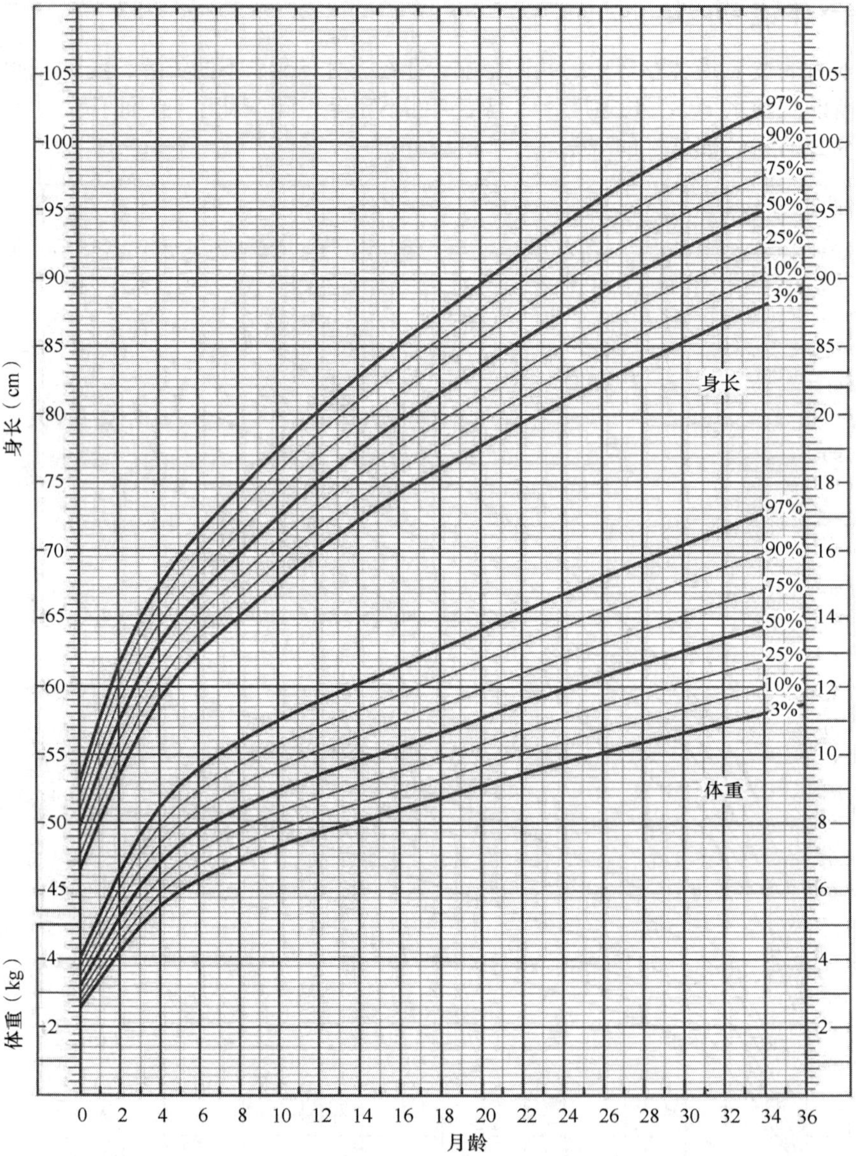

图 4-2-2 中国 0～3 岁女童身长、体重百分位数曲线图

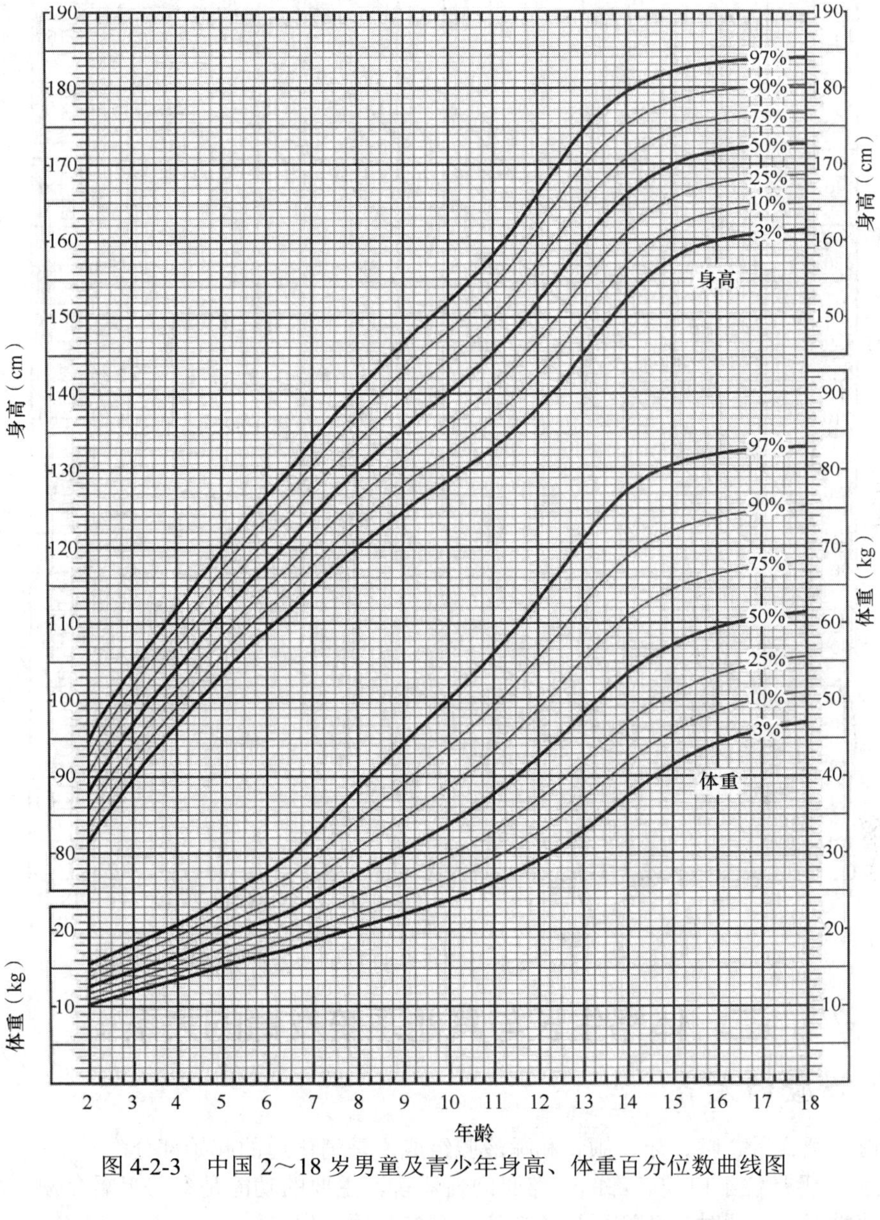

图 4-2-3　中国 2～18 岁男童及青少年身高、体重百分位数曲线图

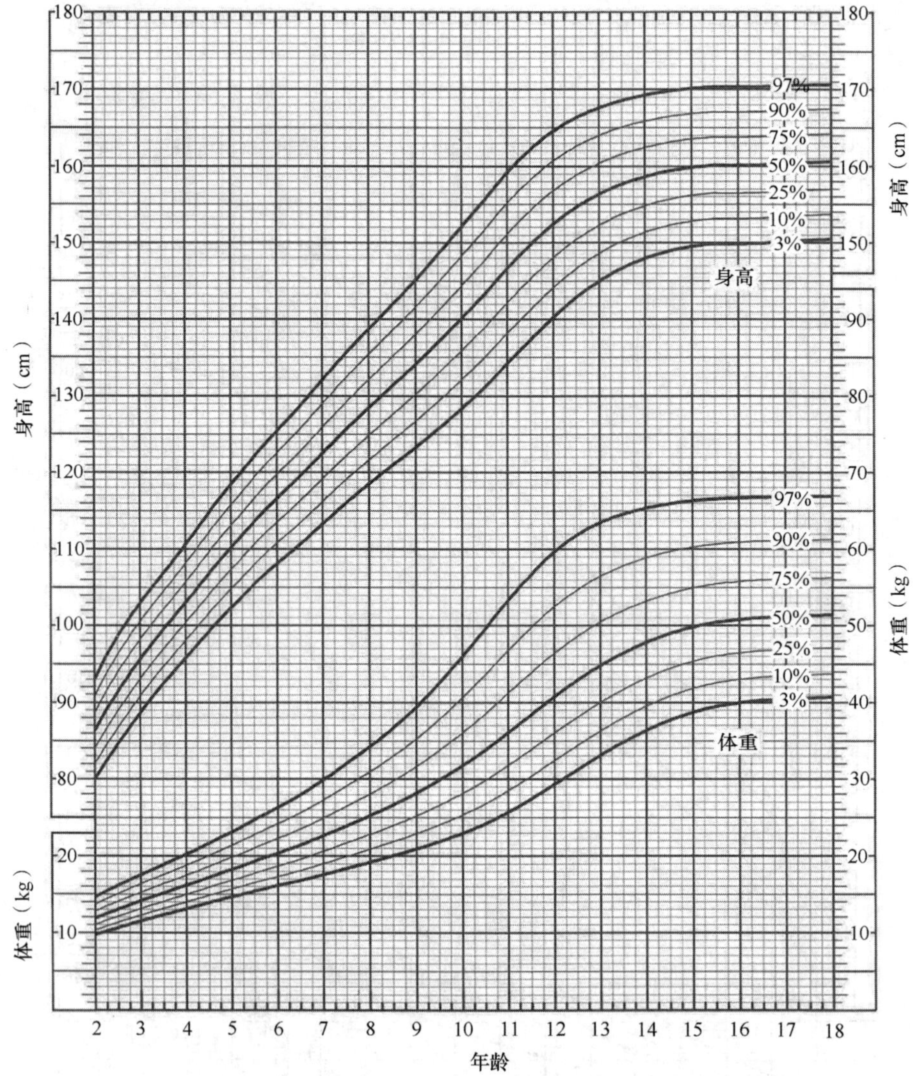

图 4-2-4 中国 2～18 岁女童及青少年身高、体重百分位数曲线图

二、体格生长与其他系统发育的关系

（一）口腔的发育

口腔由唇、颊、舌、腭、牙、颌骨和唾液腺组成，是消化道的起始部分。

1. 舌发育 舌是位于口腔底部的骨骼肌肉性器官，主要的功能是参与咀嚼食物、帮助吞咽；也是重要的感觉器官，同时有清洁牙齿的功能；并参与语音发音。

舌在胎儿期 4～8 周发育，在第 7 周开始味蕾的发育，到 12 周舌上皮细胞有味蕾成熟的受体。

舌系带是胎儿期 3 月龄时面部形成后的残留，其功能是维持胎儿的唇、舌与骨协调生长。

2. 腭发育 腭的发育在胎龄 5～12 周，分成三个阶段。胎儿 5～6 周，中鼻突的球状突形成两个前腭突；胎儿期第 9 周时前腭突向下与上颌突形成左右两个侧腭突。胎儿期第 12 周腭在口腔顶部发育完成，形成前硬腭与后软腭，被黏膜组织覆盖，使口与鼻腔隔开。

3. 牙齿发育（表 4-2-1）

表 4-2-1 恒牙萌出时间

牙	出牙年龄（岁）		牙	出牙年龄（岁）	
	上颌	下颌		上颌	下颌
第一磨牙	6～7	6～7	尖牙	11～12	9～11
中切牙	7～8	6～7	第二前磨牙	10～12	11～13
侧切牙	8～9	7～8	第二磨牙	12～13	12～13
第一前磨牙	10～11	10～12	第三磨牙	17～22	17～22

（二）视觉发育

眼的发育开始于胎儿期到 6 岁。在 3 岁以前，儿童双眼视觉功能尚未发育成熟，容易受到外界不良因素的影响，被认为是儿童视觉发育的关键期。3 岁以后，儿童双眼单视功能建立，但尚不完善，容易受到外界因素影响，且受损后恢复较慢、可塑性较差，因而 3～10 岁被认为是儿童视觉发育的敏感期。

儿童视觉发育是一个复杂的过程。出生时视觉系统并不成熟，视力大约为 0.05；出生后在环境的刺激下，视觉逐渐发育。儿童的视觉发育过程具有年龄特征的视觉行为表现（表 4-2-2），需要用动态的理念去观察儿童视觉发育的进程。

表 4-2-2 正常儿童各年龄段视力水平参考值

年龄	视力	年龄	视力
5 月龄	4.0（0.1）	3 岁	4.7～4.8（0.5～0.6）
6 月龄	4.3（0.2）	4～5 岁	4.8～5.0（0.6～1.0）
1 岁	4.5（0.3）	6 岁	5.0
2 岁	4.6～4.7（0.4～0.5）		

（三）听觉发育

耳由外耳、中耳、内耳组成。胎儿在出生时听觉器官基本发育成熟，耳的结构与成年人大致相同。听觉的发育在胎龄第 4 周时开始，有实验证明，28 周胎龄儿已经建立基本的听觉传导，具有听力。但儿童出生时，听力器官与大脑皮层纤维联系比较少，需要长时间的发育才能达到成年人的听觉能力。而且婴儿出生后 1 周内，耳内的羊水尚未清除干净，因此听觉不灵敏。在 1 周之后听觉能力随着年龄的增长而提高，能够辨别声音的来源和逐渐区分语音，表现出各种具有年龄特征的听觉行为（表 4-2-3）。

表 4-2-3 各年龄阶段儿童听力发育特征

年龄	听力发育特征
新生儿	听到响声出现莫罗反射（Moro reflex）、眼睑反射或觉醒反射
1 月龄	睡觉时听到突然的声响会觉醒或哭泣；哭泣或活动时，一打招呼就会停止哭泣或活动
2 月龄	打招呼时会高兴地发出“啊”或“哦”声
3～4 月龄	将脸转向声源，对不同的声音表示不安或喜悦或厌恶
5～6 月龄	对各种新奇的声音都很好奇，会定位声源，会和外来的声音互动
7～8 月龄	倾听自己发出的声音和别人发出的声音，能把声音和声音的内容建立联系，模仿发音
9 月龄	对细小的声音敏感，重的语气也有反应，会表演一些幼儿游戏，弄响隔壁房间的物品或在远处叫他，会爬过去
10～11 月龄	模仿别人说“妈妈”“奶奶”等

续表

年龄	听力发育特征
12 月龄	听懂几个简单指令，做出表示；表达单词
15 月龄	听从简单指令，指认五官
18 月龄	用单词或短语表达自己的需要
2 岁	理解指令更好，会说一些简单句
3 岁	此阶段语言发育飞速，词汇丰富起来，能够学会一些复合句；能够唱儿歌，叙述简单的事情
4～5 岁	能辨别语音的微小差别
6 岁	熟练辨别本民族语言所包括的各种语音

（四）嗅觉发育

鼻的发育与面部和腭的形成有密切的关系，如果在胚胎发育过程中受到各种致畸因素的影响，使面部和腭的发育畸形，可导致外鼻畸形的发生。婴儿出生时鼻的形态已基本完成，嗅觉发育比较成熟，能够很好地分辨乳汁的气味。对强烈的刺激性气味能够表现出不愉快的情绪。7～8 月龄的婴儿嗅觉比较灵敏，能分辨出芳香的气味；两岁左右的儿童，能够很好地辨别各种气味。

（五）囟门、骨骼、肌肉发育

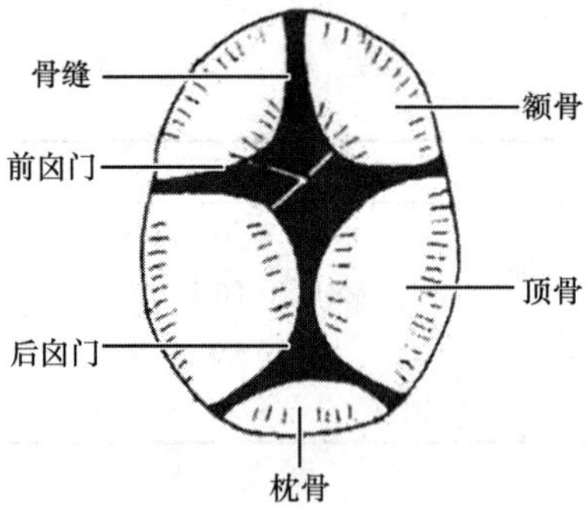

图 4-2-5　婴儿颅骨

1. 颅骨　在颅骨发育过程中，需根据前、后囟门关闭及骨缝闭合时间来衡量颅骨的骨化程度。前囟门为额骨与顶骨形成的菱形间隙（图 4-2-5），出生时斜径为 1.5～2.0cm，在出生后数月随头围增大而变大，6 个月以后逐渐缩小，一般至出生后 12～18 个月闭合，个别儿童可推迟至 2 岁左右。后囟门由顶骨与枕骨的骨缝构成，呈三角形，在出生时或出生后 2～3 个月内闭合（图 4-2-5）。如果出生时摸不到前囟门，要注意是否为颅脑畸形。

2. 长骨　长骨的生长主要由于干骺端的软骨逐步骨化，使长骨增长、增粗。骨骺与骨干的融合标志着长骨停止生长。骨的生长一般通过 X 射线摄影检查长骨端的骨化中心，根据骨化中心出现的时间、数目形态及其融合时间，可判断骨骼发育情况。正常儿童的骨化中心随年龄增长按一定时间和顺序先后出现，该年龄简称骨龄。出生时腕部无骨化中心，股骨远端及胫骨近端已出现骨化中心，因此对小婴儿和骨发育明显延迟的儿童应加摄膝部 X 射线摄影。6～8 岁前腕部骨化中心数约为“年龄（岁）+1”。骨发育与生长激素、甲状腺激素、性激素密切相关，因此骨龄的判断在临床上有重要意义。

3. 脊柱　脊柱的增长反映儿童扁骨的发育情况。脊柱在儿童出生后 1 年内增长快，并逐渐形成脊柱的三个自然弯曲：新生儿出生时脊柱是直的，至 3 个月能抬头时脊柱出现第一个弯曲——颈椎前凸；至 6 个月会坐时，出现第二个弯曲——胸椎后凸；到儿童 1 岁能行走时，出现第三个弯曲——腰椎前凸。脊柱的这种自然弯曲至 6～7 岁才为韧带所固定。青春后期的脊柱增长主要是椎间盘的持续形成。

4. 下肢　在胎龄第 4 周左右，胚体外侧壁上发育出两对小隆起，为上肢芽和下肢芽。在胎龄第 5～6 周时下肢芽远端呈扁平桨板状，逐渐发育成早期的肢芽。在胎龄第 6 周末时肢芽变平，形成手足末端和早期的肢体外部形态。此后上肢芽向外旋转，使位于头端的拇指转向外侧方的解剖位置；而下肢芽向内旋转，使大拇指从头端转到中线位置。随胎龄增长，胎儿宫内姿势变化，使股骨外旋、胫骨内旋。出生后下肢继续外旋，在 8 岁时达到成人水平。因此，儿童时期下肢旋转状况与年龄密切相关。

5. 肌肉 儿童时期肌肉系统发育不成熟。在出生后前几年肌肉发育较缓慢，5 岁以后肌肉的增长加快；青春期性成熟时，肌肉的发育迅速。肌肉的发育存在明显的性别差异，男性肌肉占体重的比例明显高于女性。肌肉的发育程度与营养状况、生活方式及运动量有密切的关系。从小让儿童增加运动量，可促进肌肉纤维增粗、肌肉活动能力和耐力增强，从而促进肌肉的发育。

6. 皮下脂肪 人体脂肪组织包括棕色脂肪和白色脂肪。棕色脂肪随年龄增长而减少，因此儿童和成年人的脂肪主要为白色脂肪，主要分布于皮下和内脏。脂肪组织的生长发育表现为脂肪细胞数目的增加和细胞体积的增大。胎儿在出生前 3 个月到出生后第 1 年是脂肪组织生长发育的第一个活跃期。青春期开始进入脂肪组织发育的第二个活跃期。青春期儿童脂肪细胞的体积再次增大，数目增多，并出现性别差异。受性激素水平的影响，女童脂肪组织主要分布在腰部以下，尤其在臀部，形成梨形体脂分布特征；男童脂肪主要分布在腰部以上，如腹部皮下和腹腔内，形成中心型的体脂分布特征。

（六）生殖系统发育

生殖系统是最后成熟的系统，分为胚胎期、儿童期和青春期三个阶段。青春期是儿童生长发育的第二个高峰，以性器官和第二性征的发育和体格发育加速为主要特征。临床上通常用坦纳分期（Tanner stage）将外生殖器和第二性征的发育分成五个时期（表 4-2-4）。青春期一般持续 6～7 年，可分为青春前期、青春中期和青春后期三个阶段（表 4-2-5）。

表 4-2-4 性发育过程分期（坦纳分期）

分期	乳房（女性）	睾丸、阴茎（男性）	阴毛
Ⅰ	婴儿型	婴儿型	无
Ⅱ	出现硬结，乳头及乳晕稍增大	双侧睾丸和阴囊增大，阴囊皮肤变红、变薄、起皱纹；阴茎稍增长	少数稀疏直毛，色浅
Ⅲ	乳房和乳晕进一步增大，侧面呈半圆状	阴囊皮肤色泽变深；阴茎增长、增粗，阴茎头发育	变粗，毛色变深，见于耻骨联合处
Ⅳ	乳晕和乳头增长，侧面观突起于乳房面	阴茎增长、增粗，阴茎头发育	如同成人，但分布面积较小
Ⅴ	成人型	成人型	成人型

表 4-2-5 青春期阶段分期及特征

分期	年龄	持续时间	发育特点
青春前期	女：9～12 岁 男：11～13 岁	2～3 年	体格生长发育开始加速；第二性征开始出现（坦纳分期Ⅱ～Ⅲ期）
青春中期	女：13～16 岁 男：14～17 岁	2～4 年	出现体格生长第二高峰；第二性征全部出现（坦纳分期Ⅲ～Ⅳ期）
青春后期	女：17～19 岁 男：18～21 岁	3～4 年	体格生长停止；生殖系统发育成熟（坦纳分期Ⅴ期）

三、体格生长的影响因素

儿童体格生长受到各种因素的影响，其中包括生物学因素、体内环境因素和外环境因素。

（一）生物学因素

1. 年龄 儿童的生长发育与年龄相关。年龄越小，儿童的生长速度越快。胎儿期是整个儿童发育生长最快的时期；进入学龄前期后生长速度逐渐下降，直到青春期出现第二个生长高峰。

2. 性别 随着年龄的增长，儿童体格发育的性别特征差异逐渐明显。如女性儿童的平均身高体重均比同龄的男性儿童要低；在肌肉的发育过程中，男女性别差异明显。

3. 遗传　基因决定了儿童体格生长的轨迹、潜力和趋势，最典型的表现为儿童的身高发育大部分取决于遗传因素。遗传性代谢疾病、染色体异常也可严重影响儿童的生长发育，如苯丙酮尿症（phenylketonuria，PKU），软骨发育不全，进行性假肥大性肌营养不良等。

4. 种族　不同种族的儿童生长发育存在一定的差异，如黑色人种儿童比白色人种儿童身材高大，我国不同民族身高的差异也比较显著。然而，近年来越来越多的观点否认不同种族儿童的生长存在差异，认为不同种族的儿童生长差异可能与长期不同的环境因素有关。

（二）体内环境因素

1. 母亲因素　胎儿的生长发育与母亲的生活环境、营养、疾病、情绪等相关。如果母亲妊娠期吸烟、酗酒、感染或使用药物，可导致胎儿畸形或先天性疾病。如妊娠期间感染风疹病毒、弓形虫、巨细胞病毒、疱疹病毒、梅毒螺旋体等，可导致胎儿生长发育异常。

2. 围产因素　胎儿在出生时出现严重的产伤、窒息或败血症等严重情况可影响儿童生长。

3. 出生后因素　出生后的因素主要包括营养因素和疾病因素。营养是最重要的影响因素，年龄越小越重要。如果营养摄入不足，会导致体重不增或下降，最终可导致儿童的生长发育迟滞；营养过剩所致的超重/肥胖同样也影响儿童的生长发育。在疾病因素中，内分泌疾病（如甲状腺功能减退）、慢性感染性疾病（如结核）或者慢性病（如哮喘、心脏病、肾脏病）也可能影响儿童的生长发育。在某些疾病的治疗过程中长期使用药物，也可能会影响儿童的生长发育。

4. 生长性激素异常　儿童的生长发育受到体内各种生长性激素的影响，如甲状腺激素、生长激素、性激素等。

（三）外环境因素

1. 社会环境因素　社会和经济发展水平的不同，导致可提供给儿童的医疗条件、资源，生活环境也不同。良好的卫生环境及充足的阳光、新鲜的空气、清洁的水源等自然环境有益于儿童的健康生长。

2. 家庭因素　和睦的家庭氛围、父母稳定的婚姻关系以及父母对儿童适当良好情感的刺激，可促使儿童心理行为的发育。父母受教育程度越高，越容易培养良好的养育态度、获取科学喂养和卫生保健等知识，提高对儿童的照顾水平，有益于儿童的体格生长。

四、体格生长常用指标及测量方法

体格生长常用体重、身长/身高、顶臀长/坐高、头围、胸围、腹围、指距测量、上臂围、皮肤褶皱等指标表示。各指标测量方法如表 4-2-6。

表 4-2-6　儿童体格生长常用指标及测量方法

测量指标	测量方法
体重	（1）测量儿童体重宜采用杠杆秤：对于新生儿或婴儿早期可采用电子秤；对于婴儿体重测量采用盘式杠杆秤；幼儿采用坐式杠杆秤；学龄前儿童采用立式杠杆秤 （2）测量前应校正秤的零点；体重测量应在儿童排空大小便，仅穿内衣或薄衣的情况下进行或设法减去衣服重量
身长/身高	（1）身长测量：婴幼儿用标准的量床（头板、底板、足板、量床两侧刻度），需 2 位测量者。主测量者位于儿童右侧，协助脱除婴幼儿鞋、袜、帽，使之仰卧于量床底板中线，左手固定婴儿双膝使下肢伸直，右手移动足板使其贴紧两足跟部；助手协助扶正儿童头部，使其面部朝上，颅顶接触头板；量床两侧刻度的读数一致时读刻度，精确到 0.1cm

续表

测量指标	测量方法
身长/身高	（2）身高测量：采用身高计（测量板、平台、立柱刻度）或固定于墙壁上的立尺或软尺。宜在清晨进行。被测儿童穿背心和短裤，立正于平台，保持头部于正中位置，平视前方，挺胸收腹，两臂自然下垂，足跟靠拢，脚尖分开 60°；头、肩胛、臀部、足跟同时接触立柱后，测量者手扶测量板向下滑动至头部顶点，测量者目光平视并读取测量板与立柱刻度交叉数值，精确到 0.1cm
顶臀长/坐高	（1）顶臀长测量：测量工具与对测量者要求同身长测量。主测量者位于儿童右侧，协助儿童脱除鞋、袜、帽，使之仰卧于量床底板中线，左手握住儿童小腿，骶骨紧贴底板，使膝关节弯曲，小腿与大腿成直角，大腿与底板垂直；助手将儿童头扶正，颅顶接触头板；主测者移动足板贴紧儿童臀部，量床两侧的读数一致时读刻度，精确到 0.1cm （2）坐高测量：采用坐高计（坐板、测量板、立柱刻度零点与坐板同一平面）或固定于墙壁上的立尺或软尺（高度合适的板凳、立尺或软尺零点与板凳同一平面）。被测儿童坐于坐高计的坐板或高度合适的板凳上，先身体前倾，骶部紧贴立柱或墙壁，然后端坐挺身，使躯干与大腿、大腿与小腿成直角，两脚向前平放在地面，下移测量板与头部顶点接触，精确到 0.1cm
头围	采用无伸缩性的软尺测量。测量者站立于儿童右侧或前方，于儿童头部右侧眉弓上缘处固定软尺零点，软尺紧贴头部皮肤（头发），经右侧耳上、枕骨粗隆及左侧眉弓上缘回至零点，读与零点交叉的刻度，即为头围，精确到 0.1cm
胸围	采用无伸缩性的软尺测量。卧位或立位测量。被测儿童两手宜自然下垂，目光平视前方。测量者站于儿童前方或右侧，左手拇指于儿童右侧乳头下缘（乳房已发育的女童以右胸骨中线与第四肋交叉处为固定点）固定软尺零点，右手持软尺贴儿童胸壁，经右侧腋下、肩胛下角下缘、左侧腋下、左侧乳头回至零点，读与零点交叉的刻度，取平静呼、吸气的中间读数，精确至 0.1cm
腹围	采用无伸缩性的软尺测量。受试者直立、双足分开 30cm、双臂环抱于胸前，以腋中线肋骨下缘和髂嵴连线中点的水平位置为测量点，在双侧测量点做标记，使皮尺下缘通过双侧测量点测量腰围，在正常呼气末读数，精确至 0.1cm
指距测量	宜采用直脚规或无伸缩性的软尺测量。儿童立位，两手平伸，手掌向前，向两侧伸直，双上臂长轴与地面平行，与身体中线垂直。被测儿童一手中指指尖顶住规的固定脚后，调节活动脚内侧紧靠另一手的中指指尖，活动脚所指的刻度即为指距；或用软尺测量双上臂平伸后两指尖距离，精确到 0.1cm
上臂围	用无伸缩性的软尺，立位测量。被测儿童两手自然平放或下垂。测量者位于儿童左侧，固定软尺零点于左侧肩峰至尺骨鹰嘴连线的中点，贴皮肤绕臂一周，读与零点交叉的刻度，精确到 0.1cm
皮肤褶皱	采用皮褶卡钳测量（钳头面积 6mm×15mm，压强约 $15g/m^2$）。测量时左手拇、食指距离为 3cm，捏起测量部位的皮肤和皮下脂肪，使脂肪与下面的肌肉充分分离，右手握钳并测量皮褶厚度，精确至 0.5cm。可在上臂中部、肩胛下角、腋中线、髂嵴上、小腿中部和腹壁等处测量。多用上臂中部、肩胛下角的皮褶厚度，常用测量部位： （1）肩胛下角（背部）：取左肩胛下角稍偏外侧处，皮褶自下侧至上中方向，与脊柱成 45° （2）三头肌部：左上肢自然下垂，肩峰与鹰嘴连线的中点上，皮褶方向与上臂的长轴平行

五、体格生长的评价

生长评价是儿童保健工作重要的内容之一。定期监测和评估儿童的生长状况，可对儿童生长发育异常情况做到早发现、早诊断、早治疗，促进儿童的健康成长。

（一）基本要求

1. 选择正确的测量指标、测量工具和测量方法　关于儿童的体格生长评估，需要正确的测量指标、标准的测量工具、规范的测量方法（详见本节：“表 4-2-6 儿童体格生长常用指标及测量方法”）。

2. 选定参考人群值　根据我国发布的《7 岁以下儿童生长标准》作为参考值。

3. 定期监测评估　儿童的生长发育是一个连续的过程，需要定期监测儿童的生长情况，才能更好地评估儿童生长发育的状态。2015 年《中国儿童体格生长评价建议》中建议婴儿期进行 9 次健康检查。

（二）结果表示方法

1. 标准差法 适用于正态分布状况，是目前我国基层保健人员最常用的体格生长评估方法。根据大量儿童的横断面调查算出均值和标准差，以均值加减标准差（M±SD）来进行等级评估。

2. 百分位数法 适用于正态和非正态分布状况，是常用的评估体格生长的方法。百分位数法就是把某一组变量值按大小顺序排列起来，求出某个百分位的数值，然后将百分位数列表。通常分为第 3、10、25、50、75、90、97 百分位数。

3. 曲线图法 通过定期对身高、体重和头围进行测量，将所得数值画成曲线图，以观察分析其增长情况；或定出观察期限，记录身高、体重的增加值，画成曲线进行评估。

4. 指数法 指用数学公式将人体有关的生长指标联系起来，以此判断体格生长、营养状况等情况，如身体质量指数（body mass index，BMI）=体重（kg）/身高（m）^{2}。

（三）评价内容

儿童体格生长评价包括体格生长水平、生长速度以及匀称程度三个方面。

1. 生长水平 生长水平是儿童体格生长评价的基本内容，评价工作简单易行、直观形象，能反映出个体或群体儿童的体格生长水平，但不能反映儿童生长变化过程。

将儿童某一年龄所获得的体格生长测量值与“标准值（参照值）”作比较，得到该儿童在同年龄、同性别儿童中所处的位置，即为此儿童该项体格生长指标在此年龄的生长水平。临床上常用百分位数法，易向家长解释。

2. 生长速度 对儿童某一体格生长指标进行定期连续测量，所获得的该项指标在单位时间内的增长值为该项指标的生长速度。采用生长速度曲线评估，将生长速度计算值与参照人群相应的生长速度值比较，可判断个体儿童在一段时间内的生长趋势。

3. 匀称程度 匀称程度是体格发育的综合评价，包括体形匀称程度和身材匀称程度。

临床工作中常采用身高/体重、BMI 表示体型发育的比例关系，代表一定身高相对应的体重增长范围。体形匀称程度表示人体各部分之间的比例和相互关系，判断儿童营养状况、体型。

身材匀称程度通常以坐高/身高值、或躯干/下肢值来进行表示。可按实际测量的测量值计算比值与参照人群值进行比较。实际比值小于等于参照人群值为身材匀称；实际比值大于参照人群值为身材不匀称。

六、心理–行为发育

儿童各年龄阶段心理行为发育如下：

1. 婴幼儿期儿童 婴幼儿阶段是儿童发育的关键时期，涉及运动、心理行为的发展。

（1）运动发育：运动发育是指身体肌肉控制身体动作姿势和运动的能力，包括大运动和精细运动。

1）运动的发展规律：与脑的形态、功能发育部位，神经纤维髓鞘化的时间与程度有关。运动发展规律如下。

①整体到分化动作：最初的动作是全身性的，以后逐渐分化为局部的、准确的、专门化的动作。

②上部到下部动作：早期运动发展是从身体的上部开始，比如抬头；然后是躯干的动作，比如翻身、坐；最后是下肢的动作，比如站、走。动作按抬头–翻身–坐–爬–站–行走的发展方向逐渐发育成熟。

③大肌肉到小肌肉动作：躯干大肌肉动作首先发展，比如臀部和足部的动作；然后再逐渐发展手部小肌肉的动作。

④中央部分到边缘部分动作：最早开始发育的动作是中央部分的动作，比如头、躯干的动作；然后是近中央部分的动作，比如双臂、腿部的动作；最后是边缘部分的动作，比如手的精细动作。

⑤无意到有意动作：婴儿动作发展跟心理发展规律符合，从无意动作向有意动作发展。

2）大运动发育：大运动的发育，从卧位到直立体位，用四肢围绕肢体中线运动（表 4-2-7）。

表 4-2-7 大运动发育时间表

年龄	抬头	翻身	坐	匍匐、爬	站、走、跳
新生儿	俯卧抬头 1～2s	伸展脊柱从侧卧位到仰卧位	腰肌无力	俯卧位有反射性匍匐动作	直立时，下肢可稍负重；出现踏步反射和立足反射
2 月龄				俯卧交替踢脚，是匍匐的开始	
3 月龄	抬头 45°，较稳、能自由转动		扶坐腰背呈弧形	用手撑上身数分钟	
4 月龄		较有意地以身体为一体从侧卧位到仰卧位，但无身体转动	扶坐时能竖颈		
5 月龄	俯卧抬头 90°				
6 月龄		从仰卧位翻至侧卧位，或从俯卧位至仰卧位	靠双手支撑，坐稳片刻		扶站时，双下肢可负重，并可上下跳
7 月龄		有意伸展上肢（或下肢），继而躯干、下肢（或上肢），分段转动，连续从仰卧至俯卧位，再翻至仰卧位	坐稳，双手可玩玩具，但活动范围较大时身体向侧面倾斜失去平衡，发展前向保护反射	俯卧时可后退或原地转	
8 月龄			坐稳，背部竖直，左右转动，当活动范围较大时，双手伸出维持身体倾斜时的平衡	匍匐运动	扶站片刻
9 月龄				跪爬，伸出一侧手向前取物	独站片刻，扶走
10 月龄				熟练爬行	跑和倒退走
12 月龄					
18 月龄					单足站立 1～2s、原地并足跳
2 岁					上下楼梯、并足跳远、单足跳
30 月龄					沿直线走
3 岁					脚尖对脚跟走、跳绳、溜冰
4 岁					站、走、跳
5～6 岁					直立时，可负重；出现踏步反射和立足反射

3）精细动作发育：精细运动发展具有过程性，从上臂大运动逐渐向下发展至手部的精细运动（表 4-2-8）。

表 4-2-8 精细运动发育时间表

年龄	原始反射	视觉功能	精细运动
新生儿	握持反射		手握拳紧
3 月龄	非对称性颈紧张反射、握持反射消退	注视发育	注视双手，可胸前玩手，手抓拔物品
4 月龄		视觉引导	欲伸手够物，当够到物品时，出现抓握动作，但仅手掌碰触与抓握，动作不超过肢体中线；全手抓握动作逐渐精细化和准确化
5 月龄			大拇指参与握物，抓物入口探索
6 月龄			开始单手活动，伸手活动范围可越过身体中线；开始在水平和垂直方向塑造自己的双手
7 月龄			拇指协同其他手指倾斜地拿起小物品，已可不放在手掌；换手与捏、敲等探索性动作出现
9 月龄			拇示指可垂直于物体表面摘起小物品
12 月龄			伸手接触物品前，能将手定位在合适方向；手运动精细化，手腕参与旋转；搭积木游戏，逐渐使用工具，如匙和铅笔等
18 月龄			叠 2～3 块积木，拉脱手套或袜子
2 岁			叠 6～7 块积木，一页页翻书，拿住杯子喝水，模仿画垂线和圆
3～4 岁			使用“工具性”玩具，如拧瓶盖、玩泥胶

（2）心理发展：婴幼儿的心理发展包括知觉、注意和记忆发展、思维发展和语言/言语的发展。

1）知觉发展：新生儿喜欢看人脸的图形和靶心图；3 月龄能够分辨简单的形状；6 月龄儿童开始有深度知觉；在 8～9 个月的时候儿童能够获得形状恒常性；到 2 岁时，儿童开始有时间的知觉，但常表述不对；到 3 岁时，时间知觉渐渐清晰，开始出现上下方位的知觉。

2）注意和记忆发展：婴儿的注意力不稳定，以无意注意为主，主要是对周围的人、事物的变化等方面的无意注意。1～3 岁时，幼儿的注意时间逐渐延长、注意的事物逐渐增多、注意的范围逐渐扩大，能够意识自己的内部状态和周围人们的活动。3 岁时，儿童开始出现有意注意，并能注意观察周围环境的变化并和认知过程结合。婴儿的记忆发展主要以无意识记忆为主。4～6 月龄婴儿能够区分熟悉的人和陌生人；5～6 月龄婴儿可以再认母亲，但再认时间短；1 岁以后儿童回忆能力发展，开始在行动中表现出初步的回忆能力，喜欢玩藏东西的游戏，也常常能够帮别人找到东西；2 岁后有意记忆开始萌芽，能够记一些简单的指令并付诸行动。

3）思维的发展：婴儿在出生几周后便开始思维的产生；婴儿后期想象力萌芽，但想象水平低，内容简单；在幼儿期开始有一定的概括性思维，幼儿期的思维主要是直觉行动思维；2 岁左右时，幼儿开始出现象征性思维，能够处理简单的新问题；2～3 岁时出现智慧结构，开始发展真正的想象性游戏。

4）语言/言语发展：婴儿从出生到产生第一个有意义的词，需要经历较长的语言准备阶段，称之为“前语言阶段”。婴儿的语言发展，包括语音、语义、词汇和语法等方面。如 0～4 月龄婴儿发展单音节阶段；4～10 月龄婴儿语音进一步发展，进入多音节阶段，能够发出 mama 等复合音，但无意义；11～13 月龄幼儿进入学话萌语阶段，能够正确模仿成年人的语音。幼儿的语言发展是先理解后表达（表 4-2-9）。

表 4-2-9 儿童语言发展正常过程与迟缓的表现

年龄	理解	表达	疑发育迟缓
1～2 月龄	反应性笑		

续表

年龄	理解	表达	疑发育迟缓
6月龄	咿呀学语		
7月龄	“不”对成人手势反应		
10月龄	对成人指令反应指物	单音重复	
1岁	20个字或主要家庭成员名字	1～2个叠词，“乱语”；姿势表示，一词多义，以音代物	
1.5岁	15～20个字		不说
2岁	400个字	2～4个字短句，“电报语”	小于30个字
3岁	1000个字	复合句，正确用单复数、发音、介词	小于50个字或构音问题
4岁	1600～1800个字		
5岁	2500 个字		
6岁	3500个字		

2. 学龄前儿童

（1）运动发展：环境因素对学龄前儿童的运动发展起到关键的作用，良好的环境促进儿童运动技能的发展。一般来说，大运动发展好的儿童精细运动也会发展得较好。

1）大运动发展：3～4岁儿童可骑三轮车，并能立足跳远、单足跳；可将球高举过头并做出投掷动作。4～5岁儿童可足尖站立。5岁时可荡秋千，完成单足跳和跳绳及其他复杂的大运动，比如轮滑、跳舞。

2）精细运动发展：儿童3岁时能够单手拿杯；模仿画圆圈；会用剪刀剪东西；可搭10层积木。4岁儿童可模仿画方形，能画出人的至少3个部位。5岁儿童能够临摹自己的名字，画开放的方形和闭合的圆形。

（2）心理发展

1）知觉发展：学龄前儿童的知觉发展很快。3岁儿童能够辨别形状知觉、空间方位知觉，能够辨别上下方位；5岁时能够以自身为中心辨别左右方位；6岁时能够完全正确地辨别上下前后4个方位。4岁儿童开始发展时间概念，但不准确。5～6岁儿童逐渐掌握一周内的时序、一年四季和相对时间概念。

2）思维发展：学龄前儿童属于皮亚杰的前运算阶段的直觉思维时期，特点是直接受感知的事物显著特征影响。随着年龄的增长，儿童逐渐去自我中心，开始从他人的角度思考。如3岁儿童可认识别人内心的想法，4～5岁儿童可意识到自己内心的愿望和信念；5～6岁儿童开始理解别人的想法，意识到信念的错误，进行简单的推理。3～4岁儿童想象力迅速发展，但基本是自由联想，内容贫乏、数量少。该时期儿童想象活跃，在活动中的幻想和假想是儿童想象的主要形式，如3～4岁儿童说自己长大后要成为“超人”。他们想象的特点具有夸张性，常被成人误认为在说谎。

3）注意、记忆发展：学龄前儿童无意注意占优势，注意时间短、易分散、范围小，经常带有情绪色彩。5岁儿童开始独立控制自己的注意，5～7岁时集中注意的时间平均为15分钟。3～4岁儿童逐渐发展有意的记忆；5岁后可运用简单的记忆方法来协助记忆，比如联想。

4）语言/言语发展：3～4岁学龄前儿童的理解与思维能力比较好，但语言能力发展尚未成熟，表达能力有限，表达时可出现不流利或口吃的现象，特别是在语句开始时或兴奋时，急于表达自己的意思，容易出现词语的重复。这种现象可间断出现或持续几个月，男童比较多见，一般不需要矫治。学龄前儿童语言能力发展迅速，主要从词汇、语义、语法、句法等几方面进行，体现对词汇和语句的解释和应用。提问题是学龄前儿童语言的一个标志性特点，反复问成人“为什么”和“是什么”的问题。4岁儿童可用复杂的语句表达语言，学会应用修饰词；4～5岁儿童语言表达比较丰富，基本掌握各类词汇和语法的结构，能够讲故事、复述简单的事情、描述一些活动的细节。

3. 学龄期儿童

（1）运动发展：学龄期儿童运动技能的发展表现在骨骼肌肉的强度、平衡能力、协调性和灵活性。6～7 岁儿童能够完成平衡和协调性的动作技能，比如游泳、滑板及骑自行车。8～10 岁儿童运动技能更加精细化，能够执行更复杂的运动，如跳绳、投掷、接球和体操动作等。11～12 岁儿童能够参与一定的竞技体育活动，该期儿童精细运动技巧的掌握体现在手的灵巧性，能够熟练地使用铅笔、剪刀，能够独立完成系领结、纽扣，拉拉链，能够画出人的身体部位细节特征。

（2）认知发展：6～7 岁儿童从运用直觉解决问题的前运算阶段思维转换到早期具体运算思维。8～10 岁儿童开始理解物体的质量、多少、远近等关系，能够正确地分类信息；10～12 岁儿童具有良好的具体运算思维能力，能够认识一个问题的多个方面并能运用逻辑思维思考问题。

（3）语言发展：学龄期儿童表达语言的能力有显著改善，可掌握比较复杂的语言。6 岁儿童有很好的语言表达能力，有查词汇的能力；7～8 岁儿童接受语言能力增强，能够简单分析语言，能够用口头语言或文字表达以前学过的知识；8～9 岁儿童语言表达能力和语法进一步增强，能讲笑话、叙述，总结能力提高；12 岁儿童能够回答复杂的概念问题，语法表达正确。

4. 青少年期

（1）认知发展：青少年的思维形式，属于皮亚杰的形式运算思维，其特点是判断性思维和抽象推理。13～14 岁的青少年多为具体思维方式，比如问“你今天是坐什么车来的？”。14 岁后的青少年逐渐有抽象思维的能力，注意的集中性和稳定性不断加强，有意注意可达 40 分钟。

（2）情绪、情感发展：随着身体发育的成熟，青少年往往产生不愉快、心神不定、感情容易激动和兴奋等现象，态度也可能变得粗野，或产生对抗的心理，甚至出现攻击、破坏行为。发育较早的男生，有发生行为问题的危险性，比如抽烟、酗酒；女生则容易发生异性情感行为问题。爱情是青少年期最为特别的情感体验。性的成熟和亲密感的需要以及性别角色的发展，使青少年出现早恋的情况。

李安春　李彦曦

第三节　儿童保健服务内容与管理

一、新生儿访视

向家长宣教科学育儿知识，指导家长做好新生儿喂养、护理和疾病预防，并对新生儿进行健康检查，做到早期发现新生儿异常或疾病，及时处理和转诊，从而降低新生儿患病率和死亡率，促进新生儿健康成长。

（一）访视对象与次数

1. 正常足月新生儿　访视次数不少于 2 次。首次访视在出院后 7 日之内进行，如有异常，应酌情增加访视次数，必要时转诊。满月访视在出生后 28～30 日进行，可在乡镇卫生院、社区卫生服务中心进行随访。

2. 高危新生儿　首次访视应在得到高危新生儿出院（或家庭分娩）报告后 3 日内进行，并根据新生儿情况增加访视次数。

（二）访视内容

1. 询问相关病史　向产妇询问了解产妇在孕期的健康状况、用药史、妊娠周期、分娩的方式（自然分娩或剖宫产）、新生儿是否为双胞胎或多胞胎、分娩过程中是否出现窒息、产伤或畸形现象、新生儿的出生体重与身长。此外，也需了解新生儿是否已经进行了听力筛查和遗传代谢性疾病筛查，这些筛查对早期诊断和治疗具有重要意义。询问新生儿的睡眠模式、是否存在呕吐或惊厥症状、排便排尿的频率及性状，以及新生儿的预防接种记录。这些信息有助于评估新生儿的健康状况和早期发展。详细询问喂养方式（母乳喂养、配方奶喂养或混合喂养）、每日喂养次数、每次喂养奶量，以及在喂养过程中遇到的任何问题。

2. 测量新生儿体重、体温　在测量体重之前，应当确保新生儿已经排空大小便，并且脱去外衣、袜子、尿布，仅穿着单衣裤。在冬季，需要注意保持室内温暖。测量时，新生儿取平卧位，避免接触其他物体，以减少测量误差和防止感染、伤害的发生。

3. 新生儿体格检查　对新生儿进行全面的体格检查。检查前，应注意手部卫生，检查动作轻柔、迅速，勿过多暴露和摆动新生儿。体格检查应包括以下内容。

（1）一般状况：精神状态，面色，吸吮情况，哭声。

（2）皮肤黏膜：有无黄疸，口唇和甲床有无发绀或苍白，有无红斑、淤血、瘀斑、溃疡、疱疹、硬肿等。

（3）头颈部：囟门大小及饱满度，头皮有无血肿，头颈部有无包块。

（4）眼：眼睑、眼裂等外观有无异常，结膜有无充血和分泌物，巩膜有无黄染，光刺激反应是否灵敏。

（5）耳：耳廓有无畸形，外耳道是否有异常分泌物，耳廓是否有湿疹。

（6）鼻：外观有无畸形，鼻腔是否有分泌物，呼吸是否通畅，有无鼻翼扇动。

（7）口腔：有无唇腭裂，口腔黏膜有无溃疡、白斑或异常分泌物。

（8）胸部：胸廓有无畸形，有无胸凹陷，计数呼吸频率和心率，有无心脏杂音，双肺呼吸音是否对称，有无闻及异常呼吸音。

（9）腹部：腹部有无畸形，有无膨隆或包块，肝脾有无肿大，脐带是否脱落，脐部有无红肿、渗出。

（10）外生殖器及肛门：外生殖器有无畸形，检查男孩睾丸位置、大小，有无阴囊水肿、包块。女孩有无小阴唇粘连等。

（11）脊柱、四肢：四肢有无畸形，臀部、腹股沟和双下肢皮纹是否对称，双上肢或下肢是否等长等粗。

（12）神经系统：四肢活动度和对称性是否良好，四肢肌张力是否正常，原始反射是否存在。

（三）重点指导内容

1. 居住环境　保持新生儿卧室安静、清洁、空气流通、阳光充足。室温22～26℃为宜。

2. 母乳喂养　应鼓励纯母乳喂养。观察和评估母乳喂养的体位、新生儿含接姿势和吸吮情况等。对吸吮力弱的早产儿，可将母亲的乳汁挤出、保存，用滴管喂养；喂养前母亲可洗手后将手指放入新生儿口中，刺激和促进新生儿吸吮反射的建立，以便主动吸吮乳头。

3. 护理　保持新生儿皮肤清洁。在脐带未脱落前，每天用75%的乙醇溶液擦拭脐部一次，预防脐炎发生。若有皮疹、鹅口疮、头部血肿等，应予针对性指导。对生理性黄疸、生理性体重下降、“马牙”、乳房肿胀、“螳螂嘴”、假月经等现象无须特殊处理。新生儿应注意保暖，可在换尿布时注意先将尿布加温。

4. 疾病预防　家庭成员应注意卫生情况，接触新生儿前务必洗手，并减少探视次数。当家庭成员出现呼吸道感染时，应戴上口罩以避免交叉感染。除此之外，新生儿出生后几天内应补充维生素D，足月儿每日口服400IU，早产儿每日口服800IU。对于未接种卡介苗和第1剂乙肝疫苗的新生儿，应提醒家长尽快补种。若未进行新生儿疾病筛查，应告知家长前往具备筛查条件的医疗保健机构进行补筛。对于有吸氧治疗史的早产儿，应在生后4～6周或矫正胎龄32周转诊到指定医院进行早产儿视网膜病变筛查。

5. 伤害预防　注意喂养前后的体位、喂养姿势，预防乳汁误吸。保暖时避免烫伤，预防意外伤害的发生。

6. 促进母婴交流 婴儿母亲及家人多与新生儿说话、微笑和皮肤接触，促进新生儿感知觉发展。

（四）转诊指征

1. 立即转诊 若新生儿出现下列情况之一，应立即转诊至上级医疗保健机构。

（1）出现发热或低体温，如体温≥37.5℃或≤35.5℃。

（2）反应差、面色发灰、吸吮无力。

（3）呼吸异常，如呼吸频率＜20次/分或＞60次/分、呼吸困难（鼻翼扇动、呼气性呻吟、胸凹陷）、呼吸暂停伴发绀等。

（4）心率＜100次/分或＞160次/分，有明显的心律不齐。

（5）重度黄疸、面色或口唇苍白、发绀，皮肤有淤血、瘀斑，皮肤硬肿，皮肤脓疱达到5个或很严重。

（6）惊厥发作，或囟门张力异常。

（7）四肢无自主运动，双下肢/双上肢活动不对称；肌张力减弱或消失，原始反射消失。

（8）眼窝或前囟凹陷、皮肤弹性差、口唇或皮肤干燥、尿量减少等脱水征象。

（9）严重眼睑肿胀或结膜充血，结膜或耳道有大量脓性分泌物。

（10）腹胀明显伴呕吐。

（11）脐部脓性分泌物多，脐周皮肤红肿，或有肉芽或黏膜样物。

2. 建议转诊 若新生儿出现下列情况之一，建议转诊至上级医疗保健机构。

（1）喂养困难。

（2）皮肤明显黄染、严重皮疹，甲周红肿。

（3）单眼或双眼红肿、溢泪，或黏性分泌物增多。

（4）颈部有包块。

（5）心脏杂音。

（6）肝脾肿大。

（7）首次发现五官、胸廓、脊柱、四肢畸形并未到医院就诊者。

在检查中，发现任何不能处理的情况，均应转诊。

二、新生儿疾病筛查

新生儿疾病筛查是指通过血液检测和物理检查，对先天性代谢疾病和内分泌疾病进行筛查。这些疾病对婴儿的生长和发育可能造成严重影响，甚至危及其生命。通过早期诊断和治疗，可以避免脑、肝、肾等重要器官的损害，从而保障婴儿的生长和智力发育。因此，新生儿疾病筛查在保障婴儿健康方面具有重要意义。

（一）先天性代谢疾病及内分泌疾病

1. 筛查对象 所有出生72小时（哺乳至少6～8次）的活产新生儿。

2. 筛查内容 在我国，目前主要以苯丙酮尿症和先天性甲状腺功能减退症（congenital hypothyroidism，CH）为筛查重点。一些地区根据疾病发生率的不同，选择进行葡萄糖-6-磷酸脱氢酶（glucose 6-phosphate dehydrogenase，G6PD）缺陷病等筛查，部分地区也开始试用串联质谱技术进行其他氨基酸、有机酸、脂肪酸等罕见遗传代谢病的新生儿筛查。

3. 筛查结果处理 筛查结果的处理需要由专业人员负责，以保证检测质量。对于检测结果为阴性的患儿，一般不需要通知市、县管理中心；而对于阳性可疑病例，需要进行复查。若复查结果仍为阳性，则需及时反馈给市、县管理中心，由其配合做好阳性病例的召回（或追访）、复查和确诊工作。

4. 随访 一旦确诊，患儿需要及时接受长期、正确的药物治疗或饮食控制，以保证新生儿疾病筛查的社会效果。筛查工作的随访工作也至关重要，需保证患儿及其家人配合治疗，并定期进行复查，以确保治疗效果。

（二）新生儿听力筛查

儿童听力保健是预防儿童听力损失和残疾的重要措施，也是促进儿童听觉和言语发育的关键。早期发现儿童听力损失并进行及时的听觉言语干预及康复，不仅可以保护儿童的听觉和言语功能，降低听力和言语残疾的发生率，还可以提高儿童的健康水平。

新生儿期进行听力筛查后，0～6岁儿童在健康检查时应重点进行耳及听力保健。其中，6月龄、12月龄、24月龄和36月龄是最关键的年龄段，需要进行听力筛查。

1. 检查内容

（1）耳外观检查：检查有无外耳畸形、外耳道异常分泌物、外耳湿疹等。

（2）听力筛查：运用听觉行为观察法（表4-3-1）或便携式听觉评估仪（表4-3-2）进行听力筛查。有条件的社区卫生服务中心和乡镇卫生院，可采用筛查型耳声发射仪进行听力筛查。

2. 耳及听力保健知识指导

（1）正确地哺乳及喂奶，防止呛奶。婴儿溢奶时应当及时、轻柔清理。

（2）不要自行清洁外耳道，避免损伤。

（3）洗澡或游泳时防止呛水和耳进水。

（4）远离强声或持续的噪声环境，避免使用耳机。

（5）有耳毒性药物致聋家族史者，应当主动告知医师。

（6）避免头部外伤和外耳道异物。

（7）患腮腺炎、脑膜炎等疾病，应当注意其听力变化。

（8）如有以下异常应当及时就诊：儿童耳部及耳周皮肤异常，外耳道异常分泌物、异味，有抓耳、拍耳的动作，对声音反应迟钝，有语言发育迟缓的表现等。

3. 转诊指征 出现以下情况之一者，应当予以及时转诊至儿童听力检测机构做进一步诊断。

（1）听觉行为观察法筛查任一项结果阳性（表4-3-1）；

表4-3-1 0～3岁儿童听觉行为观察法听力筛查阳性指标

年龄	听觉行为反应
6月龄	不会寻找声源
12月龄	对近旁的呼唤无反应，不能发单字词音
24月龄	不能按照成人的指令完成相关动作，不能模仿成人说话（不看口型）或说话别人听不懂
36月龄	吐字不清或不会说话，总要求别人重复讲话，经常用手势表达主观愿望

（2）听觉评估仪筛查任一项结果阳性（表4-3-2）；

表4-3-2 0～6岁儿童听觉评估仪听力筛查阳性指标（室内本底噪声≤45dB（A））

年龄	测试音强度	测试音频率	筛查阳性结果
12月龄	60（dB SPL，声场）	2kHz（啭音）	无听觉反应
24月龄	55（dB SPL，声场）	2、4kHz（啭音）	任一频率无听觉反应
3～6岁	45（dB HL，耳机或声场）	1、2、4kHz（纯音）	任一频率无听觉反应

（3）耳声发射筛查未通过。

三、定期健康检查与生长监测

（一）服务对象与时间

儿童的生长发育是一个复杂的过程，受到许多因素的影响。定期健康检查可以对儿童的身高、体重、发育水平、营养状况、儿童心理发展和行为习惯等方面进行全面的监测和评估。通过生长发育的监测和评价，可以早期发现异常和疾病，及时进行干预，从而有效地保障儿童的健康成长。因此，定期健康检查的目的，旨在指导家长做好科学育儿及疾病预防，促进儿童的健康发展。

（二）健康检查内容与健康评价

健康检查，包括对儿童进行问诊、体格测量、体格检查、心理行为发育监测、辅助检查等内容，并对儿童的体格生长、心理行为发育进行评价。如发现任何异常情况，应及时进行干预和治疗。

（三）重点指导

1. 喂养与营养 提倡和重视母乳喂养、对家长进行科学的食物转换和膳食营养指导，重视儿童良好饮食行为的培养以及食品安全，可以有效预防儿童蛋白质–能量营养不良、营养性缺铁性贫血、维生素D缺乏性佝偻病、超重/肥胖等常见营养性疾病，为儿童健康成长提供坚实的保障。

2. 体格生长 告知家长定期测量儿童体重、身长（身高）、头围的重要性，并提供专业的指导，指导家长正确使用儿童生长发育监测图，帮助家长更好地理解儿童的生长发育状况，增强家长在儿童健康管理中的主动性和参与度。这对于早期发现和干预儿童生长发育问题具有重要意义。

3. 心理行为发育 根据儿童发育年龄进行预见性指导，促进儿童心理行为发育。

4. 伤害预防 重视儿童伤害预防，针对不同地区、不同年龄儿童伤害发生特点，对几种常见的儿童伤害类型——溺水、跌落事故以及道路交通事故提供相应的预防指导。

5. 疾病预防 指导家长予儿童按时预防接种，加强体格锻炼，培养良好卫生习惯，积极预防儿童消化道、呼吸道等常见疾病。

（四）管理

（1）对于低体重、生长迟缓、消瘦、肥胖、营养性缺铁性贫血以及维生素D缺乏性佝偻病的儿童，应当进行详细记录，并将他们纳入儿童营养性疾病的管理计划中。

（2）对于在心理行为发育筛查中呈现可疑或异常结果的儿童，应进行登记并安排转诊服务。

（3）出现下列情况之一，且无条件诊治者应转诊：

1）出现皮疹、糜烂、出血点等皮肤病变，或淋巴结肿大伴压痛。

2）头围异常（过大或过小），前囟张力过高，颈部活动受限或有颈部包块。

3）眼部外观异常、溢泪或溢脓、结膜充血、眼球震颤，或者婴儿不注视、不追视物体，以及4岁以上儿童视力筛查异常。

4）耳、鼻有异常分泌物或存在龋齿。

5）听力筛查未通过。

6）心音异常、心律不齐、肺部呼吸音异常。

7）肝脾肿大，腹部触及包块。

8）脊柱侧弯或后突，四肢不对称、活动度和肌张力异常，疑有发育性髋关节发育不良。

9）外生殖器畸形、睾丸未降、阴囊水肿或有包块。

在健康检查中，发现任何不能处理的情况均应转诊。

四、营养与喂养指导

对儿童家长的营养教育包括母乳喂养、食物多样化转换、合理膳食平衡及健康饮食行为等方面的科学指导。提升6月龄内婴儿的纯母乳喂养率，有助于预防儿童营养不良及相关营养性疾病的发生，对促进儿童生长发育有重要意义。

1. 婴儿期喂养指导

（1）纯母乳喂养：提倡和指导母亲纯母乳喂养，做好产前准备、尽早开奶、促进乳汁分泌、掌握正确的喂哺技巧。在婴儿6月龄内，提倡纯母乳喂养，无须添加水、果汁等液体和固体食物，以避免减少婴儿对母乳的摄入，进而影响母亲乳汁分泌。婴儿6个月起，逐步合理添加辅食。

（2）配方奶喂养

1）喂养次数：因新生儿胃容量较小，在出生后前3个月可按需不定时喂养。3个月后婴儿逐渐形成较为固定的进食规律，此时应过渡到定时喂养，建议每3～4小时喂养一次，日总喂养次数约为6次。应根据婴儿的具体需求调整奶量，避免采取刻板的喂养策略，强制婴儿摄入固定量的奶。

2）喂养方法：在婴儿清醒状态下，采用正确的姿势进行喂哺，并注意母婴间的互动交流。喂哺时，应选择合适的奶嘴，奶液温度适宜并保持奶瓶清洁；奶瓶与婴儿下颌呈45°角，且奶液应即冲即食，避免使用微波炉加热，以防奶液受热不均匀或过热。

3）奶粉调配：应严格按照产品说明的方法进行奶粉调配，避免过稀或过浓，或额外加糖。

4）奶量估计：对于以配方奶作为主要营养来源的婴儿，需要估计婴儿奶的摄入量。3月龄内婴儿奶量约500～750ml/d，4～6月龄婴儿约800～1000ml/d，逐渐减少夜间哺乳。

（3）治疗性配方奶选择

1）水解蛋白配方：对确诊为牛乳蛋白过敏的婴儿，指导母亲限制奶制品摄入的同时，应建议母亲坚持母乳喂养，可继续母乳喂养至2岁。在母乳喂养不可行的情况下，优先考虑氨基酸配方奶或深度水解蛋白配方奶，不建议选择部分水解蛋白配方奶、大豆配方奶。

2）无乳糖配方：对乳糖不耐受的婴儿，应选用无乳糖配方奶。此类配方奶通常以蔗糖、葡萄糖聚合体、麦芽糖糊精、玉米糖浆等非乳糖碳水化合物为能量来源，有效避免了乳糖引起的不耐受症状。

3）低苯丙氨酸配方：确诊苯丙酮尿症的婴儿应使用低苯丙氨酸配方奶。

（4）食物转换：随着生长发育，婴儿的消化能力逐渐提高，单纯乳类喂养不能完全满足6月龄后婴儿生长发育的需求，婴儿需要由纯乳类的液体食物向固体食物逐渐转换，这个过程称为食物转换（旧称辅食添加）。婴儿期若断离母乳，仍需维持婴儿总奶量800ml/d左右。儿童营养需求包括营养素、营养行为和营养环境三个方面。在婴幼儿喂养过程的液体食物喂养阶段、泥糊状食物引入阶段和固体食物进食阶段，不仅要考虑营养素摄入，也应考虑喂养或进食行为，以及饮食环境，使婴儿在获得充足和均衡的营养素的同时，养成良好的饮食习惯。在资源缺乏、日常饮食无法满足婴儿营养需要时，可使用营养素补充剂或以大豆、谷类为基质的高密度营养素强化食品。

2. 幼儿及学龄前儿童饮食指导

（1）食物品种和进食量

1）幼儿进食品种及量：幼儿应每天摄入350～500ml乳类，不能继续母乳喂养的2岁以内幼儿，建议选择合适的配方奶。在合理、均衡的膳食中，需要注意膳食品种多样化，提倡自然食品，每天应摄入1个鸡蛋、50g动物源性食品、100～150g谷类、150～200g蔬菜、150～200g水果、20～25g植物油。选择食物时，宜选择体积适宜、质地稍软、少盐易消化的家常食物，避免油炸食品、快餐、饮料等。

2）学龄前儿童进食品种及量：学龄前儿童应每天摄入300～400ml牛奶及奶制品、180～260g谷类、120～140g肉蛋类动物性食物、25g豆类及豆制品、200～250g蔬菜、150～300g水果、25～

30g 植物油。

3）饮食安排：每天的进食可安排 3 餐主食、2～3 次乳类与营养点心，餐间控制零食。指导为儿童提供安全、营养、易于消化和美味的健康食物。允许儿童决定进食量，保持规律的饮食习惯，以便儿童体验到饥饿和饱足的感觉。

（2）饮食行为

1）进食方式：1 岁的幼儿应该开始练习自己使用餐具进食，培养幼儿的独立能力和正确反应能力。家长应指导 1～2 岁幼儿分餐进食，鼓励幼儿自己进食，2 岁后的儿童应独立进食。

2）进食行为：应定时、定点、定量进餐，每次进餐时间为 20～30 分钟。应避免在进食过程中边吃边玩、追逐喂养、强迫喂养和过度喂养，预防儿童形成偏食、过食、拒食等不良饮食行为。家长不宜让儿童使用奶瓶喝奶，不宜提供高脂高糖的食物、快餐食品、碳酸饮料及含糖饮料等不健康食物。

3）食物烹调方式：食物烹制以蒸、煮、炖、炒为主，注意食物的色、香、味。可鼓励儿童参与食物制作过程，提高儿童对食物的兴趣。

4）适量饮水：根据季节和儿童活动量决定饮水量，以白开水为宜，避免碳酸饮料及含糖饮料。

（3）饮食环境：家长应为儿童提供轻松、愉悦的进餐环境和氛围，以家人围坐就餐的形式指导教育儿童学习自主进食，避免进餐时恐吓、训斥和打骂儿童。

3. 食品安全

（1）食物选择：避免给 3 岁以下儿童提供容易引起窒息和伤害的食物，如小的圆形糖果和水果、坚果、果冻、爆米花、口香糖，以及带骨刺的鱼和肉等。

（2）饮食卫生：在婴幼儿食品的制备与保存过程中，需确保食品、餐具及用水的清洁与卫生。在准备食品及喂养前，儿童及其看护者均应进行彻底洗手，以防污染食品；提供新鲜食物，避免食物被污染。对于肉类、水产品等动物源性食品，须确保充分烹煮，以彻底杀灭潜在的有害细菌。对于剩余食物，再次食用前应进行适当加热，对固体食品需确保加热均匀、彻底，而液态食品则应煮沸，以有效地保障婴幼儿食品的安全性。

（3）食物储存：食物制作后应立即食用，避免食物放置的时间过长，尤其是在室温下。剩余食物应放入冰箱保存，加盖封藏，以减缓细菌的繁殖速度。

五、体格锻炼

（一）服务对象与目的

针对健康的 3～6 岁学龄前儿童，帮助学龄前儿童从小培养积极的生活方式，让运动成为儿童养育文化的一个必要组成部分。

（二）基本原则

儿童在体格锻炼过程中，应遵循四项核心原则：安全第一、兴趣优先、方法科学、强度适宜，以确保活动的有效性和安全性。

1. 安全第一 儿童居家运动时，需要在成人的看护下进行。家长应将安全作为首要原则，作为儿童运动创建安全环境和防范措施，避免伤害发生。

2. 兴趣优先 居家期间的身体活动安排，应基于儿童的兴趣和偏好进行，以提高他们对参与活动的积极性。通过游戏化的方式，特别是通过亲子互动，可以有效激发儿童对运动的兴趣，促进他们的主动参与。

3. 方法科学 居家期间的身体活动安排，应遵循儿童早期运动发展规律，采用游戏为基础的方法，注重发展儿童的基本运动技能、心肺功能、肌肉力量和骨骼健康，同时兼顾大运动和精细运动的发展。

4. 强度适宜　安排儿童运动时应考虑运动频率、持续时间和强度，根据儿童的个体差异进行调整。运动计划应循序渐进，保持适宜强度，主要以低至中等强度活动为主。中等强度活动可通过儿童心跳和呼吸的加快、轻微出汗等生理反应来简单判断。

（三）运动推荐

在《学龄前儿童（3～6 岁）运动指南》中，对于学龄前儿童的运动模式进行了详细阐述，强调了日常活动、玩耍游戏以及体育运动三个主要类别对儿童生长发育的积极影响（表 4-3-3）。

在家庭环境中，家长的角色和行为示范对于培养儿童积极参与体育活动的兴趣至关重要。家长应充分发挥其引导作用，通过参与亲子运动等共同活动，激发儿童对体育活动的热情，同时帮助儿童建立起健康的生活习惯。

表 4-3-3　学龄前儿童运动类型推荐表

类型	举例
日常活动	日常生活技能（用筷子吃饭、系鞋带、穿衣服等）
	家务劳动（洗小件物品、擦桌子、扫地、整理玩具和自己的物品等）
	积极的交通方式（步行、上下楼梯、骑车等）
玩耍游戏	以发展基本动作技能为目标的游戏
	a. 移动类游戏：障碍跑、跳房子、跳绳、爬绳（杆）、骑脚踏车、骑滑板车等
	b. 姿势控制类游戏：金鸡独立、过独木桥、前滚翻、侧手翻等
	c. 物体控制类游戏：推小车、滚轮胎、扔沙包、放风筝、踢毽子等
	d. 肢体精细控制类游戏：串珠子、捏橡皮泥、折纸、搭积木等
	以发展重要身体素质为目标的游戏
	a. 灵敏性游戏：老鹰捉小鸡、抓人游戏、丢手绢等
	b. 平衡性游戏：过独木桥、金鸡独立、荡秋千、跳蹦床等
	c. 协调性游戏：攀爬（攀岩墙、攀爬架和梯子等）、动物爬行（熊爬、猩猩爬、鳄鱼爬等）等
体育运动	游泳、体操、足球、篮球、跆拳道、武术、乒乓球、棒球、滑冰、滑雪等

（四）活动时间推荐

学龄前儿童的日常身体活动总量应不少于 180 分钟，其中，中等至高强度身体活动应至少累计 60 分钟。此外，为促进儿童全面发展，建议每日安排不少于 120 分钟的户外活动时间。考虑到环境因素如雾霾、极端高温或低温等不利天气条件，户外活动时间可适当调整，但应注意保证总体身体活动量不受影响。

六、营养性疾病的预防与管理

通过向家长进行健康教育、喂养指导和药物治疗等综合干预措施，对患有营养性疾病的儿童进行管理，及时纠正其营养偏离，促进儿童身心健康成长。

（一）管理对象

辖区内 7 岁以下健康检查筛查出的患营养性疾病的儿童。

（二）管理内容

1. 蛋白质-能量营养不良

（1）评估及分类：通常以体重/年龄值、身长（身高）/年龄值和体重/身长（身高）值对儿童进行蛋白质–能量营养不良的评估。采用标准差法进行评估和分类，测量值低于中位数减 2 个标准差为低体重、生长迟缓和消瘦。

（2）喂养指导：通过详细的喂养咨询与膳食调查分析，识别潜在的营养不良原因，并进行营养状态评估与分类。基于这一评估结果，应指导家长制订个性化的膳食计划，保证儿童获得其生长恢复所需的充足营养，并逐步增加能量摄入，达到推荐摄入量（recommended nutrient intake，RNI）的 85%，蛋白质、矿物质和维生素的摄入量至少达到 RNI 的 80%。

（3）管理

1）随访：每月进行营养监测、生长发育评估和指导，直至恢复正常生长。

2）转诊：对于重度营养不良患儿以及经过 2 次治疗仍表现出体重增长不足的中度营养不良患儿，或者在营养状态得到改善的 3～6 个月后，其身长或身高增长仍然不符合预期的患儿，应及时将其转诊至上级妇幼保健机构或专科门诊进行深入的诊治与会诊。此外，对于已经转诊的患儿，必须持续跟踪其治疗进展和转归情况。患儿出院后，应及时将其纳入专案管理，依照上级妇幼保健机构或专科门诊的具体治疗建议，协助进行恢复期的治疗工作，直至患儿的生长发育指标恢复至正常范围。

3）结案：一般情况下，体重/年龄（年龄别体重）、身高/年龄（年龄别身高）、体重/身高（身高别体重）≥M–2SD 即可结案。

（4）预防

1）对早产儿或低出生体重儿实施特殊的喂养方案，并定期进行健康评估，对于可治疗的严重先天性畸形应采取积极的治疗措施。

2）及时分析病史，询问儿童生长发育不良的原因，并基于具体原因提供个性化的指导。对于存在喂养或进食行为问题的儿童，应指导家长采取科学的喂养方法和行为矫正措施，以促进儿童体格的正常发展。

3）对于反复患有消化道、呼吸道感染及其他可能影响生长发育的慢性病的儿童，应予及时有效的治疗。

2. 营养性缺铁性贫血

（1）评估及分类

营养评估指标主要有以下三类。

1）血红蛋白（hemoglobin，Hb）降低：6 月龄～6 岁＜110g/L。由于海拔对 Hb 值有影响，所以海拔每升高 1000 米，Hb 上升约 4%。

2）外周血红细胞呈小细胞低色素性改变：平均红细胞体积（mean corpuscular volume，MCV）＜80fl，平均红细胞血红蛋白含量（mean corpuscular hemoglobin，MCH）＜27pg，平均红细胞血红蛋白浓度（mean corpuscular hemoglobin concentration，MCHC）＜310g/L。

3）有条件的机构可进行铁代谢等进一步检查，以明确诊断。

（2）喂养指导：合理喂养，给予含铁丰富的食物；可补充叶酸、维生素 B_{12}（vitamin B_{12}）等微量营养素；预防感染性疾病。

（3）管理

1）随访：轻中度贫血儿童补充铁剂后 2～4 周复查 Hb，并了解服用铁剂的依从性，观察疗效。

2）转诊：重度贫血儿童，轻中度贫血儿童经铁剂正规治疗 1 个月后无改善或进行性加重者，应及时转上级妇幼保健机构或专科门诊会诊或转诊治疗。

3）结案：治疗满疗程后 Hb 值达到正常即可结案。

（4）预防

1）饮食调整及铁剂补充

①孕妇：应加强营养，摄入富含铁的食物。从妊娠第 3 个月起，每日口服元素铁 60mg，必要时可持续至产后。同时，每日补充小剂量叶酸（400μg）以及必要的其他维生素和矿物质。分娩时，

延迟脐带结扎 2～3 分钟，有助于增加新生儿的铁储备。

②婴儿：对于早产儿或低出生体重儿，建议从 4 周龄开始补充铁剂，剂量为每日 2mg/kg，直至婴儿满 1 周岁；对纯母乳喂养或主要以母乳喂养的足月儿，从 4 月龄起开始补铁，剂量为每日 1mg/kg；对于配方奶喂养的婴儿，则应选用铁强化的配方奶粉。

③幼儿：应重视食物的营养均衡，多提供富含铁的食物，并鼓励幼儿多食用蔬菜和水果以促进铁的吸收，同时纠正厌食和偏食等不良饮食习惯。

2）寄生虫感染防治：在寄生虫感染的高发地区，应在防治贫血的同时进行驱虫治疗。在寄生虫感染高发地区，贫血的防治工作还应包括驱虫治疗，以降低寄生虫感染对铁吸收和利用的负面影响。

3. 维生素 D 缺乏性佝偻病

（1）评估与分期

1）早期：该期多见于 6 月龄以内婴儿，尤其是 3 月龄以内婴儿。患儿可能表现为多汗、易激惹、夜惊等非特异性神经精神症状，骨骼病变在此期间通常不明显。生化指标显示血钙、血磷水平正常或略有下降，碱性磷酸酶（alkaline phosphatase，AKP）水平正常或略有升高，血 25-羟维生素 D(25-(OH)D)水平降低。骨骼 X 射线摄影可能无异常或显示长骨干骺端临时钙化带模糊。

2）活动期 ：在 6 月龄以下婴儿中，可出现颅骨软化现象；而 6 月龄以上婴儿中，可能观察到方颅、手（足）镯、肋骨串珠、肋软骨沟、鸡胸、O 型腿、X 型腿等症状。此期血钙水平可能正常偏低或降低，血磷水平明显下降，血 AKP 水平增高，血 25-(OH)D 水平显著降低。骨骼 X 射线摄影检查可能显示长骨干骺端临时钙化带消失，干骺端增宽，呈毛刷状或杯口状，骨骺软骨盘加宽＞2mm。

3）恢复期 ：经过适当的日光照射或治疗后，早期或活动期患儿症状逐渐减轻或消失。血钙、血磷、血 AKP、血 25-(OH)D 逐渐恢复正常。骨 X 射线摄影可见长骨干骺端临时钙化带重现、增宽、密度增加，骨骺软骨盘＜2mm。

4）后遗症期：严重佝偻病治愈后遗留不同程度的骨骼畸形。

（2）喂养指导：①钙剂补充：婴幼儿营养管理中，钙的补充尤为关键。乳制品是钙的优质来源，但对于足月出生且乳量充足的婴幼儿来说，通常不需额外补充钙剂。膳食中钙摄入不足者，可适当补充钙剂。②加强营养：应注意多种营养素的补充。

（3）管理

1）随访：活动期佝偻病每月复查 1 次，恢复期佝偻病 2 个月复查 1 次，至痊愈。

2）转诊：若活动期佝偻病经维生素 D 治疗 1 个月后症状、体征、实验室检查无改善，需警惕可能存在其他非维生素 D 缺乏引起的佝偻病。这些疾病可能包括肾性骨营养不良、肾小管性酸中毒、低血磷抗维生素 D 性佝偻病以及范科尼综合征（Fanconi syndrome）等。此外，也应当考虑到可能涉及的内分泌疾病或骨代谢异常疾病，如甲状腺功能减退、软骨发育不全、黏多糖病等，应转上级妇幼保健机构或专科门诊明确诊断。

3）结案：活动期佝偻病症状消失 1～3 个月，体征减轻或恢复正常后观察 2～3 个月无变化者，即可结案。

（4）预防

1）母亲：孕妇应经常户外活动，进食富含钙、磷的食物。妊娠后期为冬春季的妇女宜适当补充维生素 D 400～1000IU/d（10～25μg/d），以预防先天性佝偻病的发生。使用维生素 AD 制剂应避免维生素 A 中毒，维生素 A 摄入量＜10000IU/d。

2）婴幼儿

①户外活动：婴幼儿适当进行户外活动接受日光照射，每日 1～2 h，尽量暴露身体部位。

②维生素 D 补充：婴儿（尤其是纯母乳喂养）出生后数天开始补充维生素 D 400 IU/d（10μg/d）。

③高危人群补充：早产儿、双胎儿出生后即应补充维生素 D 800IU/d（20μg/d），3 个月后改为

400IU/d（10μg/d）。有条件可监测血生化指标，根据结果适当调整剂量。

4. 超重/肥胖

（1）评估与分度

超重：体重/身长（身高）≥M＋1SD，或身体质量指数/年龄（BMI/年龄）≥M＋1SD。

肥胖：体重/身长（身高）≥M＋2SD，或BMI/年龄≥M＋2SD。

（2）指导和预防

1）妊娠期间应合理膳食，保证营养素的摄入及营养需求，保持孕期体重正常增长，避免新生儿出生时体重过重或过轻。

2）提倡纯母乳喂养至少到6月龄，在及时、合理添加食物的基础上继续母乳喂养至2岁。

3）控制超重/肥胖婴儿的体重增长速度，无须采取减重措施。

4）监测体重、身长的增长和发育状况，强调合理膳食，避免过度喂养。

5）避免低出生体重儿过度追赶生长。

6）对幼儿期儿童采用行为疗法改变不良的饮食行为，培养健康的饮食习惯。

7）定期对学龄前儿童进行体格发育评价，对超重/肥胖儿童进行饮食状况和生活方式分析，纠正其不良饮食和生活习惯。

（3）管理

1）对筛查出的所有肥胖儿童采用体重/身长（身高）曲线图或BMI曲线图进行生长监测。

2）对有危险因素的肥胖儿童在常规健康检查的基础上，定期监测体重，酌情进行相关辅助检查。

3）根据肥胖儿童年龄段进行相应的干预。

4）对怀疑有病理性因素、存在合并症或经过干预肥胖程度持续增加的肥胖儿童，转诊至上级妇幼保健机构或专科门诊进一步诊治。

七、心理行为发育监测

按照儿童心理发展的规律，结合不同年龄阶段心理行为特征的变化，定期进行儿童的心理行为发展评估，以掌握儿童的发展水平。早期发现儿童心理行为发展异常，应及时采取有针对性的干预措施、随访、健康管理，消除影响儿童心理行为发育的生物、心理和社会不利因素，有助于科学地促进儿童健康发展。

（一）监测对象

辖区内0～6岁儿童，包括健康儿童、高危儿童、心理行为发育异常儿童。

（二）内容与方法

1. 监测方法 在健康检查时，根据社区卫生服务中心的条件，结合家长需要，至少选择以下方法之一进行心理行为发育监测。

（1）儿童生长发育监测图：监测8项儿童行为发育指标（抬头、翻身、独坐、爬行、独站、独走、扶栏上楼梯、双脚跳），了解儿童在监测图中相应月龄的运动发育情况。如果某项运动发育指标在指定的月龄未通过，提示有发育偏异的可能。

（2）预警征象表：根据儿童心理行为发育问题预警征象（表4-3-4），检查有无相应月龄的发育偏异，并在“□”内打“√”。出现任何一条预警征象应及时登记并转诊。

（3）标准化量表：使用全国标准化的儿童发育筛查量表，如小儿智能发育筛查的丹佛发展筛查测验（Denver developmental screening test，DDST）、0～6岁儿童发育筛查量表（developmental screening test for child under six，DST）等进行儿童心理行为发育问题的筛查评估。

表 4-3-4 儿童心理行为发育问题预警征象表

年龄	预警征象		年龄	预警征象	
3 月龄	1. 对很大的声音没有反应	□	18 月龄	1. 不会有意识地叫“爸爸”或“妈妈”	□
	2. 不注视人脸，不追视移动的人或物品	□		2. 不会按要求指人或物	□
	3. 逗引时不发音或不会笑	□		3. 不会独走	□
	4. 俯卧时不会抬头	□		4. 与人无目光对视	□
6 月龄	1. 发音少，不会笑出声	□	2 岁	1. 无有意义的语言	□
	2. 紧握拳不松开	□		2. 不会扶栏上楼梯/台阶	□
	3. 不会伸手及抓物	□		3. 不会跑	□
	4. 不能扶坐	□		4. 不会用匙吃饭	□
8 月龄	1. 听到声音无应答	□	2 岁半	1. 兴趣单一、刻板	□
	2. 不会区分生人和熟人	□		2. 不会说 2～3 个字的短语	□
	3. 不会双手传递玩具	□		3. 不会示意大小便	□
	4. 不会独坐	□		4. 走路经常跌倒	□
12 月龄	1. 不会挥手表示“再见”或拍手表示“欢迎”	□	3 岁	1. 不会双脚跳	□
	2. 呼唤名字无反应	□		2. 不会模仿画圆	□
	3. 不会用拇食指对捏小物品	□		3. 不能与其他儿童交流、游戏	□
	4. 不会扶物站立	□		4. 不会说自己的名字	□

2. 转诊 筛查结果可疑或异常者，应当做好登记并转诊至上级妇幼保健机构或其他医疗机构的相关专科门诊，并进行随访。

3. 预见性指导 在儿童定期健康检查过程中，应当以儿童心理行为发育特点为基础，根据个体化原则，注重发育的连续性和阶段性特点，给予科学的心理行为发育的预见性指导。

八、良好行为习惯的养成

习惯是一个人在长期生活过程中逐渐形成的，通过重复练习而固定下来并变成需要的行动方式，是一时改变不了的行为和倾向。良好习惯的培养，对早期教育的开展有好处，还可让儿童学会适应社会生活，避免分心，有利于注意力的集中，有助于发展儿童的智力，保障儿童摄入充足营养成分，减少疾病发生。

（一）良好习惯培养的原则

1. 适时施教原则 有观点认为儿童习惯养成应该趁早进行，但是儿童生理与心理发展有其自然规律，应该顺应生长趋势在最适合其发展的关键期内抓紧进行，而不是一味揠苗助长，或者错过关键时期再进行，一旦错过再想培养与训练，犹如逆水行舟，事倍功半。在最佳期安排最适合的有规律有连续性的教育，才是最佳的顺应儿童天性的教育，对儿童良好习惯的养成很有帮助。

2. 分类施教原则 根据习惯养成的不同类别采用不同教养方法进行培养、教育、熏陶与训练。对未养成的习惯，应采取塑造教育，尽早进行；对已经养成的好习惯，不断重复，加强训练；对已经养成的不良习惯，不断淡化印象，耐心地帮助儿童逐渐改变，避免影响其他良好习惯的养成。

3. 榜样示范原则 儿童期具有极强的吸收力和学习能力，非常容易受到他人尤其是父母的行为的影响。父母的一言一行在感染着儿童，树立良好榜样对儿童具有最直接、最具体、最形象的影响，是培养儿童良好生活习惯的重要方法。

4. 协调一致原则 儿童日常生活中存在多位照顾者时，各照顾者必须统一管理态度、相互配合，认识、行动要协调，才能使儿童的教养影响因素协调一致。

（二）良好习惯培养的内容

1. 进食习惯的培养

（1）提供适合儿童年龄特点的食物：6 月龄以内婴儿应纯母乳喂养；6 月龄后，可在合理添加辅食的基础上，继续母乳喂养至 2 岁。在未能进行母乳喂养的情况下，需选择适合婴幼儿的配方奶或相应的代乳食品喂养。

随着婴幼儿的成长及其消化系统的逐步成熟，其对食物的适应能力也会相应提高。婴儿的食物转换期标志着其开始逐渐适应多样化的食物，此过程中应遵循由少量到多量、由单一食物到多样食物的原则。采用逐一引入新食物的方法，有助于监测婴儿对特定食物的过敏反应，以及确定潜在的过敏原。

食物的逐步转换有助于婴儿的神经心理发展。在引入新食物的过程中，应注重食物的质地，并培养儿童的进食技巧。例如，使用勺子和杯子进食能够促进婴儿口腔动作的协调性和吞咽能力；从泥糊状食物过渡到碎末状食物，既有助于婴儿学习咀嚼，也能提高食物的能量密度；通过手抓食物不仅能激发婴儿对进食的兴趣，还有利于其提升手眼协调能力及自我进食的独立性。随着食物质地和种类的逐渐丰富，婴儿的进食技能亦将逐步完善，接近成人的饮食习惯。固体食物的摄入通过口腔的搅拌、咀嚼及吞咽动作的训练，不仅促进了口腔运动的发展，也对语言能力的提升起到了积极作用。

（2）进食行为的培养

1）12 月龄的儿童应该开始练习自己用餐具进食，培养儿童的独立能力和正确反应能力；

2）1～2 岁儿童应分餐进食，鼓励自己进食，2 岁后的儿童应独立进食；

3）应定时、定点、定量进餐，每次进餐时间为 20～30 分钟；

4）进食过程中应避免边吃边玩或边吃边看电视，不要追逐喂养，不使用奶瓶喝奶；

5）进食是一种社会性活动，家长的饮食习惯可影响儿童对食物的喜恶。

就餐时儿童与成人、同胞在一起，家庭成员进食的行为和对食物的反应可作为儿童的榜样，对儿童有较大影响。经常与家长共同进餐，使儿童有大量机会模仿成人的进食动作，最开始用手指抓食物到学会使用勺子、筷子等餐具。避免强迫或者使用奖励的方法使儿童接受某些有营养的、不太好吃的食物，儿童被强迫或为获得奖励进食，反而会使儿童厌恶该食物，应该通过正面的鼓励使儿童接受食物。通过经常变换食物，增加味觉的刺激，减少儿童对某些熟悉的食物产生偏爱，预防儿童拒食、偏食和过度喂养。

2. 睡眠习惯的培养　睡眠的生理学意义是多方面的，充足的睡眠是国际公认的健康标准之一。对于儿童而言，体格发育大量需求的生长激素在夜间分泌量比白天多，分泌高峰期多出现在睡眠启动后的第一个慢波睡眠。如果睡眠欠佳，容易导致生长激素分泌量减少，直接影响儿童体格的发育。睡眠的年龄特征十分明显，不同年龄的人对于睡眠的需求量存在较大差异，在同一年龄段不同个体之间差异可达 2 小时或以上。随年龄增长，睡眠-觉醒模式变得更符合昼夜节律，睡眠的需要量逐渐减少。除了受年龄影响外，睡眠需要量还取决于种族、环境、气质及疾病等因素。因此，良好睡眠习惯的培养主要从以下几方面着手。

（1）保障良好的睡眠环境：儿童睡眠质量的好坏，与环境因素息息相关。维持较安静的睡眠环境是睡眠的必要条件，尽量避免突然的大声干扰。婴儿不宜包裹太紧或穿太多衣服入睡，否则容易出汗，导致身体各部位不舒适；对于较大的孩子，建议脱衣服睡觉或穿宽松的睡袍睡觉。空气的湿度太大或过于干燥均不利于睡眠和健康，卧室适宜的相对湿度为 60%～70%。避免在明亮的环境下睡觉，如果儿童恐惧黑暗或没有足够的安全感，可以在卧室开一盏小灯，但也应在睡后熄灯。卧室墙壁的颜色、家具的摆放应有助于睡眠，不要放置容易导致儿童兴奋或恐惧不安的物品和干扰睡眠的杂物。此外，睡眠环境必须安全，使儿童能安心入睡。

（2）建立合理的喂养方式：睡眠与喂养是婴儿早期最主要的两大活动内容，是婴儿生长和一切活动的必要基础，两者相辅相成。偏食、挑食导致的营养不良或缺乏导致的躯体疾病，也有可能影响儿童的睡眠质量。对于夜尿多、患有遗尿症的儿童，睡前摄入大量液体，也有可能因为频繁排尿而干扰睡眠。夜间摄入过多的液体或富含液体的食物，不仅影响睡眠，而且会导致尿床。因此，应当逐步减少夜间喂奶的时间和奶量。

（3）培养良好的睡眠卫生习惯：从儿童期起，要培养良好的作息习惯，即维持基本规律的作息。从3～5个月起，儿童的睡眠逐渐规律，父母应该适当限制儿童行为，尽量坚持每天在同一时间入睡。行为限制不足，例如不断应儿童要求讲故事，睡前看电视、手机，使儿童处于较兴奋的状态，会使儿童难以入睡，甚至影响睡眠质量。同时，还应注重培养孩子单独入睡的能力，摆脱对“安慰物”和“安慰行为”的需求。

3. 卫生习惯的培养　儿童期是人的一生身心发展尤其是大脑结构和功能发展最为旺盛的时期，更是良好卫生习惯养成的关键期。良好的卫生习惯对增进儿童健康及预防疾病均有一定意义，使儿童懂得并自觉养成良好的卫生习惯，不断改善与外界环境的适应能力，以达到促进健康及预防疾病的目的。

（1）清洁习惯：从新生儿期开始，应给婴儿每天洗澡，便后冲洗并拭干臀部。随着儿童年龄增长，应给儿童提供动手洗浴的机会，使其逐渐学会自己洗澡，并帮助儿童养成尽量每天洗澡的习惯。即使天气寒冷时也应经常给儿童洗头洗澡，洗浴条件不能满足时至少每天洗脚、清洗外阴部和臀部。给儿童穿纸尿裤或封裆裤，以免暴露外阴造成污染或感染。自儿童期如厕训练时起，帮助儿童学会便后清洁臀部。及时给儿童修剪手指甲和脚指甲，新生儿出生后应尽早修剪手指甲，以免指甲划伤其面部皮肤。手指甲生长通常比脚指甲更快，因此手指甲修剪应更频繁。养成食前便后洗手的习惯；不喝生水和吃未洗净的瓜果，不食掉在地上的食物；不随地吐痰，不乱扔果皮纸屑。

（2）口腔卫生习惯：在儿童早期发展阶段，培养良好的口腔卫生习惯对预防龋齿及其他口腔疾病具有至关重要的作用。提倡母乳喂养至2岁，在儿童牙齿萌出后规律喂养，逐渐降低夜间喂养的频率。对于配方养喂养的儿童，应避免奶瓶对上下颌的压迫。避免儿童养成含奶嘴或乳头入睡的习惯。在牙齿萌出后，睡前可使用温开水清洁儿童口腔，并建议18个月后停止使用奶瓶。饮食方面，减少儿童每日摄入甜食和碳酸饮料的频率，以预防龋齿的发生。同时，鼓励儿童在牙齿萌出后开始咀嚼训练，进食富含纤维、具有一定硬度的固体食物，并培养规律性的饮食习惯，以确保营养均衡。儿童牙齿萌出后，使用温开水浸润的消毒纱布、棉签或指套牙刷轻轻擦洗婴儿牙齿，每日1～2次。随着儿童多颗牙齿的萌出，可选用专为婴幼儿设计的牙刷，每日为儿童刷牙2次。3岁后，家长和幼儿园教师应引导儿童使用适合其年龄的牙刷，并开始教授儿童自行刷牙的技巧。

九、免疫规划

预防接种是泛指人工制备的疫苗类制剂（抗原）或免疫血清类制剂（抗体），通过适宜的途径接种到机体，使个体和群体产生对某种传染病的自动免疫或被动免疫。预防接种不仅是预防和控制某些传染病最便捷、经济、有效的手段，也是预防某些重大疾病、减轻个人及社会的医疗负担的有效措施之一。

按照《疫苗流通和预防接种管理条例》，疫苗可分为两类：第一类是政府免费向公民提供，公民应当依照政府的规定受种的疫苗，包括国家免疫规划确定的疫苗，以及县级以上人民政府或其卫生行政部门组织的应急接种或者群体性接种所使用的疫苗，也称“免疫规划疫苗”；第二类是在公民知情同意的情况下，自费且自主选择受种的其他疫苗，又称“非免疫规划疫苗”，包括人乳头状瘤病毒、肺炎球菌、流感等疫苗。

国家免疫规划疫苗使用规定（表4-3-5）

1. 免疫程序表所列各种疫苗第1剂的接种时间为最小免疫起始月龄。

表 4-3-5 国家免疫规划疫苗儿童免疫程序表（2021 年版）

可预防疾病	疫苗种类	接种途径	剂量	英文缩写	接种年龄														
					出生时	1 月	2 月	3 月	4 月	5 月	6 月	8 月	9 月	18 月	2 岁	3 岁	4 岁	5 岁	6 岁
乙型病毒性肝炎	乙肝疫苗	肌内注射	10 或 20μg	HepB	1	2					3								
结核病[1]	卡介苗	皮内注射	0.1ml	BCG	1														
脊髓灰质炎	脊灰灭活疫苗	肌内注射	0.5ml	IPV			1	2											
	脊灰减毒活疫苗	口服	1 粒或 2 滴	bOPV					3								4		
百日咳、白喉、破伤风	百白破疫苗	肌内注射	0.5ml	DTaP				1	2	3				4					
	白破疫苗	肌内注射	0.5ml	DT															5
麻疹、风疹、流行性腮腺炎	麻腮风疫苗	皮下注射	0.5ml	MMR								1		2					
流行性乙型脑炎[2]	乙脑减毒活疫苗	皮下注射	0.5ml	JE-L								1			2				
	乙脑灭活疫苗	肌内注射	0.5ml	JE-I								1、2			3				4
流行性脑脊髓膜炎	A 群流脑多糖疫苗	皮下注射	0.5ml	MPSV-A							1		2						
	A 群 C 群流脑多糖疫苗	皮下注射	0.5ml	MPSV-AC												3			4
甲型病毒性肝炎[3]	甲肝减毒活疫苗	皮下注射	0.5 或 1.0ml	HepA-L										1					
	甲肝灭活疫苗	肌内注射	0.5ml	HepA-I										1	2				

注：1. 主要指结核性脑膜炎、粟粒性肺结核等。

2. 选择乙脑减毒活疫苗接种时，采用两剂次接种程序。选择乙脑灭活疫苗接种时，采用四剂次接种程序；乙脑灭活疫苗第 1、2 剂间隔 7～10 天。

3. 选择甲肝减毒活疫苗接种时，采用一剂次接种程序。选择甲肝灭活疫苗接种时，采用两剂次。

2. 在儿童基础免疫中，乙肝疫苗第 1 剂在出生后 24 小时内完成；卡介苗在小于 3 月龄完成；乙肝疫苗第 3 剂、脊灰疫苗第 3 剂、百白破疫苗第 3 剂、麻腮风疫苗第 1 剂、乙脑减毒活疫苗第 1 剂或乙脑灭活疫苗第 2 剂在小于 12 月龄完成；A 群流脑多糖疫苗第 2 剂在小于 18 月龄完成；麻腮风疫苗第 2 剂、甲肝减毒活疫苗或甲肝灭活疫苗第 1 剂、百白破疫苗第 4 剂在小于 24 月龄内完成；乙脑减毒活疫苗第 2 剂或乙脑灭活疫苗第 3 剂、甲肝灭活疫苗第 2 剂在 3 周岁内完成；A 群 C 群流脑多糖疫苗第 1 剂在 4 周岁内完成；脊灰疫苗第 4 剂:在 5 周岁内完成；白破疫苗、A 群 C 群流脑多糖疫苗第 2 剂、乙脑灭活疫苗第 4 剂在 7 周岁内完成。

3. 脊髓灰质炎疫苗、百白破疫苗各剂次的间隔时间应不小于 28 天。

4. 乙肝疫苗第 1 剂次在新生儿出生后 24 小时内完成接种，第 2 剂次在第 1 剂次接种后 1 个月接种，第 3 剂次在第 1 剂次接种后 6 个月（5～8 月龄）接种。第 1 剂次和第 2 剂次间隔应不小于 28 天，第 2 剂次与第 3 剂次间隔应不小于 60 天。

5. 无细胞百白破疫苗免疫程序与百白破疫苗程序相同。无细胞百白破疫苗供应不足阶段，按照第 4 剂次至第 1 剂次的顺序，用无细胞百白破疫苗替代百白破疫苗；不足部分继续使用百白破疫苗。

6. 在麻腮风疫苗供应不足的情况下，可使用含麻疹成分的疫苗。8 月龄接种 1 剂次麻疹风疹疫苗，麻疹风疹疫苗不足部分继续使用麻疹疫苗。18～24 月龄接种 1 剂次麻腮风疫苗，麻腮风疫苗不足部分使用麻疹腮腺炎疫苗替代，麻疹腮腺炎疫苗不足部分继续使用麻疹疫苗。

7. A 群流行性脑脊髓膜炎疫苗第 1、第 2 剂次间隔 3 个月，第 1 剂次 A+C 群流行性脑脊髓膜炎疫苗与 A 群流行性脑脊髓膜炎疫苗第 2 剂次间隔不小于 12 个月，A+C 群流行性脑脊髓膜炎疫苗第 2 剂次间隔不小于 3 年。

8. 如需同时接种两种以上国家免疫规划疫苗，应在不同部位接种。

9. 未完成基础免疫的 14 岁内儿童应尽早进行补种。在补种时掌握以下原则。

（1）未接种国家免疫规划疫苗的儿童，按照免疫程序进行补种。

（2）未完成国家免疫规划疫苗免疫程序规定剂次的儿童，只需补种未完成的剂次。

（3）未完成百白破疫苗免疫程序的儿童，3 月龄～6 岁儿童使用百白破疫苗；7～11 岁儿童使用白破联合疫苗；12 岁以上儿童使用成人及青少年用白破联合疫苗。

（4）未完成脊髓灰质炎疫苗免疫程序的儿童，4 岁以下儿童未达到 3 剂次（含强化免疫等），应补种完成 3 剂次。4 岁以上儿童未达到 4 剂次（含强化免疫等），应补种完成 4 剂次。

（5）未完成麻疹疫苗接种程序的儿童，未达到 2 剂次（含强化免疫等），应补种完成 2 剂次。

案例分享

作为辖区居民的家庭医师，我跟很多居民都很熟络。小朵，就是熟悉的居民介绍来就诊的。小朵今年 8 岁，反复恶心 1 个月，辗转了多个医师、科室，一直诊断不明。这天，小朵妈妈（黄姐）带着小朵来到了我的诊室。病史和体格检查也没有什么异常，既往的检查资料：胃镜、胸片、腹部 CT、B 超、血生化项目都没有发现问题。“我也不知道该怎么办了，去看了这么多次，也检查了这么多，药也吃了，都还没好……我都怀疑她是不是不想上学，装病的……”这位母亲的声音逐渐低沉。

小朵到底是什么病呢？会不会有隐藏很深的器质性疾病？是莫塔安全诊断策略中的“七个面具”？我准备跟小孩聊一聊。“小朵，你自己跟叔叔说，你现在怎么样，有想吐的感觉吗？”小朵抬头看了妈妈片刻，又看了我一眼，低下了头，并未回答。“她平时很活泼的，不知道是不是不舒服，最近话都少了……”黄姐的回答让我捕捉到了异常之处。接下来，我请黄姐在诊室外等待，我跟小朵单独了解了情况。母亲不在场的情况下，小朵逐渐打开了话匣子。母亲总是在说她，认为她做什么事都不对。“吃早餐说我吃得慢；做作业做得慢，不会做，说我不认真；晚上没刷牙，也要被骂……”小朵告诉我，原来妈妈答应奖励她一支荧光笔，但是食言了。一天早上，她跟妈妈说起这件事，要求买这支荧光笔时，妈妈不但没答应，还打了她一下，骂她不懂事。而这，发生在出现“恶心”前的一周。

我想，心因性恶心，这很有可能是小朵“恶心”的原因。而这也是让我为难的地方。我应该怎样跟黄姐沟通，告诉她是因为她跟女儿之间的相处方式不当引起的，怎么样才能让她意识到这类事情的发生对小孩的伤害。很多家长并不接受这样的理论。首次就诊，她可能对我并没有足够的信任，觉得我的评估是不准确的。接下来，我试图了解黄姐的ICE（想法、担忧、期望），看是否有切入点，来进一步沟通。

原来是奶奶在帮忙接送、照看小朵，前半年奶奶因事回老家了，现在是黄姐自己一个人带小朵。黄姐平时又要忙工作，又要接送小朵上学、放学。丈夫在外地开了一家物流公司，周六日才回来深圳这边。她目前是超市的销售，受一些情况的影响，收入降低。“那你也挺辛苦的，又要工作，又要接送孩子，又要照顾她的一日三餐，又要辅导作业，忙得也够呛的了。”我决定还是直接询问女孩发病之前有没有相关的社会–生活事件刺激。“在小孩出现恶心之前，家里有发生什么特别的事情吗？或者对小孩来说，是有刺激的事情？”这位母亲声音低沉，带着无奈，说出了当天发生的事情。“那天早上，因为太累，起床晚了。做完早餐，赶着送小孩去学校和上班。我看她吃得慢，心里想着要迟到了，就很着急。她跟我说起奖励的事情，我情绪没控制住，吼了她一句。她也跟我吼了一下，我一生气就打了她一下。之后她就没怎么理我，也不怎么好好吃饭。我以为小孩子生闷气，很快气就消了，就没怎么在意这事儿了。之后就总是出现想吐、不吃饭的情况。”“唉！”我叹了口气，表示理解她当时的情绪。

在没发现器质性病变的前提下，结合女孩和女孩妈妈的描述，我认为这很有可能是心因性引起的恶心。我向黄姐解释了我的考虑：“刚了解了很多小朵的情况，我还不能排除一些少见的疾病，比如横膈卡住食管，或者是胃食管其他的问题。还有一种情况，小朋友跟大人一样，也会有紧张、焦虑的情绪，他们不懂得怎么发泄、疏导自己的情绪，小一些的小孩会用哭闹来表达，但大一些的孩子可能会把自己孤立起来，甚至是会产生身体上的反应来缓解情绪。目前我怀疑你家小朋友想吐也有可能是这样。”

女孩妈妈：“其实，我也觉得有可能是您说得这样。我甚至有些时候怀疑她是装吐的。”

我：“嗯，我们先不要去怀疑小朋友是不是装出来的不舒服，即便是装的，我们也要注意到装的背后，小孩子是怎么了。我们要关注到小孩的心理情况。”

……

在后来的决策和诊疗方案上，我并没有开具药物处方。我建议这位年轻妈妈先跟孩子多聊一聊，了解小孩内心的想法，疏导小孩情绪，也调整自己的情绪，2周后来复诊，没有缓解再转诊到上级医院。当然，如果觉得不放心，现在也可以转诊到上级医院进一步诊治。年轻妈妈选择了前者。

1个月后的电话随访中，小朵已经没有恶心的症状了，但是因为工作忙，也觉得小朵已经没有不舒服了，便没有复诊。

现在回想起这个案例，心中尽是感慨。拨开心中乌云，便是明媚蓝天。

思考题

（1）常见的学龄期儿童心理–社会问题有哪些？

（2）你应该询问哪些问题确定患者病情的严重程度？

（3）通过使用开放式问题及后续的有针对性的提问，你能否缩小该患者“恶心和呕吐”鉴别诊断的范围？

（4）作为一名全科医师，我们如何才能更好地关注到儿童心理健康？

李安春　林锦春

第五章　妇女保健

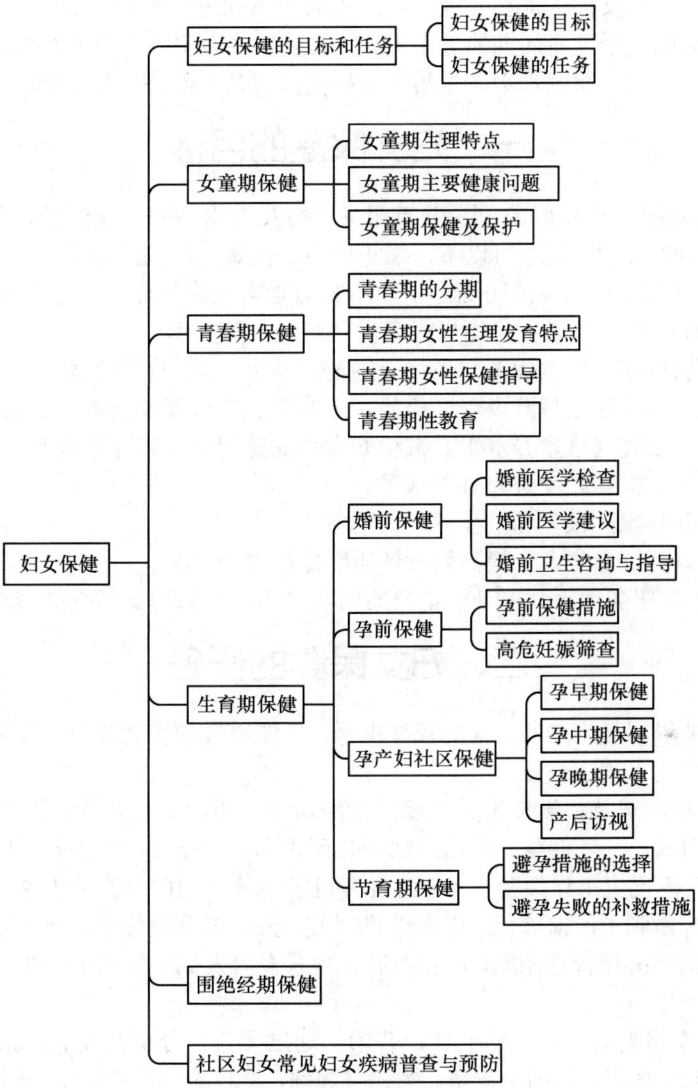

图 5-0-1　妇女保健

学习目标（图 5-0-1）

1. 阐述妇女保健的定义、目标、现阶段的任务。
2. 描述女童期保健的生理、心理特点，以及女童期存在的主要健康问题。
3. 描述青春期的定义、分期，了解青春期女性生理发育特点，青春期女性保健指导及青春期性教育。
4. 列举我国婚前保健内容，以及高危妊娠的筛查项目。
5. 合理选择节育期避孕措施。
6. 理解围绝经期保健概念和描述围绝经期保健措施。
7. 阐述社区常见妇女疾病类型及对应的筛查方法。

8. 评估社区妇女疾病的严重程度，并给予有效的健康指导。

第一节　妇女保健的目标和任务

妇女保健指专门针对女性生理和心理健康需求的一系列医疗和护理服务。它涵盖了女性从女童期到围绝经期及之后的整个生命周期的健康关怀。它以群体为服务和研究对象，以预防为主，密切结合临床，一个国家的妇女保健水平，是与该国妇女的政治、经济、社会地位紧密相连的。

一、妇女保健的目标

1. 妇女全生命周期享有良好的卫生健康服务，妇女人均预期寿命延长，人均健康水平提高。
2. 降低孕产妇死亡率至12/10万以下，缩小城乡、区域之间的差距。
3. 提高妇女的宫颈癌和乳腺癌防治意识，不断增强宫颈癌和乳腺癌综合防治能力，提高适龄妇女宫颈癌人群筛查率至70%以上，逐步提高乳腺癌人群筛查率。
4. 全面普及生殖健康和优生优育知识，促进健康孕育，减少非意愿妊娠。
5. 减少艾滋病、梅毒和乙型肝炎母婴传播，降低艾滋病母婴传播率至2%以下。
6. 不断提升妇女心理健康素养水平，减缓妇女焦虑障碍、抑郁症患病率。
7. 普及健康知识，提高妇女健康素养水平。
8. 改善妇女营养状况，预防和减少孕产妇贫血。
9. 提高妇女体育锻炼参与率，提高妇女体质测定标准合格率。
10. 健全妇幼健康服务体系，提升妇幼健康服务能力，不断提高妇女健康水平。

二、妇女保健的任务

妇女保健工作要以保健为中心，提高管理水平、工作质量和社会效益，以保障妇女的健康。在现阶段，重点需要贯彻下列工作。

1. 提高产科质量，普及科学接生并开展围生期保健。防治其并发症，推广产前胎儿健康情况预测，提高民族人口素质，降低孕、产妇及围产儿死亡率。近年来，有些省（自治区、直辖市）已成立了优生协会，交流优生工作经验。不少医院开设了遗传咨询门诊，对某些先天畸形及因染色体异常所致的疾病初步做到了产前诊断，防止或减少了先天畸形及遗传性疾病的婴儿出生。有些城市已建立母儿统一的围产医疗管理系统，加强对胎儿生长发育及高危妊娠的监护，防止产伤与新生儿并发症。

2. 定期进行妇女常见病、多发病的普查普治。通过调查，分析其发病因素，总结发病规律，制订防治措施，降低发病率，提高治愈率。例如宫颈癌，通过定期普查普治，结果显示1990～2019年，中国女性宫颈癌年龄标化发病率由9.21/10万增加到12.06/10万，年龄标化死亡率由8.40/10万下降到7.36/10万。2018年城市与农村宫颈癌标化死亡率均较2015年有所下降。年龄段发病率变化提示宫颈癌发病呈现年轻化趋势。为了更好地保护女性健康，需要积极推进宫颈癌综合防控工作。应总结我国宫颈癌流行和防控现状，探索建立适合我国国情的宫颈癌综合防控体系，做好宫颈癌的三级预防，帮助我国尽快完成《加速消除宫颈癌行动计划（2023—2030年）》。

3. 做好妇女劳动保护。根据妇女生理特点，协助有关主管部门制订劳保条例及规定，例如产假制度，孕晚期及哺乳期免夜班，孕期劳动强度调“轻”不调“重”等。

4. 开展妇女保健咨询工作，以达到宣教的目的，同时也可帮助妇女正确认识和对待本身的生理性或病理性问题，促进身心健康发展。

5. 做好妇女各期保健（孕前保健、孕产期保健、生命早期保健、女童期保健、青春期保健、围婚期保健、围绝经期保健、老年期保健）。

范雪超

第二节 女童期保健

女童是一个国家人口结构中的重要组成部分，其既是儿童又是女性的特殊身份，导致该特殊群体权益容易受到忽视。缺乏知识、技能与自信心的女性难以获得与男性平等的发展机会，并且其心理与生活困境也将进一步折射到其生存的具体环境及下一代子女身上，从宏观上看民族与国家的整体素质发展都会受到影响。由于女童的特殊性，除了应做好与男童一样的保健工作外，其生殖保健及保护更应当引起全社会的关注。女童期保健是对青春期前女性儿童提供的特殊保健服务，主要针对女童生殖系统及生殖健康有关问题的保健和防治。

一、女童期生理特点

（一） 生殖生理特点

女性胎儿在胎儿期，由于在母体子宫内受到雌激素的影响，新生儿期常可见到外阴轻度发育和充血，以及乳腺的增大、充盈和泌乳等，这些反应持续2～3周后会自然消退。出生后5～7天，新生儿阴道内流出少量血性分泌物，不伴有其他特殊症状，3～5 天自行消失，不必特殊处理，可用消毒纱布、棉球轻轻拭去，这种现象称为假月经，也是受母体雌激素影响所致。

1. 女童期早期（8岁前） 女童下丘脑-垂体-卵巢轴的功能处于抑制状态，生殖器官呈幼稚型。

（1）大阴唇：较薄未能覆盖小阴唇及阴道口，外生殖器娇嫩的皮肤和黏膜暴露在外，易受损伤及感染。

（2）外阴及阴道：上皮薄，阴道狭长，无皱襞，阴道酸度低，抗感染抵抗力弱，易发生炎症。

（3）子宫：子宫体较小，子宫颈较长，子宫颈与子宫体之比为2∶1，肌层很薄。

（4）卵巢：狭长，卵泡虽能大量自主生长，但仅发育到窦前期即萎缩、退化，无雌激素分泌。

2. 女童期后期（约8岁以后） 随着女童体格的增长和发育，下丘脑-垂体-卵巢轴的功能抑制状态被解除，垂体开始分泌促性腺激素。

（1）大阴唇：逐渐发育丰满，皮肤增厚有皱纹，色素变深。

（2）阴道：增深，表层细胞增厚。

（3）子宫：子宫体生长，子宫体和子宫颈比例逐步超出1∶1，并有少量分泌活动。

（4）卵巢：形态逐渐变为扁卵圆形，卵泡受促性腺激素的影响有一定发育并分泌性激素，但仍未达到成熟阶段即衰萎、闭锁。

（5）乳房：乳晕增大，乳房的腺管和腺体均开始增生。

（6）皮下脂肪：开始在胸、髋、肩部堆积。

（二）心理特点

由于受遗传、环境及教育的影响，男女童心理成长有所不同，心理行为存在差异性。

1. 大脑功能 女童语言处理功能呈现双侧协同优势，男童则多呈现左脑单侧化，其右脑代偿潜力较小。而在空间处理能力上，女童依赖左脑-右脑联合策略，而男童则更集中在右脑。因此，在遭受左脑或右脑半球损伤时，女童产生的语言或空间缺陷程度一般要比男童轻。

2. 智力 总体上男女智力水平无差异，但女童智力发展较为均匀，而男童的标准误差大。智力发展的年龄倾向也有区别。一般而言女性在学龄前期及学龄期智力发展优于男童，到青春发育期就开始减弱。男性则从青春发育期开始，智力发展逐渐优于女性，直到青春发育期结束才逐渐减弱其继续增长的趋势。

3. 优势领域　女童的早期优势主要表现在语言能力上，女童大多说话早、发展快，借助于语言的早期发展，女童的人际知觉能力和敏感性明显超过男童。在思维发展上，学龄前及学龄期女童都处于领先地位。因此，学龄前女童常比同龄男童有主见，会思考问题，有创造性；学龄期女童学习成绩、组织能力、活动能力都比男童强。

4. 个性特征　一般而言，女童温柔、细致、文静、听话、依从性强、富有同情心、情感丰富；女童表现得更坚强，更能经得起事情的磨炼；喜欢与人交往，因此在人际关系和情绪方面较敏感；触痛阈限较低，嗅觉较灵敏，对声音的定位辨别较好。男童在睾丸激素的影响下，有三种成长倾向，即攻击性、控制欲、冒险欲，有更多表现型特点；男童表现得脆弱，经不起事情的磨炼；喜欢与物打交道；男童嗅觉没有女童灵敏，对声音的定位辨别没有女童好，但辨别方位能力较强。

二、女童期主要健康问题

（一）外阴阴道炎

1. 非特异性外阴阴道炎　女童除了上述生殖道解剖生理特点外，卫生习惯不良，排便后用卫生纸由肛门往前擦，粪便未擦净污染内裤，肠道细菌如大肠埃希氏菌、肠球菌等污染外阴，因此肮脏及污垢引起的感染最常见。肠道寄生虫，如蛲虫由肛门入阴道刺激黏膜，也可引起感染。儿童好奇心强，在阴道内放置异物，如橡皮塞、纽扣、铅笔头等，也可引起继发感染。儿童外阴皮肤敏感，容易受到化学物质、肥皂、药物和衣物的损伤；不吸汗的尼龙内裤、游泳衣，以及舞蹈紧身连衣裤可以造成浸渍和感染。

（1）临床表现：阴道分泌物增多，呈脓性；瘙痒、疼痛、异味。患儿哭闹、烦躁不安或用手搔抓外阴；部分患儿伴有下尿路感染，出现尿频、尿急、尿痛。

（2）诊断：儿童语言表达能力差，采集病史常需详细询问女童母亲，同时了解母亲有无阴道炎病史。检查时发现外阴、阴道口、尿道口黏膜充血、水肿，有时阴道口见大量脓性分泌物。病变严重者，外阴表面可见溃疡，小阴唇可发生粘连。对有小阴唇粘连者，应注意与外生殖器畸形鉴别。

（3）防治要点

1）治疗原则：保持外阴清洁、干燥，减少摩擦；应用抗生素，注意消除病因。温水坐浴每次15分钟，每天1次。混合感染者，可睡前外用聚维酮碘乳膏，或用吸管将针对的抗生素溶液滴入阴道。积极寻找病因，对蛲虫携带者，给予驱虫治疗；对顽固病例，久治不愈，应考虑异物存在于阴道内的可能性，诊断明确后，可在全麻下取出。小阴唇粘连者可外涂雌激素软膏，每天2次，共3周，然后在睡眠时再使用3周，多可松解粘连，严重者应分离粘连，并涂以抗生素软膏。

2）预防措施：加强卫生指导，幼女尽早穿封裆裤、不穿紧身蓝色牛仔裤或尼龙紧身衣、穿着宽松合体的衣服；养成饭前、便后洗手，便后由前向后擦拭的习惯；勤洗外阴，勤换内裤，保持外阴清洁、干燥；避免泡泡浴及使用粗糙且质感差的肥皂，避免浴盆中使用洗发液洗发；加强儿童及监护人教育，避免儿童在阴道内放置异物，家长注意儿童的异常行为。

2. 特异性外阴阴道炎　除临床症状外，可从阴道分泌物中找到致病的病原体，确诊后应积极治疗。

1）阴道毛滴虫病：相较于成年人，儿童阴道pH较高，儿童期阴道pH约为8，不利于滴虫生长，所以在幼女中感染的较少见；幼女患病多为间接传染，与感染的家庭成员共同生活密切接触而感染。

2）外阴阴道假丝酵母菌病：假丝酵母菌是条件致病菌，当环境适合时即可发病。母亲孕期患外阴阴道假丝酵母菌病，未经治愈者，分娩时可以通过产道传给婴儿；或通过尿布、衣物、卫生纸或母亲的手等传染给幼女；长期应用抗生素致阴道内菌群失调时，也可发生外阴阴道假丝酵母菌病。

3. 淋菌性外阴阴道炎 由感染引起，是一种性传播疾病。幼女患病主要是因为接触到患者的分泌物，通过母亲的手等传染给幼女；长期应用抗生素致阴道内菌群失调时，也可发生淋菌性外阴阴道炎。

（1）临床表现：阴道毛滴虫病和外阴阴道假丝酵母菌病都表现为阴道分泌物增多，外阴瘙痒。阴道毛滴虫病的阴道分泌物呈泡沫状、稀薄、黄绿色，有臭味。外阴阴道假丝酵母菌病表现为严重的外阴瘙痒，阴道分泌物呈豆腐渣样或乳酪样，少有气味。淋菌性外阴阴道炎的阴道分泌物呈脓性、疼痛；有泌尿道炎症时，表现为尿痛、尿急、尿频、脓尿，可导致排尿困难，行走疼痛。

（2）治疗原则：找出致病因素，加以纠正，预防复发感染，根据患儿情况局部或全身应用抗生素或抗真菌药物。

（3）预防措施：加强卫生保健知识的宣传，普及外阴阴道炎的防治知识，保持外阴清洁，勤换内裤，浴巾、毛巾、脚盆、浴盆要专人专用，如需公用时，每个人用前应消毒，防止间接传染。不要滥用抗生素，母亲孕期患外阴阴道假丝酵母菌病应及时治疗。注意患者应隔离，父母或保育人患病时，应及时治疗，并注意不让儿童接触患者分泌物污染的毛巾、被褥等；教育家长保护好儿童，避免性暴力的发生。

（二）生殖器官损伤

1. 外阴裂伤或血肿 女孩在玩某些游戏或做某些活动时，如骑车、过度跨越栏杆、沿楼梯扶手滑行时因骑跨过度会引起外阴部骑跨伤；从高处跌下、外阴部直接触及硬物、或受到性侵犯时造成裂伤。这种骑跨伤或裂伤，可出现活动性出血，亦可因皮下血管破裂形成皮下血肿。

（1）治疗原则：及早救治，抗感染及手术修复。

（2）预防措施：女童不要穿开裆裤，阴部不要过于裸露；运动时也要注意避免有造成下身损伤的可能，如从高处跳至凹凸不平的地方等；注意女童保护，避免遭到性侵犯。

2. 处女膜裂伤 幼女处女膜发育不成熟，缺乏弹性，处女膜损伤常与外阴裂伤、血肿并发。因此，致外阴裂伤的原因均可导致处女膜损伤。处女膜单独损伤少见，偶见幼女出于好奇或无意将果核、发夹、小瓶盖等放入阴道，造成损伤。但如果用暴力强行插入阴茎或手指，亦可引起外阴包括处女膜、会阴、阴道甚至肛门的广泛撕裂伤。另有故意伤害，如以锐器切割外阴、阴道等也会引起处女膜裂伤。

（1）治疗原则：对伤口进行消毒清洗，缝合裂伤。如为性暴力要注意有无性病感染，已有月经者，要排除受孕可能，同时要及时给予心理治疗，增加其安全感，指导受害者寻求法律援助及心理辅导，必要时其父母也应寻求心理辅导。

（2）预防措施：同外阴裂伤或血肿的预防。此外，女童不要单独在公厕如厕，尤其是夜间，最好由母亲或监护人陪同。

3. 性早熟 性早熟是指女童在 8 岁前、男童 9 岁前出现第二性征发育征象。提前出现的性征与其真实性别一致者，称同性性早熟，反之称为异性性早熟。有关性早熟的发生率各地报道不一，从 5% 到 23%不等，2022 年上海儿童医学中心一个横断面调查显示女童性早熟的发生率为 23.07%，明显高于男童（3.01%）。

根据性早熟的发病机制和临床表现，性早熟分为中枢性（促性腺激素释放激素依赖性）性早熟和外周性（非促性腺激素释放激素依赖性）性早熟，以往分别称真性性早熟和假性性早熟。中枢性性早熟有与青春期发育类同的下丘脑–垂体–性腺轴启动、发育的正常过程，性发育的顺序与正常儿童基本一致，女孩青春期发育顺序为：乳房发育，阴毛、外生殖器的改变，腋毛生长，月经来潮。外周性性早熟是各种原因引起的体内性甾体激素升高至青春期水平，导致第二性征的提前出现，不具有完整的性腺轴启动、发育的过程。

（1）临床表现

1）中枢性性早熟：女童第二性征提前出现，性征发育并按照正常发育程序进展，先乳房发育，再阴毛发育，一般在乳房发育 2 年后出现月经初潮。有性腺发育，促性腺激素升高至青春期水平。发育过程中呈现身高增长速度突增，可有骨龄提前，但无诊断特异性。

2）外周性性早熟：女童第二性征提前出现，性征发育不按正常发育程序进展。性腺没有发育，促性腺激素在青春前期水平。

（2）诊断：根据患者的病史、临床表现、辅助检查可作出诊断。

1）详细的病史询问：是否接受外源性性激素制剂，如药物、化妆品、食品（添加催长剂的动植物）等；神经系统、视觉、行为的变化；家族中青春发育年龄史；脑炎或脑部创伤史；身高生长加速史；阴道流血史。

2）临床表现及体格检查

①过早的第二性征发育包括有乳晕，乳房增大、隆起、着色，乳房下有硬节，肿痛；大阴唇、腋窝着色和出现色素较浅的长毛；阴道分泌物增多，内裤上有少许分泌物，阴部疼痛及瘙痒等；月经来潮。②体格生长发育年龄提前，身高加速增长，患儿身高高于同龄正常发育者。但由于长骨骨骺的提前融合，最终成年身高低于正常发育者。③体格检查包括身高、体重、第二性征、皮肤表现、甲状腺有无结节或肿大；妇科内外生殖器发育情况及有无肿瘤。④手腕部正位 X 射线摄影可判断骨龄。

（3）治疗原则：去除病因；早期抑制第二性征的发育；延缓骨成熟的时间，防止骨骺线早期闭合所导致的身材矮小；促进生长，改善最终身高；防止患儿和家长出现心理和社会适应障碍；预防性伤害。

（4）预防措施：加强保健指导，教育家长不要给儿童食用含激素的食物、补品，保管好避孕药。教育家长、老师认识性早熟，使他们了解到除有器质性病变外，其他性早熟对身体影响不大，如特发性性早熟仅影响身高，不会造成其他损害。正确对待性早熟，解除患儿的思想顾虑，恢复实际年龄的心理行为，使其身心正常发育。

三、女童期保健及保护

1. 性教育　女童的性教育应当从小开始，主要通过家庭、幼儿园、学校以及电视、电影、儿童读物以及大众媒体的宣传等形式进行，老师和家长应根据女童的年龄和心理发育特征，选择适合儿童身心特点的内容和形式开展适时、适度、适当的性教育。

2. 生殖保健措施　做好对女童的生殖健康保健，对女性的生理健康及社会稳定和谐有重要的意义。

防止生殖道损伤及感染

1）防止外阴感染：女童尿道短而直，尿道外口暴露，接近肛门，易受细菌感染，因此女童应尽早穿封裆裤，不要随地乱坐，以减少外阴感染的机会。每天清洗外阴，不必用肥皂或其他洗液，盆及毛巾专用；不用脏东西擦拭外阴，不用脏手抓挠外阴；培养定时排便的习惯，养成饭前、便后洗手，便后由前向后擦拭肛门的习惯；穿棉质内裤，经常更换内裤，不穿紧身蓝色牛仔裤或尼龙紧身衣。保护好娇嫩的外生殖器，避免损伤。告诉孩子一些自我保护知识，比如自己的外阴除了妈妈可以帮着洗，其他任何人不能看、不能摸，更不能把物品等放入阴道，造成损伤。注意女童活动场所的安全设施，对儿童进行安全性教育，避免运动时造成下身损伤的可能。家长、监护人、保育员一旦怀疑或确诊自身患有生殖器感染的疾病，应与儿童分床，衣物隔离洗涤，并及早诊治，避免传染给儿童。

2）防治女童生殖器官疾病：尽早发现并治疗发育成熟障碍，注意合理膳食，避免女童性早熟。一些流行病学调查研究显示，环境激素类物质对女童的内分泌系统可能产生影响，如暴露于多氯联苯环境中可使女童月经提前来潮，暴露于邻苯二甲酸酯环境中可使女童乳房提早发育。

3）定期健康检查：现在，学校和家长都非常重视儿童的健康和体格检查，但儿童的体检项目中除了重视儿童的体格发育外，还应重视儿童生殖系统的检查。临床资料显示，女童生殖系统可能存在一些问题，如两性畸形、小阴唇粘连等，这些问题不仅影响女童的正常发育，还有可能损害生殖健康，影响以后的性功能和生育能力。因此，定期健康查体，及时发现儿童发育不良或异常，及时干预治疗，促进身心健康以及保护生殖健康的发育。

范雪超　张家华

第三节　青春期保健

青春期是指从儿童发育到成人的一段过渡时期，是个体的躯体形态、生理功能、心理和行为等方面全面发育和发展的过程。这个时期，既是一生中生长发育突飞猛进的阶段，骨骼、肌肉和内脏器官发育加速，也是最后的生长发育阶段，在青春期之后，躯体基本不再生长，生殖器官逐步发育成熟，同时伴随而来的还有心理和行为上的巨大变化。

一、青春期的分期

青春期的开始年龄、结束年龄、发育速度和发育水平存在显著的个体差异，不同地区、不同种族及不同性别中也有着明显的差异。世界卫生组织将10～19岁定为青春期。通常，女孩的发育比男孩要早1～2年，一般在10～11岁开始，17～18岁结束。世界卫生组织同时将15～24岁定为青年期。青春期发育约10年，根据不同阶段的主要生长发育变化特点，将之划分为早、中、晚期，每期2～3年。由于青春期的发育是一个连续的过程，这种分期是人为的、相对的，并没有绝对的界限。青春早期主要特征是体格生长发育突增，伴随性器官和第二性征开始发育；青春中期主要特征是性器官和第二性征发育，女孩出现月经来潮，男孩出现首次遗精，身高增长则开始逐渐减慢；青春晚期主要特征是体格生长缓慢，直至骨骺完全融合，性腺基本发育成熟，具有生殖能力。

二、青春期女性生理发育特点

（一）形态发育

青春期女性由于受神经内分泌变化的影响，身体生长加速，出现人体生长发育的第2个突增阶段。身高、体重增长，骨骼、肌肉、脂肪组织及各器官更加发育成熟，同时伴随着性腺发育和第二性征的出现，身体的形态开始具有明显的女性特征。

1. 身高　女性身高的突增期平均较男性早1～2年，从10～12岁开始，于12～13岁时达到高峰，此时在男女身高曲线图上形成“第一次交叉”。在13～14岁时，进入生长相对缓慢的阶段，形成了身高曲线图上的“第二次交叉”。此外，女性生长的高峰期与月经初潮的时间有关，我国少女在整个青春期身高平均增加25cm，平均每年可达5～7cm。突增期出现的早晚是确定青春期发育类型的重要依据。

2. 体重　女性的体重在青春期也有很大幅度的增长，其特点是增长的高峰不如身高显著，但增长的时间长于身高，幅度也较大，在到达成年期之后仍可继续增长。

3. 体脂　青春期的女性由于雌激素的作用，体内的脂肪细胞中脂肪含量较多，最终体脂蓄积高于男性，其特点是沿上臂、大腿、臀部和背部分布，逐步呈现出丰满体态。

4. 肌肉　女性的肌肉所含的水分和脂肪较男性多，肌纤维含糖量少，其肌肉生长高峰较男性早，但高峰值低，一般在 18 岁以后肌肉发育停止，而男性则可持续至 30 岁左右。

5. 骨骼与骨龄　女性在 15～16 岁长骨骨干与骨骺完全愈合，四肢骨较短，骨盆的发育在青春期呈现出与男性明显不同的差异，横径发育大于前后径，宽而浅，有利于胎儿的娩出。骨龄则是一个独立的生长指标，当女性到 13 岁而青春期仍未开始时，应考虑可能与促性腺激素缺乏有关。此外，骨发育和月经初潮的早晚也呈现出相对的一致性，月经初潮较早者，骨龄常大于时间年龄；月经初潮较晚者，骨龄小于时间年龄。

（二）功能发育

随着青春期的进展，女性体内的各内脏器官也发生了相应的变化，各项生理功能逐步加强，直至成熟。

1. 脑发育　青春期脑细胞内部结构不断分化，神经元功能更加成熟。信息加工速度快于学龄期儿童，对事物反应能力提高，推理分析能力、记忆力、思考能力加强，容易接受新鲜事物。此外，大脑的容积在青少年早期到中期一直持续增长，到晚期则逐步减少，这种变化意味着，青春期的认知重组可能涉及突触修剪，只有此阶段的大脑经历了重组和精细调整后，才有可能出现认知的进步。

2. 心血管系统　心脏的重量迅速增加，约为出生时的 10 倍，平均达 220g，心肌功能增加，每搏输出量增多，心率减慢，70～80 次/分钟，而血压较成人低。

3. 呼吸系统　青春期肺脏的发育明显加速，12 岁左右肺脏的重量为出生时的 10 倍，肺小叶结构逐渐完善，肺泡容积增大，呼吸肌发育加快，呼吸功能随之增强。肺活量比青春期前增加 1 倍，每次呼吸的气体交换量明显增加，呼吸频率减少。至青春期结束时达到青年女性的水平。

4. 神经系统　青春期最显著的变化是神经元的联结更加精确，皮质和皮质下的某些神经纤维继续髓鞘化，胶质细胞数量增加，白质的容量呈线性增加，提高了神经传导的效率，认知能力有了质的转变。

5. 血液系统　青春期骨髓造血功能旺盛，血红蛋白及红细胞计数应增加，但由月经来潮导致一定量的血液丢失，而造血功能可能出现暂时性的补偿不足，故而血红蛋白和红细胞计数上升不明显。白细胞计数随着年龄增长而略微减少，中性粒细胞的比例加大，作为防御机制的淋巴系统的作用机制开始下降，建立起以中性粒细胞为主的防御机制。

6. 体能差异　青春期之后，男女体能出现性别差异，男性的肌肉力量在这一时期可增长 25～35kg，女性则为 15～20kg。在运动能力方面，速度和力量的发展也是男性优于女性，故而，在体能训练时应注意男女间的差别，有针对性地设计锻炼方案。

（三）性发育

性发育是青春期女性的重要表现，在内分泌激素的作用下，生殖系统发育骤然增快并迅速成熟，包括生殖器官、月经初潮和第二性征的发育。

1. 生殖器官的发育　女性生殖器官分为内外两部分，内生殖器包括卵巢、子宫、输卵管、阴道。外生殖器又称外阴，包括阴阜、大阴唇、小阴唇、阴蒂、前庭、会阴。

（1）卵巢：卵巢在 8 岁以前极小，表面光滑，青春期开始后，发育增长速度很快，但在月经初潮时尚未完全发育成熟，其重量仅为成熟卵巢的 30%，随后卵巢继续发育，表面因排卵逐渐变得凹凸不平，灰白色，成熟的卵巢具有周期性排卵及性激素分泌的功能。

（2）子宫：新生儿的子宫长 2.5～3.0cm，宫体的长度仅为宫颈长度的 1/2，至月经初潮前，子宫大小接近成年人，宫体明显增大，宫体与宫颈之比为 2∶1，临近月经初潮时，宫颈变宽，腺体增生，腺上皮产生大量透明分泌物，青春中期时，受雌、孕激素影响，子宫内膜发生周期性变化。

（3）输卵管：输卵管管径增大，弯曲度减小，受卵巢激素的影响，输卵管肌肉收缩，黏膜上皮细胞的形态、分泌及纤毛摆动开始有周期性变化。

（4）阴道：女性出生时阴道长约 4cm，月经初潮时增至 11cm 左右，黏膜增厚并出现皱褶，伸缩性变强，阴道分泌物由儿童时的碱性转变为酸性。

（5）外阴：出生时，大小阴唇与阴蒂较大，此后随着母体激素的撤退，阴唇变小。青春期由幼稚型向成人发展，阴阜脂肪逐渐沉积，大阴唇变厚增大，处女膜变厚，前庭大腺功能开始活跃。

2. 月经初潮 女性出现第一次生理性子宫出血称为月经初潮，它是女性性成熟过程中的重要标志。初潮的年龄与种族、地域、经济、营养、遗传等因素有关，近年来，随着经济的发展和社会的进步，我国女性的初潮年龄有提前趋势，平均每 10 年大约提前 4 个月。

三、青春期女性保健指导

（一）个人卫生指导

进入青春期后，女性的卵巢逐渐发育，随之雌激素分泌增加，促进子宫内膜、子宫颈腺体、阴道腺体分泌增加，加上阴道上皮脱落细胞、白细胞和乳酸杆菌，形成了一种阴道分泌物，又称“白带”。由于女性外阴部特有的解剖结构，阴道口与尿道口的距离很短，白带、月经血的排出，以及外阴皮脂腺的分泌物和黏附在外阴处的一些污垢，均易于病原体的生长，如不注意外阴部的卫生，很容易引起外阴部的炎症，并可能进一步引起尿路感染和生殖系统的感染。因此，青春期女性应注意以下几点。

1. 每天用清洁的水清洗外阴。应有个人专用的清洗外阴的毛巾和盆（不能用于洗脚）。不过分用碱性清洗剂或肥皂清洗外阴，以免外阴皮肤缺乏油脂，过分干燥而引起瘙痒。

2. 勤换内裤，最好每天更换。内裤要宽松，质地应为纯棉制品，化纤制品的内裤透气性能差，易使外阴部温度、湿度增加，造成病原体繁殖而致外阴瘙痒。

3. 不要过分依赖卫生护垫。有些人为了保持内裤清洁，即使不在月经期也长期使用卫生护垫，由于其透气性很差，长期使用也易引起外阴瘙痒。

4. 一般情况下，不宜冲洗阴道。

（二）月经期个人卫生指导

由于月经来潮时，子宫内膜脱落，血管破裂未愈，形成一个创面，子宫口微开，阴道酸性分泌物被经血冲淡，阴道抵抗力下降，加之经血本身就是一个很好的病原体培养基，所以，这段时期如不注意卫生就很容易感染各种致病菌。因此，有必要向青少年讲授有关月经的生理卫生知识，指导她们在月经期应注意以下几方面的保健。

1. 保持外阴部清洁 应每天晚上用温水清洗外阴，清洗时不要将下身泡在水中，经期洗澡时只能淋浴，不能坐浴，以免不洁的水进入阴道。

2. 用消毒卫生巾 使用消毒卫生巾并注意及时更换，一般 2～3 小时更换一次；青春期女孩最好不使用阴道棉塞，以避免脓毒性休克综合征的发生。

3. 避免受凉，注意下身保暖 经期适当避免生冷食物，特别需注意下肢及下腹部的保温，避免用冷水洗澡、洗头、洗脚。

4. 劳逸结合，适量活动 避免过度劳累，注意适当休息，保证有充足的睡眠，以增强抵抗力。同时，适当地进行体育活动。

5. 保持心情舒畅和加强营养 有些少女在经期可能会因身体的某些不适如腰酸和下腹部坠胀，出现情绪变化如易怒或情绪低落。应鼓励青少年做一些自己喜欢做的事情，调节情绪，保持精神愉悦。月经期应多吃易消化的食物，多吃蔬菜、水果和蛋白质，少吃辛辣刺激的食物，以保证足够的营养和大便通畅。

（三）乳房保健

1. 佩戴合适的胸罩 进入青春期的女性在乳房发育之后应适时地佩戴胸罩。由于胸罩的支撑，乳房负担均匀，减轻了在进行体育运动和体力活动时乳房的上下震动，保证了乳腺里的正常血液循环，避免引发各种乳腺疾病，并且通过胸罩的保护，还可避免乳房受到损伤。当乳房上缘（经过乳头）到乳房下缘的距离＜16cm 时，不用佩戴胸罩，应让它充分发育。选择胸罩时，应注意其大小、式样是否合适。佩戴胸罩后应感到舒适而无压迫、紧束感。此外，还要根据个人生长发育情况随时更换。临睡前应脱下胸罩，以保证胸部的血液循环和呼吸畅通。

2. 加强营养和体育锻炼 乳房发育很大程度上受遗传因素的影响，但后天的营养和运动有助于乳房的发育。因此，在青春期需进行科学的饮食，注意不挑食、不偏食以获得全面的营养，保证身体发育和乳房发育的需要。同时，还应重视胸部及上臂锻炼，如游泳、打球等运动，促进此部位的肌肉发育，改善血液循环，进而促进乳房发育。

3. 注意乳房有无肿物 青春期女性以乳腺纤维瘤最为多见，它是一种良性肿瘤。因此，需要每月做一次乳房自查。自查的时间最好是在月经过后不久。自检方法：检查时可采取坐姿或平躺，右手指腹以旋转或来回滑动的方式检查左侧乳房，以顺时针方向由外侧开始进行一周。以同样方式检查右侧乳房，但沿逆时针方向进行。注意不要用手指去捏乳房。

四、青春期性教育

在青春期少年中，性教育是非常重视的内容，因此大多数青春期少年应能及时获得生殖健康信息和服务。近 30 年来，我国有关性和生殖健康的社会价值观产生了深刻的变化，尽管中国与其他国家的社会文化背景不同，但生殖健康服务正在与国际接轨，青少年的身心健康状况得到不断改善和提高，性教育的形式可以是课堂授课，家庭、学校或医院咨询门诊的集体授课和个别交流，科普读物、电影、电视、录像等。性教育主要包括以下内容。

1. 男女生殖器官的解剖学和生理学知识。
2. 关于生命的形成和生育过程。
3. 青春期第一性征和第二性征发育。
4. 月经、手淫和遗精。
5. 性道德教育。
6. 性器官和性生活卫生。
7. 男女性别心理特征，社会角色特征。
8. 性功能障碍的表现、治疗和预防。
9. 避孕和生殖知识。

注意事项：

1. 因人、因地、因时和适宜、适时、适度的原则。
2. 经常性进行和防微杜渐的原则。
3. 正面疏导、尊重和理解青少年的原则。
4. 言教与身教并重的原则。

青春期性健康教育不是一项单纯的教育，是由多部门合作的一项社会系统工程。家庭应承担起对子女进行性启蒙教育的责任和义务；学校也要明确承担性教育的责任，把性教育作为一门必修课程。加强对师资队伍的培养，提高其知识与技能的质量和效果。政府和非政府组织及其他社会力量应关注流动人口和校外青少年的保健和指导，在全国建立系统、科学、有效的性健康教育体制，让青少年及时得到性和生殖健康的服务和指导，保护青少年的生殖健康和身心健康。

范雪超

第四节 生育期保健

一、婚前保健

婚前保健（premarital health care）是以保障母婴安全、防控出生缺陷为核心，以减少遗传病、传染病以及其他严重疾病对婚育的影响为重点，最终达到增强人们自我保健意识，提高婚姻和生活质量，提高出生人口素质的措施。《中华人民共和国母婴保健法》明确规定，医疗保健机构应当为公民提供婚前保健服务，婚前保健应充分尊重公民的隐私权及知情权，是公民享有健康权利的体现。目前，婚前保健是我国妇幼保健工作的重要组成部分，目前我国婚前保健内容主要包括婚前医学检查、婚前医学建议和婚前卫生咨询与指导。

1. 婚前医学检查 婚前医学检查是《中华人民共和国母婴保健法》规定医疗机构应当为公民提供的三项婚前保健技术服务内容之一。婚前医学检查是对准备结婚的男女可能患影响结婚和生育的疾病进行的医学检查，包括询问病史、体格检查、辅助检查等。

（1）询问病史

1）现病史：是否患有对婚育有影响的疾病，以及疾病的发生、发展、变化和治疗全过程。

2）既往史：是否患过影响健康和婚育的疾病，包括精神病、指定传染病、性病、重要脏器的疾病等。

3）月经史：初潮年龄、月经周期、经期、经量、有无痛经及末次月经日期等，发现影响婚育的妇科疾病。

4）婚育史：流产、死胎、早产、死产及生育过先天性病残患儿史。

5）遗传有关的家族史：以父母、祖父母、外祖父母及兄弟姐妹为主，注意家庭成员中有无遗传性疾病，如已病故要了解其死因，必要时绘制家系谱。

6）家族近亲结婚史：直系或旁系亲属中有无近亲婚配。

（2）体格检查

1）一般项目：血压、体重、身高、视力、辨色力等，观察身材是否特殊矮小或巨大，是否过胖或过瘦，全身皮肤的颜色、瘢痕等。

2）全身检查：有无特殊面容、特殊体态、语言表达及智力状况、精神状态和行为有无失常等。常规内、外科物理检查。

3）第二性征及生殖器官检查：由同性别的医师实施（如果异性，应有女性护士在场）。女性生殖器官检查包括观察外阴发育及阴毛分布、大小阴唇和阴蒂发育，除处女膜发育异常外，严禁对处女膜完整性进行描述，检查子宫大小、双侧附件情况，有无包块、压痛等，以及是否有阴道纵隔等，检查前存在性行为的女性，建议采用阴道腹壁双合诊，检查前无性行为的女性，禁止采用阴道腹壁双合诊检查。男性生殖器检查重点检查生殖器官的发育有无异常或肿块，以及有无尿道下裂、静脉曲张等。

（3）辅助检查

1）常规检查项目：血常规，尿常规，梅毒血清学检测，血转氨酶，乙型肝炎病毒表面抗原，女性阴道分泌物滴虫、假丝酵母菌检查，射线胸部摄片（透视）等。女性受检者如已妊娠，应及时告知医师，避免胸部摄片（透视）。

2）特殊检查项目：医师认为必要或服务对象自愿选择的检查项目，如艾滋病抗体筛查，淋病奈瑟球菌检查，乙型肝炎病毒血清标志物检测，肝肾功能、精液和染色体检查，妊娠试验及相关B超，心电图，智力筛查等。

2. 婚前医学建议 根据《婚前保健工作规范（修订）》要求，婚前医学建议包括6个方面的内容，如果婚前检查出现异常结果，建议全科医师将患者转诊至上级医疗机构，复查后再给予医疗建议。

（1）未发现医学上不宜结婚的情形：经过婚前医学检查，未发现影响婚育的疾病或异常情况。这是绝大部分婚前保健对象的医学检查结果。

（2）建议不宜结婚：有下列情形的禁止结婚。患有医学上认为不应当结婚的疾病；《婚前保健工作规范（修订）》规定，双方为直系血亲、三代以内的旁系血亲，以及医学上认为不应当结婚的疾病，如发现一方或双方为重度、极重度智力低下，不具有婚姻意识能力；重型精神病，在发病期间有攻击危害行为的，注明“建议不宜结婚”。

（3）建议暂缓结婚：发现指定传染病在传染期内、有关精神病在发病期内或其他医学上认为应暂缓结婚的疾病时，医师提出“建议暂缓结婚”。需要向服务对象解释，不是不让结婚，而是在疾病治疗期间或未治愈前一段时间，减少接触，以避免因结婚造成传染病的传播，及避免精神病患者对他人的攻击而提出的建议。

（4）建议采取医学措施，尊重受检者意愿：对于可能会终身传染，且不在发病期的传染病患者或病原体携带者，如乙型肝炎病毒携带、人类免疫缺陷病毒（也称艾滋病病毒）感染等情况。医师应向服务对象说明情况，提出预防、治疗及采取其他医学措施的意见，提出告知对方的建议。若受检者坚持结婚，应充分尊重受检双方的意愿。

（5）建议不宜生育：发现医学上认为不宜生育的严重遗传性疾病或其他重要脏器疾病，以及医学上认为不宜生育的疾病者，医师提出“建议不宜生育”的医学意见。通常情况下，患病者难以接受，多会从疾病是否对对方、后代健康影响的角度向医师询问。医师应该充分理解患者的心情，进行耐心、详细的解释。

（6）其他：除《婚前保健工作规范（修订）》规定的上述医学意见外，还有某些影响婚育的情况，医师可以提出建议，如某些遗传病可将致病基因传给男孩，女孩是致病基因携带者，可建议控制下一代性别。若有生殖器官缺陷或疾病者应提出经治疗后再结婚的建议；若任何一方患无法矫治的严重缺陷，应建议主动向对方说明情况，共同商讨知情选择婚育；若患重要脏器严重疾病或晚期恶性肿瘤者，结婚生育会使病情更趋恶化，甚至缩短其生命期限，应建议慎重考虑婚育。

3. 婚前卫生咨询与指导 婚前卫生咨询是医师与服务对象就生殖健康、婚育等问题进行面对面的交谈和商讨，以澄清对某些生殖健康问题的认知，解决难以启齿的隐私问题。

婚前卫生指导是医疗保健机构为准备结婚的男女公民，提供以婚育为核心，有关疾病、性与生殖健康等知识的健康教育。全科医师可以运用有效的宣传手段，在有限时间内将最主要、最基本的知识传授给婚前保健人群，以增强他们的自我保健意识，主要包括影响婚育疾病的基本知识、遗传病基本知识、性保健和性教育、避孕及计划生育、孕前保健知识、生殖健康相关知识，具体内容见相应章节。

二、孕前保健

（一）孕前保健措施

1. 选择最佳的受孕时机，有计划地妊娠，减少危险因素，避免高危妊娠。
2. 做好孕前营养储备，养成良好的饮食习惯，控制体重。
3. 注意评估既往慢性病史、家族史和遗传病史，积极治疗对妊娠有影响的疾病或传染病，选择适宜时间受孕。
4. 孕前保持健康的心理和社会环境，能够预防孕期疾病及产后心理问题的发生。
5. 避免接触有毒物质和放射线，戒烟、酒，保持良好的生活习惯。
6. 孕前三个月补充叶酸或含有叶酸的复合维生素。
7. 合理用药。

8. 如使用长效避孕药物避孕者，应改为工具避孕半年后再受孕。

（二）高危妊娠筛查

高危妊娠是指妊娠期有个人或社会不良因素及某种并发症及合并症等，可能危害孕妇、胎儿与新生儿或者导致难产者，具体高危妊娠的筛查内容如下。

1. 年龄＜16 岁或＞35 岁，身高＜145cm，体重＜40kg 或＞85kg，从事有毒职业者、有烟、酒或某些药物成瘾者。

2. 既往病史：有心血管、肝、肾、呼吸、内分泌、神经、精神病史者或有重大外科手术病史者，家族及本人遗传病或先天异常者。

3. 既往孕产史：有月经失调、不孕症史。有多次流产、早产、死胎、死产及新生儿死亡、畸形病史，难产、产后出血史。

4. 本次妊娠经过：孕早期有阴道出血、病毒感染。

5. 本次妊娠检查发现异常者：包括有内外科合并症如心血管病，呼吸系统疾病，肝、肾、内分泌、血液系统疾病及外科疾患；也包括有产科并发症者如妊娠高血压综合征，多胎妊娠，胎儿宫内发育异常、受限或加速，胎盘异常，羊水异常，胎位异常，骨盆狭窄，软产道异常，胎儿宫内窘迫，早产或孕过期等。

6. 胎盘功能不全。

7. 妊娠期接触大量放射线、化学毒物及服用对胎儿有影响的药物。

8. 盆腔肿瘤，曾有手术史。

9. 骨盆测量异常。

10. 子宫大小是否与停经月份相符。

11. 足月妊娠胎儿体重＞4000g 或＜2500g。

12. 胎位异常。

13. 血压＞130/90mmHg，收缩压增加 30mmHg、舒张压增加 15mmHg，尿蛋白检查，必要时做眼底及肝功能检查。

14. 常规化验：血常规、尿常规、肝功能等。

三、孕产妇社区保健

孕产妇社区保健是对辖区常住的孕产妇进行的健康管理服务。

（一）孕早期保健

孕早期是孕妇从妊娠开始到妊娠 13 周前（12+6 周），是胚胎、胎儿分化、发育阶段，容易受各种生物、物理、化学等因素影响，导致胎儿畸形或发生流产，因此要注意防病防畸。在此期间，孕妇应到辖区内基层医疗卫生机构建立《孕产妇保健手册》，填写基本情况，并接受孕早期健康教育和指导，同时进行第一次产前检查服务，具体保健项目如下。

1. 询问本次妊娠情况、既往史、家族史、月经史、生育史、个人史以及妇产科手术史。

2. 一般检查 测量身高、体重，计算身体质量指数，测量血压，心肺听诊。

3. 妇科检查 检查外阴、阴道、宫颈、子宫及附件有无异常情况。

4. 辅助检查 进行血常规、尿常规、血型、血糖、肝功能、肾功能、乙型肝炎、阴道分泌物、梅毒血清学试验、HIV 抗体检测等实验室检查以及 B 超检查。

5. 开展孕早期生活方式、心理和营养的保健指导，避免致畸因素和疾病对胚胎的不良影响，告知和督促孕妇进行产前诊断和产前筛查。

6. 记录检查结果，并进行总体评估，对具有妊娠危险因素和可能有妊娠禁忌证或严重并发症的孕妇，及时转诊到上级医疗机构，并在两周内对转诊结果进行随访。

（二）孕中期保健

孕中期是指孕妇孕13～27周，是胎儿生长发育较快的阶段，胎盘已经形成，不易发生流产，但应仔细检查孕早期各种影响因素对胎儿是否有损伤，从孕中期开始就应预防孕晚期并发症的发生。随着孕周的增加，由于激素水平的作用，孕妇的面部、乳晕、腹中线及外阴可能会出现明显的色素沉着。孕妇自觉乳房发胀，乳晕颜色加深，乳头增大、变黑、易勃起。一般初产妇20周、经产妇18周开始感受到胎动，胎动在夜间和下午较为活跃，常发生在胎儿睡眠周期小时，持续20分钟左右。孕中期孕妇应该在孕16～20周、孕21～24周期间进行第二次和第三次孕期健康管理。具体保健项目如下。

1. 询问孕妇健康状况、有无异常的主诉及胎动出现的时间，确认随访时孕妇的孕周。

2. 体格检查 检测体重、血压、宫高、腹围、胎位、胎心率、下肢有无水肿等。

3. 实验室检查 血常规、尿常规、糖尿病筛查等，并了解血红蛋白及尿蛋白情况。

4. 产前筛查及产前诊断 告知和督促孕妇进行预防出生缺陷的产前筛查，对疑有畸形、遗传病或高龄孕妇要进一步做产前诊断。

5. B超及四维彩超检查 孕20～26周期间，通过超声检查了解宫内胎儿发育状况，筛查胎儿神经管畸形，先天心脏畸形，唇裂、腹裂等畸形。

6. 通过检查对孕妇的健康和胎儿的生长发育状况进行评估，识别高危孕妇。对未发现异常的孕妇，应进行孕期的生活方式、营养、心理及运动的健康指导，增加自我监护和母乳喂养知识的宣教。对发现有异常的孕妇，要及时转至上级医疗机构，出现危急征象的孕妇，要立即转诊，并在两周内随访转诊结果。

（三）孕晚期保健

孕晚期是指孕28周到临产前，随着妊娠月份的增加，增大的子宫已于28周末达到了脐上三横指，32周末到了脐与剑突之间，36周末在剑突下，40周末在脐与剑突之间。此时，膈肌上推，出现呼吸困难、胃部不适、肋骨钝痛。血容量于孕32～34周时达到高峰，比平时增加40%～50%，平均增加约1450ml，维持此水平直至分娩。胎头入盆后，膀胱受压，膀胱、尿道压力增加，部分孕妇可出现尿频及尿失禁。孕晚期是胎儿生长发育最快的阶段，应及时补充营养和微量元素，定期进行产前检查，没有助产技术服务资质的基层医疗卫生机构，应督促孕妇前往有助产技术服务资质的机构进行相关产检，该期具体保健项目如下。

1. 产检频率 孕28～36周，每2周一次；36周以后每周一次；有并发症者应增加产检频率。

2. 产检内容 确认产检时孕妇的孕周，测量体重、血压、脉搏、宫高、腹围，听胎心，腹部四步触诊，检查甲状腺、乳房、乳头、心脏触诊和听诊，检查下肢水肿情况。

3. 对孕妇的健康和胎儿的生长状况进行评估和分类，防止妊娠并发症。

4. 健康教育 进行孕晚期营养及生活方式、分娩、产褥期相关知识、母乳喂养、新生儿筛查以及预防接种知识的宣教，开展孕妇自我监护、分娩准备教育，指导孕妇做好乳房准备，有利于产后哺乳。

5. 对发现有异常的孕妇，要及时转至上级医疗机构，出现危急征象的孕妇，要立即转诊，并在两周内随访转诊结果。

（四）产后访视

乡镇卫生院、村卫生室和社区卫生服务中心（站）在收到分娩医院转来的产妇分娩信息后，应于产妇出院后7天内，到家中进行产后访视，进行产褥期健康管理，并加强母乳喂养和新生儿护理指导，同时进行新生儿访视。

1. 产褥期　产褥期是指从胎盘娩出至产妇全身各器官除乳腺外恢复到正常未孕状态所需的一段时间，通常为6周，是产妇恢复和新生儿开始独立生活的阶段，产妇分娩时消耗了较大的精力和体力，分娩虽然结束，但产褥期仍是围产保健的重要一环。

2. 产后访视的服务内容

（1）产妇一般情况：乳房、子宫、恶露、会阴切开或腹部伤口情况，了解有无产后出血及感染等异常情况；观察产妇的精神状态及心理变化，适时给予疏导，防止出现产后抑郁症状。

（2）母乳喂养指导：观察产妇喂奶全过程，指导正确哺乳方法；鼓励母乳喂养，按需喂养，母婴同室，做到早接触，早吸吮，坚持纯母乳喂养4～6个月。

（3）产褥期保健指导：对母乳喂养困难、产妇便秘、痔疮、会阴或腹部伤口的问题给予处理；为了预防感染和后期康复，居住环境应清洁、通风、空气清新，衣着应宽松、清洁透气；产后一小时后即可进食半流质，清淡饮食，食物应富含营养、水分和纤维，应少食多餐，注意大小便通畅。

（4）转诊：发现有产褥感染、产后出血、子宫复旧不佳、妊娠合并症未恢复者以及产后抑郁等问题的孕妇，应及时转至上级医疗机构进一步检查、诊断和治疗，并在两周内随访转诊结果。

（5）新生儿基本情况：通过观察、询问和检查了解新生儿的基本情况。

3. 产后42天健康体检

（1）正常产妇产后42天到乡镇卫生院、社区卫生服务中心进行健康检查，异常产妇到原分娩医疗卫生机构进行检查。

（2）了解产后康复情况及母乳喂养情况，患有内科或产科合并症者应了解其疾病的症状。

（3）测血压、脉搏，检查乳房及腹部伤口愈合情况。妇科检查应了解会阴伤口愈合情况，阴道分泌物情况。通过观察、询问和检查对产妇恢复情况进行评估。

（4）应对产妇进行心理保健、性保健与避孕、预防生殖道感染、纯母乳喂养六个月、产妇和婴幼儿营养等方面的指导。

4. 孕产妇保健服务要求

（1）开展孕产妇健康管理的社区卫生服务中心和乡镇卫生院应当具备服务所需的基本设备和条件。

（2）按照国家孕产妇保健有关规范要求，进行孕产妇全程追踪与管理工作，从事孕产妇健康管理服务工作的人员应取得相应的执业资格，并接受过孕产妇保健专业技术培训。

（3）加强与村（居）委会、妇联相关部门的联系，掌握辖区内孕产妇人口信息。

（4）加强宣传，在基层医疗卫生机构公示免费服务内容，使更多的育龄妇女愿意接受服务，提高早孕建册率。

（5）每次服务后及时记录相关信息，纳入孕产妇健康档案。

（6）积极运用中医药方法（如饮食起居、情志调摄、食疗药膳、产后康复等），开展孕期、产褥期、哺乳期保健服务。

（7）有助产技术服务资质的基层医疗卫生机构在孕中期和孕晚期对孕妇各进行2次随访。没有助产技术服务资质的基层医疗卫生机构督促孕妇前往有资质的机构进行相关随访。

范雪超　聂晓旭　杨　曼

第五节　节育期保健

节育期是生育年龄妇女无生育要求的时期，是妇女一生中最重要的时期，应做好这一时期的保健工作。避孕措施是指用科学的手段，使妇女暂时不受孕。避孕方式的选择受妇女的生育年龄、生育状况、生育意愿、生活方式、经济条件、生殖健康状况、是否合并有内外科疾病等多重因素的影响。因此，全科医师在接诊避孕咨询和有避孕要求的患者时，要详细了解患者的需求，根据就诊患者的特点为其推荐合适的避孕方式。

一、避孕措施的选择

避孕（contraception）是计划生育的重要组成部分，主要通过控制生殖过程中3个关键环节来达到避孕目的：抑制精子与卵子产生；阻止精子与卵子结合；使子宫环境不利于精子获能、生存，或不适宜受精卵着床和发育。理想的避孕方法应符合安全、有效、简便、实用、经济的原则，对性生活及性生理无不良影响，为男女双方均能接受并乐意持久使用（图5-5-1）。

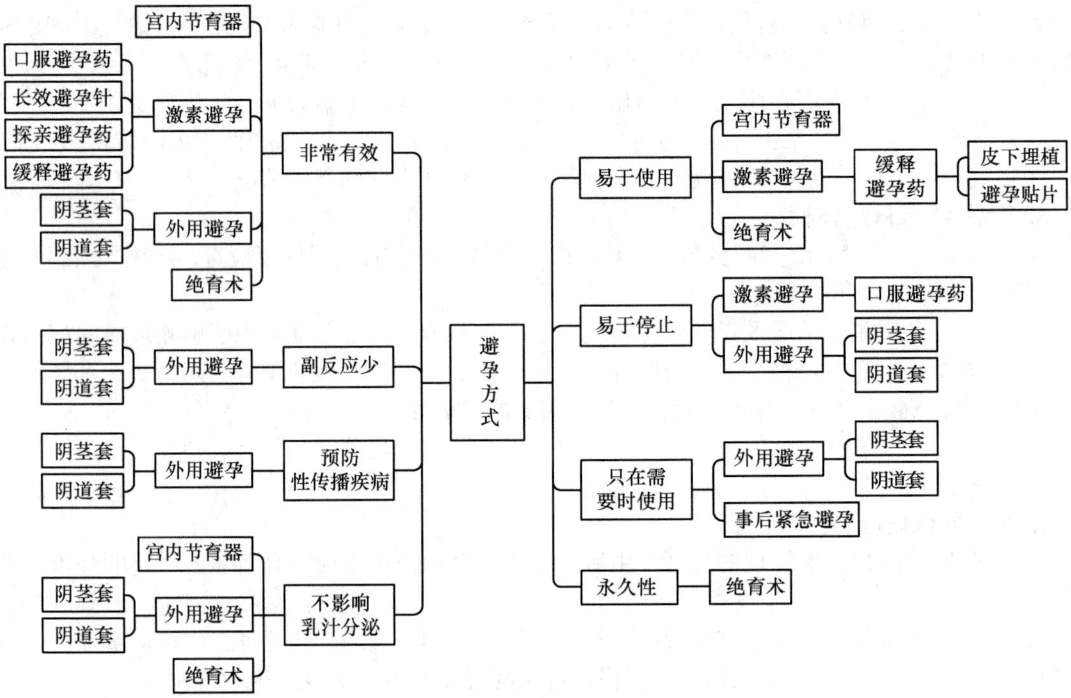

图5-5-1 避孕方式

（一）新婚期

这个阶段的女性通常没有生育过孩子。选择避孕方式时，建议以方便且不影响以后妊娠为原则。可以尝试复方短效口服避孕药或男用避孕套的方式避孕。

（二）哺乳期

这个阶段在选择避孕方式时，建议以不影响哺乳为原则。推荐以避孕套为主，这是最简单、最有效的方法。此外，也可以选择宫内节育环避孕。但是不建议使用复方短效口服避孕药、避孕针等避孕方法，因为这样会对乳汁质量造成影响。

（三）生育后期

这个阶段的女性，大多已经度过了妊娠期和哺乳期，还未到达绝经期。对于这部分女性，建议选择长效、安全、靠谱的避孕方式，比如使用宫内节育环、口服复方短效避孕药、避孕针或避孕套等，都是比较好的方法。这个阶段的女性可以根据自己的身体状况、经济条件、使用禁忌等因素选择合适的方法。

（四）绝经过渡期

围绝经期妇女卵巢功能逐渐衰退，往往表现为月经紊乱，避孕的原则是不影响其内分泌代谢。推荐使用避孕套、避孕膜、避孕栓，不建议口服或注射避孕药。

（五）流产后避孕

（1）口服避孕药物：口服避孕药可以提供有效的避孕效果，且停药后短期内可再次备孕。

（2）男用阴茎套：阴茎套不仅可以防止受孕，还可以减少性传播疾病的风险。

（3）宫内节育器（intrauterine device，IUD）：这是一种长效避孕装置，可以在流产后立即安放，它提供长期的避孕保护。

（4）避孕注射：避孕注射是一种长效避孕方法，可以每隔一段时间注射一次，在流产后也可选用。

（5）避孕环：与宫内节育器类似，避孕环也是一种长效避孕方法，可以在流产后使用。

（6）避孕皮肤贴片或植入装置。

二、避孕失败的补救措施

紧急避孕（emergency contraception）是指无避孕或避孕措施失误的情况下，几小时或几日内立即采用的、防止妊娠形成的短效补救措施。紧急避孕能阻止或延迟排卵，干扰受精或阻止受精卵着床。

（一）适应证

（1）无保护的性交。包括未采取避孕措施，性交中断未能及时从阴道中抽出阴茎导致射精发生在阴道内，阴道口外射精，安全期避孕中日期计算错误等。

（2）避孕套破裂，脱落在阴道内。

（3）阴道隔膜、宫颈帽放置不当、性交过程中脱落、破裂或过早取出。

（4）宫内节育器部分或完全脱落。

（5）在某些特殊情况下于月经中期取环。

（6）排卵期前后，妇女只采用杀精剂避孕。

（7）口服避孕药服用不当。服用避孕药中期漏服 1～3 片药时可以不采用紧急避孕，如果漏服 3 片以上或患者存在严重焦虑时，可以行紧急避孕。

（8）漏服单纯孕激素避孕药。如果在漏服第一片药到重新开始服药的 48 小时之间发生无保护性交则需要紧急避孕。

（二）禁忌证

（1）已处于妊娠状态：紧急避孕药物主要通过延缓或抑制排卵来达到避孕效果，因此在已经受孕的情况下使用无效。

（2）患有严重肝病：有严重肝病的人可能对药物代谢有影响，可能增加药物副作用的风险。

（3）对紧急避孕药物过敏：对紧急避孕药物中的成分过敏的人应避免使用。

（4）遗传性半胱氨酸尿症：这是一种罕见的遗传疾病，对含麦角酸成分的紧急避孕药物可能产生不良反应。

（5）服用特定药物：某些药物，如转肝酶诱导剂（抗癫痫药物、抗结核药物等）可能会减弱紧急避孕药物的效果。

（三）目前常用紧急避孕方法

（1）药物：含醋酸乌利司他的紧急避孕药、含左炔诺孕酮的紧急避孕药、复方口服避孕药。

（2）节育器：含铜宫内节育器。

案例分享

王某，女性，25 岁，新婚。今日王某携丈夫一起来到社康全科诊室，寻求健康咨询。

全科医师："您好，我是今天的坐诊医师×××，请问有什么可以帮到您的？"

王某："您好，医生，是这样的，我跟我老公刚结婚，想过来咨询一下，我们目前采取哪种避孕方法会好一些。"

全科医师："王女士，请问您近期有要小孩的打算吗？"

王某："暂时不考虑，想以工作为主，预计最快也要 2～3 年以后再考虑。"

全科医师："您和您丈夫有在服用什么药物吗？"

王某&王某丈夫："没有，没有服用任何药物。"

全科医师："您平时月经规律吗？会出现痛经吗？"

王某："都很规律，没有痛经。"

全科医师："您和您丈夫最近一次体检是什么时候，能给我看一下报告结果吗？"

王某："医生您看，这是我跟我老公上个月的体检报告，一切都正常。"

全科医师："是的，都挺好的。如果您近几年没有生育需求，这边可以考虑 2 种避孕方式，一种是女性口服短效避孕药，另外一种是男性使用避孕套。"

王某："能跟我讲讲两者的区别吗？"

全科医师："从避孕效果来说，口服短效避孕药的成功率较高，但是口服短效避孕药也会带来一些副作用，少量人群会出现不规则阴道出血、恶心、乳房胀痛、情绪低落、性欲下降、偏头痛，严重的可能会产生静脉血栓等。"

王某："哇，这么可怕啊，那我不要吃药。"

全科医师："一般来说，这种情况比较少见，您不用太担心，而且在用药前我们会评估您的身体情况。短效避孕药的成功率较高，而且还有减少月经周期紊乱、降低卵巢囊肿发病率、降低妇科肿瘤发病风险等优势。您也可以选择采用避孕套避孕，说说看，您知道如何佩戴避孕套吗？"

王某丈夫："不就是直接戴上去就行了吗？"

全科医师："首先，要购买正规品牌、品质合格的避孕套，根据自己的尺寸合理选择避孕套。①在使用避孕套前需清洗双手，检查避孕套外包装，查看生产日期是否有过期或包装是否损坏；②小心撕开包装，防止避孕套被指甲破坏；③确定正反面，卷边向外是正面，如果无法展开证明佩戴错误，需更换方向，或者换一个新的避孕套；④避孕套需在性行为开始前就戴上，并且全程佩戴；⑤包皮过长先翻开包皮再戴，佩戴时拇指和食指捏住避孕套前端，挤出空气，然后将卷曲的避孕套放在阴茎头上，边推边套至阴茎根部；⑥每次性行为需换一个新的避孕套。"

王某&王某丈夫："听起来好复杂，感觉每次都要做很多准备，有没有其他更方便的避孕方法？"

全科医师："还有其他的避孕方法，如宫内节育器或自然避孕法，但均有较大弊端，宫内节育器一般不建议尚未生育的新婚夫妇使用，可能会导致出血、疼痛，严重的会子宫穿孔，而自然避孕法，失败率非常高。建议还是口服短效避孕药或者使用避孕套。"

王某&王某丈夫："好的，那我们选择采用避孕套避孕，谢谢医生。"

参考文献

柴燕，唐颖，卢永等. 2018. 我国基层计划生育队伍承担健康教育任务的现状研究[J]. 中国健康教育，34(4): 1-6, 28.

程利南. 2009. 计划生育技术与生殖保健[J]. 中国实用妇科与产科杂志, 25(10): 723-724.
范光升. 2013. 计划生育领域的进展[J]. 中华妇产科杂志, 48(4): 314-316.
丰有吉, 沈铿, 马丁. 2015. 妇产科学[M]. 3 版. 北京: 人民卫生出版社.
谢幸, 孔北华, 段涛. 2018. 妇产科学[M]. 北京: 人民卫生出版社.
John M. 2019. 全科医学[M]. 刘先霞译. 5 版. 北京: 科学技术文献出版社.

范雪超 殷实嘉

第六节 围绝经期保健

围绝经期（perimenopausal period），指从绝经前一段时间，出现与绝经有关的内分泌、生物学改变及临床特征到绝经后 12 个月内的一段时间。

中国女性开始进入围绝经期的平均年龄为 46 岁，绝经的平均年龄在 48～52 岁，约 90%的女性在 45～55 岁之间绝经。随着临床和科研的进步，对生殖衰老过程进一步细分。2011 年发表的“生殖衰老研讨会+10（STRAW+10）”分期系统是目前公认的生殖衰老分期“金标准”。STRAW+10 分期系统主要依据月经周期变化，并结合生殖内分泌和超声指标将女性生殖衰老过程分为生育期、绝经过渡期和绝经后期 3 个阶段，然后又进一步细分为 10 个亚阶段，STRAW+10 分期系统适用于大多数女性，但不适用于多囊卵巢综合征、子宫内膜切除或子宫切除术后等特殊情况，这些情况应采用生殖内分泌指标和窦卵泡计数等支持标准确定生殖衰老分期（图 5-6-1）。

初潮（位于−5 之前）　　最终月经（0）（位于−1 与+1a 之间）

分期	−5	−4	−3b	−3a	−2	−1	+1a	+1b	+1c	+2
术语	生育期				绝经过渡期		绝经后期			
	早期	峰期	晚期		早期	晚期	早期			晚期
					围绝经期					
持续时间	可变				可变	1～3年	2年（1年+1年）		3～6年	余生
主要标准										
月经周期	可变到规律	规律	规律	经量、周期、长度轻微变化	邻近周期长度变异≥7d，10个月经周期内重复出复出现	月经周期长度≥60d				
支持标准										
内分泌 FSH AMH 抑制素B			 正常 低 低	 可变 低 低	 ↑可变 低 低	 ↑≥25IU/L 低 低	 ↑可变 低 低		 稳定 极低 极低	
窦卵泡数			少	少	少	少	极少		极少	
描述性特征										
症状						血管舒缩症状	血管舒缩症状			泌尿生殖道萎缩症状

图 5-6-1 生殖衰老研讨会+10（STRAW+10）分期系统

注：在月经周期第 2～5 天取血检测。依据目前采用的国际垂体激素标准的大致预期水平。箭头表示升高；FSH 表示卵泡刺激素；AMH 表示抗米勒管激素

一、围绝经期的主要内分泌学变化

（一）卵巢的变化

卵泡储备数量进一步减少渐至耗尽，窦卵泡数量减少渐至消失，卵巢体积进一步缩小。

（二）生殖相关激素的变化

血促卵泡激素逐渐升高；血雌二醇水平波动增大，近绝经时降低；无排卵周期逐渐增多，即使发生排卵的周期，黄体功能不足比例增加，因此血孕酮水平低下；抑制素产生减少，血中水平低下；血睾酮轻度增加，血脱氢表雄酮和硫酸脱氢表雄酮水平逐渐下降；瘦素的产生逐渐增加；性激素结合球蛋白产生减少。

二、围绝经期综合征

伴随围绝经期生殖内分泌激素的改变，临床上出现一系列症状，在排除器质性疾病后，除月经改变外的症状集合称之为围绝经综合征（表 5-6-1）。围绝经期以月经改变为标志，潮热、出汗等血管舒缩症状最为常见。因遗传背景、文化程度、家庭环境、工作压力、自我控制能力等不同，这些症状出现的频率和轻重差异很大，目前多用库珀曼（Kupperman）评分标准（表 5-6-2），分值越高，病情越重。

表 5-6-1　围绝经期临床症状

症状	具体表现
月经改变	周期逐渐缩短为主，少数表现为周期延长，不规则阴道流血增多
血管舒缩症状	潮热、出汗、失眠
心理精神症状	经前综合征加重，抑郁、情绪波动、烦躁、易激惹、注意力分散、记忆力减退
性功能减退	阴道干涩、性欲减退、性交疼痛
躯体症状	头痛、头晕、心悸、乳房胀痛、关节疼痛、腰痛
其他	体重增加、皮肤感觉异常及瘙痒、尿频、夜尿增加、尿失禁

表 5-6-2　Kupperman 评分标准

症状	基本分	程度评分			
		0	1	2	3
潮热出汗	4	无	＜3 次/d	3～9 次/d	10 次/d
感觉异常	2	无	有时	经常（刺痛、麻木）	经常且严重
失眠	2	无	有时	经常	经常，需服药
焦虑	2	无	有时	经常	经常，不能自控
忧郁	1	无	有时	经常，能自控	失去生活信心
头晕	1	无	有时	经常，不影响生活	影响生活和工作
疲倦乏力	1	无	有时	经常	日常生活受限
肌肉骨关节痛	1	无	有时	经常，不影响功能	功能障碍
头痛	1	无	有时	经常，能忍受	需服药
心悸	1	无	有时	经常，不影响生活	需治疗
皮肤蚁走感	1	无	有时	经常，能忍受	需治疗

症状评分＝基本分×程度评分，各项症状评分相加之和为总分。

三、疾病谱变化

由于内分泌的变化以及年龄增加，围绝经期妇女疾病谱出现以下变化趋势。

1. 功能失调性子宫出血发生率增加，无排卵型和黄体功能不全为主。

2. 子宫肌瘤人群发现率增加，手术人群比例亦增加；50%～60%的子宫肌瘤发生在 40～50 岁的围绝经期。

3. 卵巢囊肿发生率增加。

4. 子宫内膜癌发生率增加，围绝经期妇女所发现的子宫内膜癌占 15%～20%。

5. 卵巢癌发生率增加，如占卵巢癌 40%的浆液性囊腺癌的好发年龄为 40～60 岁。

6. 宫颈癌发生率增加，40%的宫颈癌集中在 40～60 岁。

7. 乳腺癌发生率增高，乳腺癌在 35 岁以后的年龄段发生率开始上升，50 岁左右达到第一个平台期，60 岁后再次陡然上升。

8. 骨密度降低迅速，开始发生骨质疏松症甚至骨折。

9. 尿失禁和盆腔器官脱垂（子宫脱垂、阴道前后壁膨出、直肠脱垂）发生率增加，尿失禁发生率自 35 岁开始增加迅速，50 岁左右达到第一个高峰，此后稍有下降，70 岁以后再次增加；20～59 岁女性的盆腔器官脱垂发生率，每 10 年增加 1 倍。

10. 心血管疾病如高血压、冠心病等疾病发生率开始增高。

11. 糖尿病发生率开始上升。

12. 抑郁症发生率明显增加，约 10%的围绝经期妇女发生情绪紊乱，其中近半数为抑郁症患者。

四、围绝经期保健

1. 合理膳食 重视蛋白质、维生素及微量元素的摄入，多吃含钙丰富的食物，必要时补充钙剂，进食的热量应加以限制，避免过度肥胖，维持正常体重，从而减少代谢性疾病、高血压及心脑血管疾病的发生。

2. 适度运动与合理休息 注意锻炼身体，多做有氧运动及舒缓的文艺活动，坚持肛提肌锻炼，加强盆底组织的支持力，防止发生压力性尿失禁及子宫脱垂。合理安排生活，劳逸结合，保持睡眠充足。

3. 性生活指导及预防感染 妇女要对围绝经期出现的各种性功能减退症状持积极态度，适当的性生活有利于调整心理及生理状态，确认绝经前应采取合理的避孕措施，避孕至月经停止 12 个月以后。围绝经期妇女还应保持外阴清洁，预防生殖器感染。

4. 合理用药

（1）一般治疗：围绝经期精神神经症状可因神经类型不稳定或精神状态不健全而加剧，故应进行心理治疗。必要时可选用适量的镇静药以辅助睡眠，如安定 2.5～5mg 或甲丙氨酯 100～400mg，每日 2～3 次。谷维素 10～20mg，每日 3 次，有调节自主神经功能的作用。此外，还可服用维生素 B、复合维生素 B、维生素 E 及维生素 A 等。老年妇女应该坚持锻炼，增加日晒时间，多摄入蛋白质及含钙丰富的食物。

（2）性激素治疗：已经证实性激素补充治疗可以调节围绝经期妇女月经；缓解围绝经期综合征；减慢围绝经期妇女骨量的流失速度，有助于骨质疏松的预防；对冠心病无一级预防作用，早期使用可能降低不同年龄段冠心病发病率，晚期使用可能增加冠心病发生风险；降低不同年龄段子宫内膜癌和结直肠癌发生率；改善围绝经期及绝经后的性生活质量；增加乳腺癌发生风险；增加血栓性疾病发生风险；能否预防或延缓老年性痴呆尚不明确。

1）适应证：严重的围绝经期综合征、卵巢早衰、骨质疏松发生高危人群。

2）禁用人群：性激素依赖性肿瘤，如乳腺癌、子宫内膜癌、黑色素瘤、肝肾肿瘤、脑膜瘤等；妊娠、不明原因的子宫出血、严重肝肾疾病、胆汁淤积性疾病；血卟啉病；系统性红斑狼疮及耳硬化；血栓性疾病病史；近期血栓栓塞性疾病（最近 6 个月内）。

3）慎用人群：雌激素相关良性妇科肿瘤，如子宫肌瘤、子宫内膜异位症；严重或未经控制的高血压或糖尿病；胆囊疾病；癫痫、哮喘、垂体瘤等；乳腺癌家族史及良性乳腺疾病。

4）用药前体检：妇科检查、乳腺检查（B 超或乳腺 X 射线摄影）、子宫颈细胞学检查、肝肾功能、凝血功能、血脂及血糖、心电图。

5）制剂及剂量的选择：性激素补充治疗的主要药物为雌激素，常同时使用孕激素。对有子宫者，标准的激素替代治疗应同时使用雌激素及孕激素。单用雌激素，用于子宫切除者；单用孕激素，周期使用，适用于绝经过渡期，以调整不规则月经为主。剂量应个体化，以取最小有效量为佳，参考就医目的、既往病史及家族史、妇科情况、相关辅助检查结果等综合考虑。

6）用药后监测

①疗效监测：症状、Kupperman 评分、骨密度等。②安全性监测：用药 1 周后，应监测肝功能变化，异常时应立即停用。此后每半年进行一次妇科检查、盆腔 B 超（注意子宫内膜厚度）、乳腺检查、肝肾功能、凝血指标、血常规等的检查。

（3）有危险因素的围绝经期妇女的健康管理

1）按个体情况选择相应康复治疗，制订健康教育方案。

2）有围绝经期抑郁或焦虑状态等危险因素者要定期随访。

3）有肿瘤危险因素者缩短防癌筛查时间。

（4）下列情况应及时转给上级医院专科医师

1）严重的围绝经期综合征。

2）围绝经期异常子宫出血。

3）尿失禁或盆腔器官脱垂。

4）围绝经期抑郁。

5）常规治疗 1 周未见症状缓解。

6）发生严重药物不良反应。

案例分享

患者，女，51 岁，因“月经不规则伴皮肤瘙痒 2 年”前来就诊。

（一）主观资料

主诉：月经不规则 2 年。

现病史：患者近 2 年月经不规律伴经量减少，末次月经 2 周前；同时伴有皮肤干燥及瘙痒，秋冬季严重时大腿外侧（从髋关节至膝关节）局部皮肤皲裂出血，肉眼可看出血点及脱皮现象，自行予“润肤霜”涂抹效果欠佳，疼痛难忍，伴潮热、盗汗，无恶心呕吐，无胸闷气促，无腹痛腹胀等不适。曾多次就诊于皮肤科，具体不详，症状未见明显好转。睡眠质量差，失眠严重，大小便正常。体重无明显变化。患者情绪低落，一周前曾在精神科就诊，予药物治疗（具体不详），但患者本人因担心副作用未按医嘱服药。

既往史：否认有糖尿病、高血压等慢性病史。否认食物药物过敏史。未接种宫颈癌、流感等疫苗。否认肿瘤、精神病家族史。否认吸烟饮酒史，无不良嗜好，平素基本不运动。已婚，G3P1，剖宫产。15 岁月经初潮，平素月经规律，5～6 天/28～30 天。无痛经史，近 2 年来月经不规则。患者已退休，目前收入稳定，家庭关系及人际关系和睦。

（二）客观资料

1. 体格检查　体温 36.5℃，血压 120/80mmHg，呼吸 20 次/分钟，脉搏 72 次/分钟，身高 156cm，体重 52.5kg，BMI 21.57kg/m^2，神情，精神差，体型适中，双肺呼吸音清，未闻及干湿啰音，心律齐，各瓣膜区未闻及异常杂音，双下肢无凹陷性水肿，Kupperman 评分 25 分。妇科检查：外阴（–），阴道通畅、壁光滑、黏膜稍充血，宫颈光滑，子宫平位、稍小、活动可，无压痛，双侧附件未触及异常。

2. 辅助检查　血常规未见明显异常，肝肾功能、血脂四项、甲状腺功能、空腹指尖血糖正常，心电图未见异常，性激素为 P 0.39μg/L，E2 20.41pg/ml，LH 44.70IU/L，FSH 85.61IU/L。

（三）问题评估

1. 目前诊断 围绝经期综合征。

2. 存在健康问题

（1）患者情绪低落，曾在精神科就诊，存在一定情绪问题。

（2）患者依从性一般，医学知识获取途径少。

（3）患者目前未接种宫颈癌、流感等疫苗。

（4）患者为中老年妇女，目前处于宫颈肿瘤及乳腺肿瘤筛查年龄。

（四）问题处理

1. 完善相关检查 子宫及附件彩超、乳腺彩超、宫颈液基薄层细胞学检查、骨密度等。

2. 治疗计划

（1）药物治疗：完善用药前检查，排除禁忌证后可予芬吗通口服。

（2）非药物治疗：①心理疏导：建议心理治疗。患者家庭关系和睦，可予以配合。②运动指导：进行适当体育运动，如跳舞、散步、游泳、打太极拳等。③药物指导：告知药物相关副作用及性激素治疗的利弊。④疫苗接种指导：告知可接种流感、肺炎疫苗及带状疱疹疫苗以预防相关疾病。

（3）健康宣教：本病的治疗重在心理护理。围绝经期的妇女受到围绝经期综合征的困扰，容易出现情志障碍，使其痛苦不堪，如不及时治疗，很容易出现精神方面的问题、顽固性失眠等。该患者甚至到精神科就诊，医师和家人必须有耐心和爱心，积极配合，对患者多方面照顾，以预防复发、巩固疗效。

（4）必要时去皮肤科及妇科进一步诊治。

（5）1月后、3月后、6月后、12月后定期复诊。

范雪超 何祁昌

第七节 常见妇女疾病普查与预防

社区妇女指的是生活在社区中的女性群体，包括各个年龄段的女性，从青春期开始直到老年阶段。社区妇女来自不同的社会经济背景和文化背景，她们在社区中生活、工作、学习和互动，因此社区妇女的健康对于社区的整体健康发展至关重要。在全科医学实践中，全科医师需要熟悉常见妇女疾病的普查与预防，对提供综合性妇女保健至关重要。本节将介绍一些常见的妇女疾病的普查和预防，以及其对患者健康的影响。

一、普查内容

（一）乳腺疾病

乳腺增生、乳腺炎、乳腺囊肿和乳腺癌是妇女常见的乳腺疾病。乳腺增生是乳房组织增生引起的良性疾病，乳腺炎多发生在哺乳期，乳腺囊肿是在乳腺内形成的液体包囊，而乳腺癌则是恶性肿瘤（详见第七章第五节乳腺癌的筛检与基层管理）。

（二）宫颈疾病

宫颈炎、宫颈息肉和宫颈癌是宫颈疾病的常见类型。宫颈炎是宫颈发炎引起的疾病，宫颈息肉是宫颈上的良性肿物，而宫颈癌是宫颈细胞的恶性肿瘤（详见第七章第六节子宫颈癌的筛检和基层管理）。人乳头状瘤病毒（human papilloma virus，HPV）感染是宫颈癌的主要致病因素之一，宫颈癌筛查包括宫颈细胞学检查和 HPV 检测，可检出宫颈异型增生等癌前病变，有助于宫颈癌的早诊早治。

（三）淋病筛查

在女性中，大多数淋球菌感染无症状或只有轻微症状，但不治疗可导致严重并发症，包括盆腔炎性疾病、不孕、妊娠并发症以及慢性盆腔痛，筛查方法首选阴道拭子。

（四）骨质疏松症

骨质疏松症是骨骼变薄和骨密度减少的疾病，常见于围绝经期妇女。它会增加骨折的风险，特别是髋骨、脊椎和手腕等部位。（详见第七章第四节骨质疏松症的筛检和基层管理）。

二、预防措施

在全科医学实践中，预防妇女疾病是至关重要的，下面将探讨预防常见妇女疾病的方法，包括生活方式的改变、健康饮食、定期锻炼、避免相关病原体暴露等，并提供健康指导和建议，以帮助社区妇女降低患病风险。

（一）健康饮食

保持均衡的饮食对于预防许多妇女疾病至关重要。饮食应包括五大类食物，如蔬菜、水果、全谷物、蛋白质和健康脂肪。减少高糖、高盐和高脂肪食物的摄入，鼓励摄入富含纤维、维生素和矿物质的食物。

（二）定期运动

保持适度的身体活动有助于预防妇女疾病。每周至少进行 150 分钟的中等强度的有氧运动，如快步走、游泳或跳舞等。此外，也可以结合力量训练来锻炼肌肉和骨骼。

（三）体重管理

维持健康的体重对于预防妇女疾病非常重要。肥胖与子宫肌瘤、乳腺癌、子宫内膜异位症等疾病的风险增加相关。通过健康饮食和定期运动，可以维持适当的体重。

（四）戒烟限酒

吸烟和过量饮酒都与许多妇女疾病的风险增加相关。戒烟和限制酒精摄入对于保护妇女的健康至关重要。

（五）定期妇科检查

定期进行妇科检查有助于早期发现潜在的问题，这包括子宫颈癌筛查、乳腺检查和盆腔检查等。根据年龄和个人风险因素，医师会制订个体化的检查计划。

（六）HPV 疫苗接种

接种 HPV 疫苗可以预防感染高危型 HPV，从而降低子宫颈癌的发病率。目前我国 9～45 岁女性可接受 HPV 疫苗接种服务。

（七）心理健康

压力、焦虑和抑郁等情绪问题可能会对健康产生负面影响。积极管理压力、保持良好的心理健康状态对预防疾病有重要作用。

（八）定期乳房自检

乳房自我检查的优点是经济、便捷、很少受时间限制以及对人体无损伤，可以帮助早期发现乳腺异常等。目前对于乳房自检的效果还存在争议，尽管一部分研究提示自我检查有助于发现小的淋巴结、阴性的乳腺癌，但大规模的前瞻性对照研究结果显示自检组和对照组的乳腺癌死亡率并无差异。

范雪超　马晓旭

第六章　老年人综合健康评估

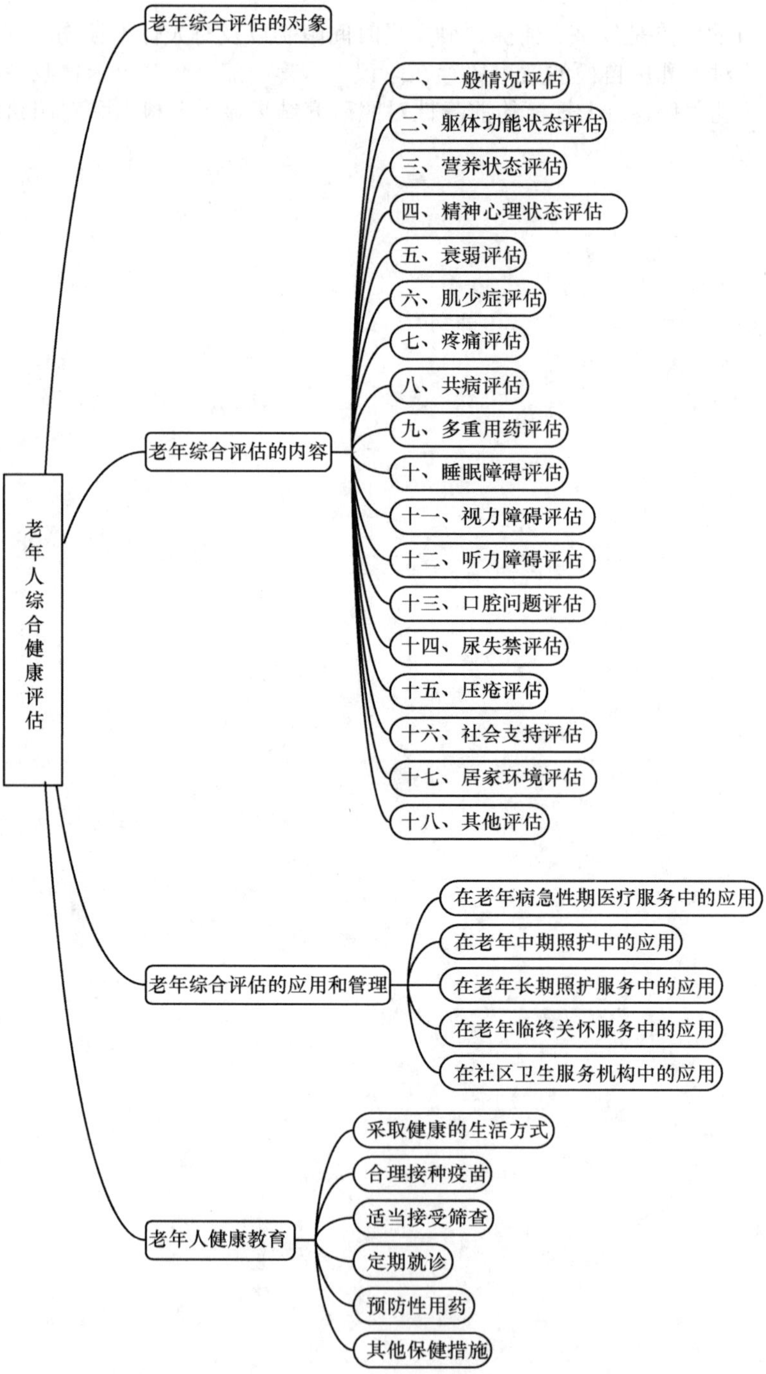

图 6-0-1　老年人综合健康评估

学习目标（图 6-0-1）

1. 明确老年人综合评估的适用对象。

2. 应用老年人综合评估的内容，团队协作完成一例老年人综合评估。

3. 在评估过程中融入思政内容，敬畏生命，注意隐私保护及人文关怀，培养学生对疾病和社会的观察力，提高个人修养、职业道德素养，强化人际沟通能力。

老龄化已逐步成为我国甚至全球需要面对的重大公共卫生问题，老年人机体多个器官功能出现退行性改变，除合并高血压、糖尿病、冠心病等常见慢性病之外，还会出现大小便失禁、吞咽困难、神经衰弱、失眠等情况，容易被老年人及其家属忽视。在实际生活中，这些症状往往严重影响老年人的生理功能和生活质量，并对其预期寿命和健康寿命构成重大威胁，然而传统医学较少评估功能状态以及社会心理方面。

老年综合评估（comprehensive geriatric assessment，CGA）是指采用多维度、多学科的方法对老年人的躯体健康、功能状态、心理健康、社会支持和环境状况进行综合评估，并制订和整合以保护老年人健康和功能为目的的预防及诊疗计划，以最大限度地提高老年人的生活质量，与传统医疗评估相比，CGA 具有“多学科、多维度”的特点。

CGA 团队成员包含全科医师或老年科医师及其他专科医师、护士，以及康复理疗师、心理治疗师、临床药师、营养师、社会工作者等，多学科团队共同参与评估，确保评估的全面性及连续性，并根据评估结果制订出全面的干预措施。

CGA 强调以“人”为中心，注重老年人的功能状态和生活质量，在早期确定躯体疾病的程度；给予准确的个体化的治疗和护理需求，给不同层次的人提供不同的医疗服务，制订可行的治疗护理策略，减少医疗资源的浪费；进一步随访、跟踪干预效果；最终实现延缓老年综合征的发生及发展，改善老年人的生活状态，提高生活质量。

一、老年综合评估的对象

评估对象包括 60 岁以上，已出现生活或活动功能不全、老年综合征、多重用药、共病、多次住院或合并有精神及社会支持问题（独居、缺乏社会支持、疏于照顾）的老年人；具有老年照护问题或者是具有精神障碍等社会心理问题等，通过 CGA 能从中获益的老年人群。对于合并有严重疾病（如疾病终末期、重症患者）、严重痴呆、完全失能的老年人及健康老年人，酌情开展部分评估工作。

二、老年综合评估的内容

CGA 评估内容在国内外不同临床和研究机构间存在一定差异，但主要评估内容基本一致，包括一般情况、共病、多重用药、躯体功能状态、精神心理状态、营养状态、社会支持等。

（一）一般情况评估

一般情况包括姓名、性别、年龄、婚姻状况、身高、体重、文化程度、职业状况、业余爱好、不良习惯（吸烟、饮酒）等。

（二）躯体功能状态评估

躯体功能状态评估包含日常生活活动能力、平衡与步态、跌倒风险等。

1. 日常生活活动（activity of daily living，ADL）能力评估　包括基本日常生活活动（basic activity of daily living，BADL）能力和工具性日常生活活动（instrumental activity of daily living，IADL）能力。

BADL 能力评估内容包括进食、洗澡、穿衣、控制大便、控制小便、如厕、转移、平地行走和上下楼梯等项目，通过直接观察或间接询问的方式评估生活自理活动和开展活动的能力。BADL 评估方法中巴塞尔指数（Barthel index）最高，而改良巴塞尔指数（modified Barthel index，MBI）更符合我国国情，广泛应用于康复领域。IADL 用于评估个体在完成日常生活中相对复杂和高级任务的能力。这些任务通常包括但不限于使用电话、购物、食物准备、家务维持、洗衣服、外出活动、服用药物和处理财务等。社区老年人评估多采用 IADL。

2. 平衡与步态评估　门诊常用计时起立-行走测试法（time up and go test，TUGT），是通过测量老年人从椅子上站起、行走特定距离、转身并返回坐下的总时间来评估其平衡能力和步行速度，在 10s 以内完成测试被认为是正常，而超过 30s 则可能表明存在较高的跌倒风险。国际上医疗专业人员常使用 Tinetti 平衡与步态量表（Tinetti performance oriented mobility assessment，Tinetti POMA），每个部分都有不同的条目和评分标准，总分是平衡和步态两部分得分的总和，最高 28 分。得分越高，表示平衡及步行能力越好。

3. 跌倒评估　Morse 跌倒评估量表用于评估住院老年患者跌倒风险，它通过评估患者的跌倒史、次要诊断、助行器具使用、静脉输液治疗、步态和精神状态等六个方面来预测患者跌倒的可能性。

（三）营养状态评估

目前临床上以系统评估法为主，结合多项营养指标来评价患者营养状况。系统评估法包括营养风险筛查 2002（nutritional risk screening 2002，NRS 2002）、微型营养评定（mini-nutritional assessment，MNA）等。MNA 主要用于评价老年人营养状况，使用广泛，但项目多，调查较烦琐，而微型营养评定简表（mini-nutritional assessment-short form，MNA-SF）与 MNA 有较好的相关性，并且具有较高的灵敏度、特异度，目前成为老年人营养不良的主要初筛工具。MNA-SF 由人体测量、整体评价、膳食问卷和主观评定四部分组成。采用 MNA-SF 时，人体测量部分建议优先选测身体质量指数，无法测得身体质量指数值时，可以用小腿围代替；营养不良风险患者如需深入评估，需要完成完整版 MNA。

（四）精神心理状态评估

认知筛查目前国内外以简易智力状态检查量表（mini mental state examination，MMSE）和简易智力状态评估量表（Mini Cog）为主。老年人谵妄的评估，美国精神病学协会（American Psychiatric Association，APA）的临床实践指南建议采用意识障碍评估法（confusion assessment method，CAM）。

老年人常因慢性病、慢性疼痛、躯体症状、心理社会应激事件等，出现继发性老年抑郁症。老年抑郁社区初筛可用 4 个问题法、老年抑郁量表、焦虑自评量表。

（五）衰弱评估

目前关于衰弱的评估方法尚无统一标准，国际上常用的有美国弗莱德（Fried）等提出的衰弱模型，加拿大洛克伍德（Rockwood）和米特尼斯基（Mitniski）提出的衰弱指数，国际老年营养和保健学会提出的衰弱筛查量表（the frail scale）和临床衰弱量表等方法。目前国内常推荐的评估方法是美国弗莱德的 5 项标准。

（六）肌少症评估

亚洲共识推荐测定肌力（握力测定）和肌功能（日常步行速度测定）作为肌少症筛选检测。应用双能 X 射线吸收法或生物电阻抗分析进行肌量测定。若四肢骨骼肌量应用双能 X 射线吸收法测量男性肌量＜$7.0kg/m^2$，女性肌量＜$5.7kg/m^2$，生物电阻抗分析法测量男性肌量＜$7.0kg/m^2$，女性肌量＜$5.7kg/m^2$，同时步速（最大步速小于 0.8m/s）或握力降低（最大握力：男性小于 26kg，女性小于 18kg）即可诊断为肌少症。

（七）疼痛评估

老年人疼痛评估包括疼痛病史采集和体格检查；病史采集中回顾疼痛位置、强度、加重及缓解因素，对情绪和睡眠的影响程度；疼痛部位是否存在感觉异常，比如痛觉超敏、减退、麻木等。常用的评估模型有视觉模拟法（visual analog scale，VAS）和数字分级评分法（numerical rating scale，NRS）。VAS 主要用于评价老年患者急性、慢性疼痛，NRS 主要用于评定疼痛强度及变化，NRS 使用时最好以小时为单位间歇进行评定，周期性动态评分不宜过度频繁使用，避免患者焦虑不合作，患者自控丧失和焦虑可加重疼痛感觉，影响评分结果。

（八）共病评估

共病是指老年人同时存在 2 种及以上数量的慢性病，共病评估常使用老年疾病累积评分（cumulative illness rating scale-geriatric，CIRS-G）对各系统疾病的类型和级别进行评估。

（九）多重用药评估

多重用药目前普遍是指应用的药物数量≥5 种，目前评估老年人潜在不恰当用药风险的工具主要包括 2 个，分别为：2015 年美国老年医学会发布的老年人不恰当用药 Beers 标准和我国老年人潜在不恰当用药目录。

（十）睡眠障碍评估

评估方法主要包括临床评估、量表评估等。临床评估包括具体的失眠表现形式、作息规律、与睡眠相关的症状和失眠对日间功能的影响、用药史及可能存在的物质依赖情况，进行体格检查和精神心理状态评估等。量表评估工具包括匹兹堡睡眠质量指数量表（Pittsburgh sleep quality index，PSQI），阿森斯失眠量表（Athens insomnia scale，AIS）。

（十一）视力障碍评估

主要的评估工具为斯内伦视力表（Snellen chart），也可用简便筛检方法检查，建议询问视力障碍病史，评估双眼视力障碍情况，询问有无配镜史。视力评估在老年综合评估中只是初筛有无视力障碍，评估是否加剧跌倒等老年综合征的发生。需要明确引起视力障碍的疾病，专家建议进一步眼科专科诊治。

（十二）听力障碍评估

检查前排除耳垢阻塞或中耳炎。用简易方法，站在受检者后方约 15cm 处，用气音说出几个字，若受检者不能重复说出一半以上的字，则表示其可能有听力方面的问题。建议询问听力障碍病史，评估双耳听力障碍情况，询问有无佩戴助听器。需要明确引起听力障碍的病因，专家建议进一步五官科专科诊治。

（十三）口腔问题评估

检查患者牙齿脱落、假牙的情况，检查缺牙情况，评估假牙佩戴的舒适性，评估有无影响进食。口腔评估重点在于口腔问题是否影响进食、情绪、营养摄入等。若需要明确口腔疾病状况，专家建议于口腔科行进一步诊治。

（十四）尿失禁评估

采用国际尿失禁咨询委员会尿失禁问卷简表（international consultation on incontinence questionnaire short form，ICI-Q-SF）评估尿失禁的发生率和尿失禁对患者的影响程度。

（十五）压疮评估

压疮评估工具推荐使用布雷登压疮危险因素预测量表（Braden scale for predicting pressure sore risk），评估内容包括：感知、潮湿、活动、移动、营养、摩擦力和剪切力等七个方面。

（十六）社会支持评估

评估工具主要是社会支持评定量表（social support rating scale，SSRS），其适合神志清楚且认知良好的老年人。该量表包括客观支持（即患者所接受到的实际支持）、主观支持（即患者所能体验到的或情感上感受到的支持）和对支持的利用度（支持利用度是反映个体对各种社会支持的主动利用）3 个部分。

（十七）居家环境评估

居家环境评估只针对接受居家护理的低危老年患者，其重点在于预防而不是康复。目前国内推荐采用我国台湾省的居家环境评估表。

（十八）其他评估

其他评估包括文化评估（价值观、信念和宗教信仰等）、物质（如酒精、烟草、药物和保健品）使用和滥用、生前预嘱计划、照顾者负担等。

三、老年综合评估的应用和管理

CGA 主要用于医疗机构的临床评估和社区老年人群的调查评估。医疗机构中以老年科开展 CGA 为主，形式包括入院时的问卷和后期多学科会诊评估，汇总后制订具有可行性、个体化的防治计划，为老年人的健康提供全方位的服务。社区老年人群 CGA 方式以问卷和体检相结合的方式为主，适用于老人居住地、护理院、疗养院、康复机构、社区卫生服务机构等，常用于老年人群的健康调查和干预研究。

（一）在老年病急性期医疗服务中的应用

老年病急性期医疗服务的实施主体为各级医院的急诊科与三级综合医院或专科医院的住院部，评估重点是老年患者各种脏器结构与功能状态和危及生命的主要病变；对于需要手术的患者，需要做好围手术期的 CGA。由于急性期医院有平均住院日的要求，很大一部分出院的老年患者无法达到功能恢复的状态，需要转诊到中期照护机构，这就要求急性期医院要做好老年患者的出院计划，在这种情况下更需要对老年患者做出综合评估，并根据评估结果推荐后续的医疗服务。

（二）在老年中期照护中的应用

老年中期照护是对处于亚急性或急性后期老年患者实施的一种综合性的医疗、康复和护理服务，是以恢复老年患者身体功能及减少再次住院为目标的一种服务模式，服务机构应是具有康复条件的老年医院、老年康复院和高级的老年护理院等机构，收住的对象应是从急性期医院转诊而来并具有一定康复潜能的老年患者。老年中期照护服务中 CGA 的重点应是对老年患者各种功能状况的评估和对康复效果的评价。

（三）在老年长期照护服务中的应用

老年长期照护主要是为失能老年患者提供的一种服务，服务机构应是老年护理院、社区卫生服务机构和具有老年患者的家庭等。对处于长期照护服务中的老年患者，不仅要评估他们的躯体功能状况和精神心理状况，还应对他们的社会支持、经济来源、生存环境和生活质量做出全面评价，以便为他们制订切实可行的照护服务措施。

（四）在老年临终关怀服务中的应用

老年临终关怀主要是指对肿瘤晚期患者或其他生命末期患者实施的一种服务，主要以解除患者痛苦、提高生命质量为目的，其评估的重点应是老年患者的营养状况、宗教信仰追求、老年综合征和老年问题的评估等。

（五）在社区卫生服务机构中的应用

老年人慢性病的知晓率较低，而实际患病率较高，社区 CGA 可以确定高危人群和患病人群，并进行管理，可以明显降低老年人门诊和住院人数，减少医疗费用。然而老年人群的 CGA 不是一劳永逸的，需要定期进行，社区卫生服务机构作为国家三级卫生服务网络的一部分，其良好的医疗可及性、庞大的覆盖面和全面的健康管理功能是社区 CGA 开展的良好平台。

四、老年人健康教育

（一）采取健康的生活方式

人们通常不认为改变生活方式属于治疗，但它的疗效常常不亚于药物。健康的生活习惯可降低许多疾病的风险。健康的生活方式包括：多运动，健康饮食，保持健康体重，限制饮酒，避免吸烟。

（二）合理接种疫苗

疫苗注射可帮助预防某些感染性疾病，≥65 岁者应该接种以下疫苗。

1. 每年接种 1 次流感疫苗。老年人接种高剂量疫苗的效果略优于标准剂量疫苗，但后者也有预防作用。

2. 每 5 年接种 1 次肺炎疫苗。

3. 接种带状疱疹疫苗。

4. 接种破伤风-白喉双联加强疫苗，每 10 年 1 次。

（三）适当接受筛查

筛查是指在疾病引起症状或其他问题之前查出早期征象，最常见的是癌症筛查，也有其他筛查。

1. 65 岁后应咨询医师宜接受哪些癌症筛查。一些筛查在一定年龄后可无须进行，如宫颈刮片、乳腺 X 射线摄影或结肠癌检查等。并非因老年人年龄太大而放弃关注，而是因为许多癌症的发展用时较长，相应的筛查在晚年可能并无帮助。

2. 有吸烟史或有近亲因腹主动脉瘤死亡/需手术治疗的男性应在 65～75 岁接受一次针对该病的筛查。

3. 女性 65 岁之后应接受骨质疏松（骨骼密度降低）筛查。

（四）定期就诊

常规检查可以追踪患者的健康状况，如血常规、尿常规、肝功能、肾功能、血压、体重等。同时评估老年人的用药情况，根据其身体健康状态适当调整用药。

（五）预防性用药

一些老年人需要用药物预防心肌梗死、脑卒中等问题，许多老年人还会用钙和维生素 D 来降低骨损伤风险。

（六）其他保健措施

1. 注意避免及预防跌倒

（1）确保老年人家中所有走道光线充足，没有杂物、电线和会滑动的地毯，电线可固定于墙上或地板上，地毯应带有防滑底。

（2）穿结实、舒适的鞋子。

（3）适当活动，可降低跌倒风险。

（4）预防药物引起的不适。安眠药等药物会增加跌倒风险，对老年人不安全。

2. 根据老年人身体状况告知其是否适合驾驶。有的老年人会出现视力、听力、反应力下降，从而增加车祸风险。

3. 注意老年人是否有大小便不畅或失禁等问题。

4. 列出老年人当前使用的药物（专用药盒或药物记录表），外出或就诊时带上。

5. 鼓励老年人保持社交——良好的社交有助于身心健康。应避免独处，并鼓励其结识新朋友、参与新活动。

6. 协助社区民警保护老年人——如果发现老年人受到家人或其他照料者虐待、被盗取钱财，或者发现老年人在经济或餐食方面存在困难时，应联系社区民警给予帮助与保护。

案例分享

在忙碌的工作日的早晨，全科医师团队便启程前往一位82岁老爷爷的家中，进行建立家庭病床的评估工作。

全科医师温和地询问："爷爷，最近感觉身体哪里不舒服啊？"

老爷爷："我最近半年总是感觉胸闷、气喘，膝盖疼得厉害，手脚也使不上劲。"

全科医师接着问："您自己感觉什么情况下会出现这种情况？"

老爷爷："我有不少老毛病，高血压、心脏病（做过心脏支架手术）、肺气肿等，最近还做了白内障手术，我想是跟这些病相关，以前也出现过，但之前没这半年严重。"说到这里，老爷爷开始出现咳喘症状，谈话期间声音低微。

休息片刻后，全科医师继续问道："爷爷您咳嗽、气喘时有其他不舒服吗？"

老爷爷的老伴插话说道："这两个月他反反复复出现皮肤瘙痒，有时候晚上痒得都睡不着。"

老爷爷的老伴回忆道："我们去了医院，开了抗过敏的药物，但是他用药后的情况太吓人了，用药后1个小时就出现幻觉，说是有医生强迫他做手术，在床上辗转反侧，最后从床上翻滚下来，我们也吓坏了，我和护工一直安抚他，半小时左右他神志就恢复过来了。"

全科医师："那真的是吓坏了，除了上述情况，爷爷平时胃口怎样？"

老伴补充道："近2年胃口都不怎么样，吃饱后很容易肚子胀，尤其是吃肉以后，这两年肉都很少吃。现在饭量只是以前的1/3，半年体重下降了至少10斤。"

全科医师："好的，明白，爷爷最近的大小便情况怎样呢？"

老爷爷："大便都成形，一到两天一次，小便就夜尿四五次，尿多就睡不好啦，最好也就睡三四个小时。"

全科医师翻阅了老爷爷既往病历，了解到老爷爷无抽烟及饮酒习惯，无其他药物、食物过敏史，并进行相关体格检查及问卷调查，发现老爷爷活动能力明显下降，不能自主步行上楼，需借助助步器行走，最长行走距离为100m；五次起坐试验40s，3m起立—行走20s，握力16kg，平衡试验并足不能完成。体质辨识显示老爷爷合并有多种基础病，病理病机复杂，但根据目前老爷爷主诉症状胸闷、气促、乏力等不适，四诊（望、闻、问、切）时发现老爷爷面色淡白，语调低微，舌淡舌苔薄白、脉细沉，判断老爷爷目前为气虚型体质。情感及认知筛查中，老爷爷简易智力状态检查量表评分为20分；老年抑郁量表评分为6分，抑郁自评量表评分为79分；

全科医师优先向其老爷爷老伴及子女了解相关情况。

全科医师："奶奶、叔叔、阿姨，刚才我们做检查发现，爷爷的情感情绪及认知方面有异常，你们有注意到他平时情绪状态怎样吗？"三人都面露难色。

老爷爷老伴："唉，这半年他身体不好后，他经常紧张、焦虑，跟老朋友聊天或者看电视时，一遇到与生死相关的话题，眼泪就哗啦啦地流。"

全科医师："嗯，那您尝试过安慰、开导爷爷吗？"

老爷爷儿子："医生啊，我和我妹妹大概每个月会来看老爸一次，老爸一见到我和妹妹就控制不住地发火，更谈不上我们安慰、开导他了。"

全科医师："好的，明白了，现在综合说一下爷爷的情况，以及后续的治疗计划……"

老爷爷经过多学科会诊，排除恶性肿瘤及消化道慢性失血等情况后，从精神、营养、功能、慢性病等方面进行干预，根据老爷爷体质从情志、饮食、运动、起居及穴位保健等方面进行中医指导，嘱咐老爷爷保持稳定乐观的心态，不可过度劳神，饮食上宜选用性平偏温、健脾益气的食物，运动上适宜选择比较柔和的健身项目，穴位保健上选穴气海、关元等进行艾灸，以达到温阳益气的作用。随着调理，老爷爷病情有所好转，考虑老爷爷日常生活尚不能自理、跌倒风险高、营养仍需要继续加强，需要相对专业的照护支持，单靠老爷爷老伴及保姆恐难以胜任；与老爷爷老伴及其儿女沟通后建议入住医养融合机构。老爷爷入住医养融合机构后，经功能锻炼，可每日在医养融合机构的康复中心运动 1～2 次，可在健身器材上蹬车，每天可步行 1000m。情绪稳定，没有哭泣等不良情绪，食欲恢复，每天主食量可保证 250g，睡眠有所改善。

思考题

（1）老年综合征评估与传统医学评估的区别？

（2）根据老爷爷的病情描述，全科医师在对老爷爷进行综合评估的核心内容有哪些？

参考文献

陈旭娇，严静，王建业，等. 2017. 老年综合评估技术应用中国专家共识[J]. 中华老年医学杂志, 36(5): 471-477.

陈峥. 2010. 老年综合征管理指南[M]. 北京：中国协和医科大学出版社.

葛楠，朱鸣雷. 2020. 老年综合评估在高龄老年人中的应用案例[J]. 中国临床保健杂志, 23(5): 598-600.

哈特，等. 2015. 哈兹德老年医学(第 6 版)：全 2 册[M]. 李小鹰，王建业，主译. 北京：人民军医出版社.

蹇在金. 2012. 老年人综合评估[J]. 中华老年医学杂志, 31(3): 177-181.

李慧芳，杨贵荣，杨长春. 2020. 老年综合征及老年综合评估应用进展[J]. 中国全科医学, 23(8): 993-998.

李小鹰，王建业，陈彪. 2016. 老年医学专科医师必备的临床知识与技能[J]. 中华老年医学杂志, 35(6): 569-571.

宋岳涛. 2012. 老年医学的核心技术：老年综合评估[J]. 中国现代医生, 50(23): 9-11.

谢丹. 2018. 老年综合评估的临床应用[J]. 医学理论与实践, 31(1): 27-28, 31.

谢霖，郑爱喜，肖厚平，等. 2017. 老年综合评估健康管理模式的探讨[J]. 循证护理, 3(6): 580-584.

姚尧，何耀，赵亚力，等. 2017. 老年综合评估的定义、应用及在我国的发展趋势[J]. 中华保健医学杂志, 19(5): 452-454.

叶光华. 2017. 军队保健人员应关注老年综合评估[J]. 中华保健医学杂志, 19(4): 355-356.

张建，范利. 2014. 老年医学[M]. 2 版. 北京：人民卫生出版社.

朱凯怡，陶红. 2018. 国内外老年综合健康评估工具及应用[J]. 中国全科医学, 21(22): 2760-2767.

朱鸣雷，王秋梅，刘晓红. 2015. 老年人综合评估[J]. 中华老年医学杂志, 34(7): 709-710.

Stuck A E, Iliffe S. 2011. Comprehensive geriatric assessment for older adults[J]. BMJ, 343(271): 1029-1030.

邱珊娇　李圆圆　黄文静

第七章　社区常见健康问题的识别与管理

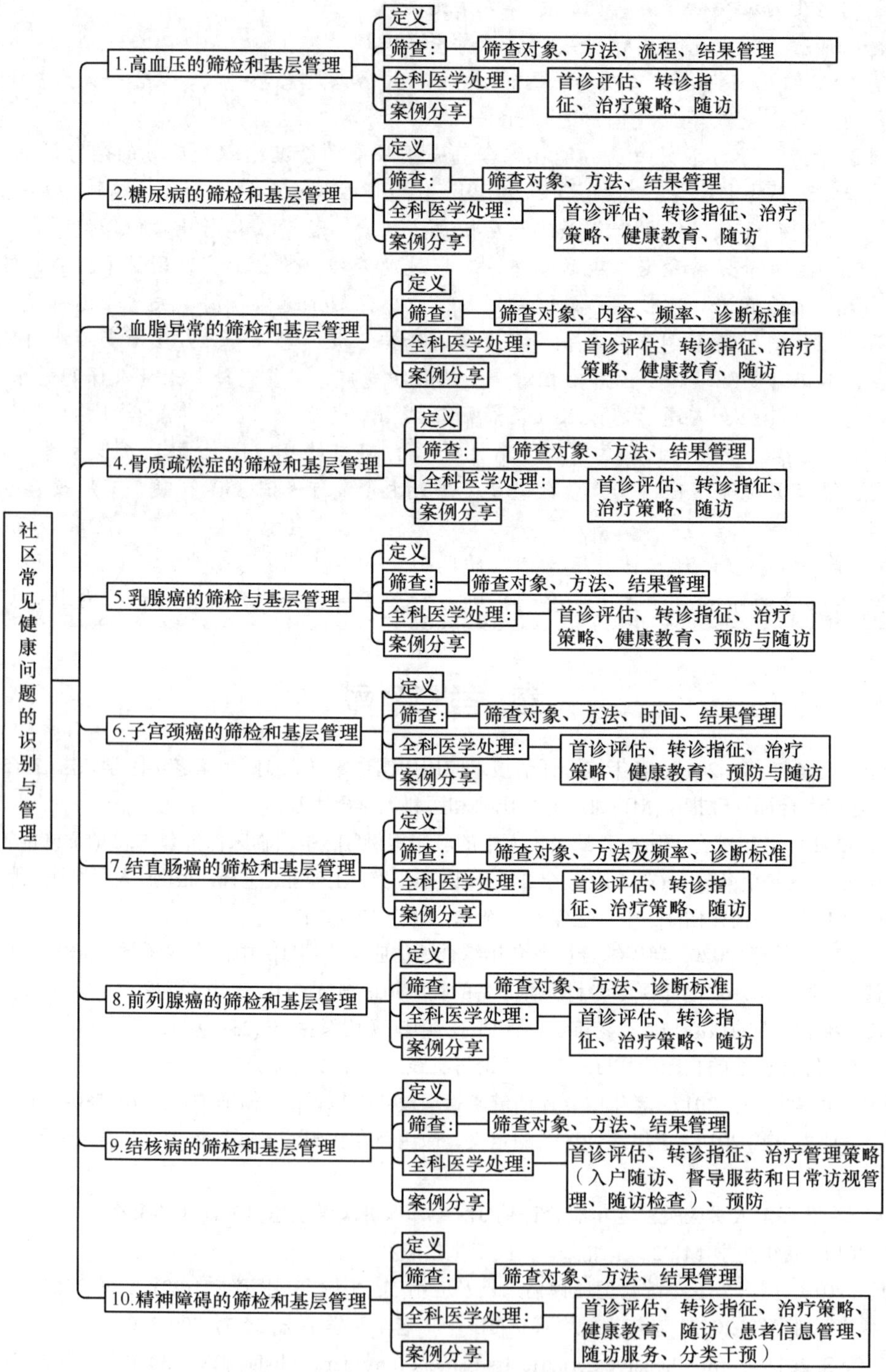

图 7-0-1　社区常见健康问题的识别与管理

学习目标（图 7-0-1）

1. 定义 4 种慢性病（高血压、糖尿病、血脂异常、骨质疏松症）的定义。

2. 陈述 4 种慢性病（高血压、糖尿病、血脂异常、骨质疏松症）的筛查方法。

3. 描述 4 种慢性病（高血压、糖尿病、血脂异常、骨质疏松症）的全科医学处理，给予有效健康指导。

4. 定义 4 种肿瘤（乳腺癌、宫颈癌、结直肠癌、前列腺癌）的定义。

5. 列举 4 种肿瘤（乳腺癌、宫颈癌、结直肠癌、前列腺癌）的筛查方法。

6. 陈述宫颈癌疫苗接种注意事项。

7. 陈述 4 种肿瘤（乳腺癌、宫颈癌、结直肠癌、前列腺癌）的全科医学处理，给予有效健康指导。

8. 定义结核病和精神障碍的定义。

9. 陈述结核病和精神障碍的筛查方法。

10. 陈述结核病和精神障碍的全科医学处理。

11. 制订一种疾病（以上疾病中选择一种）的筛查方案和全科处理方案。

第一节 高血压的筛检和基层管理

目前，高血压是全球性的严重的常见公共卫生健康问题，截至 2019 年，我国高血压患病人数已达 2.45 亿，高血压严重并发症会导致较高的致死率和致残率。目前大量研究表明，收缩压每降低 10mmHg，或舒张压每降低 5mmHg，死亡风险降低 10%～15%，脑卒中风险降低 35%，冠心病风险降低 20%，心力衰竭风险降低 40%，由此可见，及时筛查出高血压，长期控制稳定的血压，是降低严重并发症发生率的关键，而高血压是全科诊疗中最常见的疾病之一。基层医疗机构具有操作性强、筛查成本低、可行性高的优势，是高血压首诊筛查及长期管理的重要阵地，提高基层医疗团队高血压管理水平是延长人类寿命及提高生存质量的关键且必要的措施。

一、定 义

高血压是以体循环动脉压升高为主要临床表现的心血管综合征，根据病因可分为原发性高血压和继发性高血压。其中，原发性高血压占 90%～95%，继发性高血压占 5%～10%。

二、筛 查

正常高值血压是指血压高于正常值，但未达到高血压诊断标准的状态。正常高值血压人群是高血压的易患人群，随着年龄的增长，正常高值血压将进一步发展为高血压。提高此人群的预防意识，改善其生活方式，可减少正常高值血压向高血压转化的危险性。早期筛查发现正常高值血压与高血压人群并进行有效干预，是预防或延缓高血压及其并发症发生的关键。

（一）筛查对象

筛查对象包括辖区内 35 岁以上常住居民，以及高血压高危人群。

1. 对辖区内 35 岁以上常住居民，每年免费测量一次血压。

2. 高血压高危人群应至少每半年测量血压 1 次。高血压高危因素包括：

（1）血压正常高值[收缩压 120～139mmHg 和（或）舒张压 80～89mmHg]。

（2）超重（BMI 24～27.9kg/m^2）、肥胖（BMI≥28kg/m^2）或腹型肥胖（男性腰围≥90cm、女性腰围≥85cm）。

（3）高血压家族史（一、二级亲属患高血压）。

（4）长期高盐饮食。

（5）长期大量饮酒（每日饮 46% vol 以上白酒 100ml 或 100g 以上）。

（6）老年人（年龄 55 岁及以上）。

（二）筛查方法

血压测量方式有诊室血压、家庭自测血压（home blood pressure monitoring，HBPM）、动态血压监测（ambulatory blood pressure monitoring，ABPM），诊室血压是诊断高血压、进行血压水平分级以及观察降压疗效的常用方法。

1. 诊室血压　目前诊断高血压、对血压水平分级以及观察降压疗效的常用方法，测量要求如下：

（1）设备精准：选择经认证合格的上臂式医用电子血压计，定期校准。

（2）安静放松：去除可能有影响的因素（测量前 30 分钟内禁止吸烟、饮咖啡或茶等，排空膀胱），安静休息至少 5 分钟，测量时取坐位，双脚平放于地面，放松且身体保持不动，不说话。

（3）位置规范：上臂中点与心脏处于同一水平线上；使用气囊长 22～26cm、宽 12cm 标准规格袖带，保证袖带上方袖子松弛，袖带必须完全压闭肱动脉，袖带下缘应在肘窝上 2.5cm（约两横指）处，松紧合适，以可插入 1～2 指为宜。

（4）首诊时应测量双上臂血压，并以血压读数较高的一侧作为测量值。测量同一侧血压时，应相隔 1～2 分钟进行，取 2 次读数的平均值为测量值。若 2 次收缩压或舒张压读数相差 5mmHg 以上，应进行第 3 次测量，取 3 次读数的平均值为测量值。

（5）不建议使用水银血压计。如果仍使用水银血压计，或气压表或模拟水银柱的血压计，即仍需要使用听诊器听诊柯氏音测量血压，具体测量方法见要点（3），需快速充气，使气囊内压力在肱动脉搏动消失后再升高 30mmHg，然后以恒定速率（2mmHg/s）缓慢放气。心率缓慢者，放气速率应更慢些。获得舒张压读数后，快速放气至零。在放气过程中，仔细听取柯氏音，观察柯氏音第Ⅰ时相（第一音）和第Ⅴ时相（消失音）水银柱凸面的垂直高度。收缩压读数取柯氏音第Ⅰ时相，舒张压读数取柯氏音第Ⅴ时相。12 岁以下儿童、妊娠期女性、严重贫血、甲状腺功能亢进、主动脉瓣关闭不全及柯氏音不消失者，取柯氏音第Ⅳ时相（变音）为舒张压读数。读取血压数值时，末位数值只能是 0、2、4、6、8，不能出现 1、3、5、7、9，并注意避免末位数偏好。心房颤动患者测量血压时，往往有较长时间的柯氏音听诊间隙，需要多次测量取均值。

2. ABPM　主要用于诊断白大衣高血压、隐蔽性高血压和单纯夜间高血压；观察异常的血压节律与变异；评估降压疗效、全时间段（包括清晨、睡眠期间）的血压控制。通常白天每 15～20 分钟测量 1 次，晚上睡眠期间每 30 分钟测量 1 次。应确保整个 24 小时期间血压有效监测，每小时至少有 1 个血压读数；有效血压读数应达到总监测次数的 80%以上，计算白天血压的读数＞20 个，计算夜间血压的读数＞7 个。

3. HBPM　用于一般高血压患者的血压监测，以便鉴别白大衣高血压、隐蔽性高血压和难治性高血压，评价血压长时变异，辅助评价降压疗效，预测心血管风险及预后等。

（1）使用经过国际标准方案认证的上臂式家用自动电子血压计，不推荐腕式血压计、手指血压计、水银柱血压计进行家庭血压监测。电子血压计使用期间应定期校准，每年至少 1 次。

（2）测量方案：对初诊高血压或血压不稳定的高血压患者，建议每天早晨和晚上测量血压，每次测 2～3 遍，取平均值；连续测量家庭血压 7 天，取后 6 天血压平均值。血压控制平稳且达标者，可每周自测 1～2 天血压，早晚各 1 次；最好在早上起床后，服降压药和早餐前，排尿后，固定时间自测坐位血压。

（3）详细记录每次测量血压的日期、时间以及所有血压读数，而不是只记录平均值。应尽可能向医师提供完整血压记录。

（4）精神高度焦虑患者，不建议家庭自测血压。

（三）筛查流程（图 7-1-1）

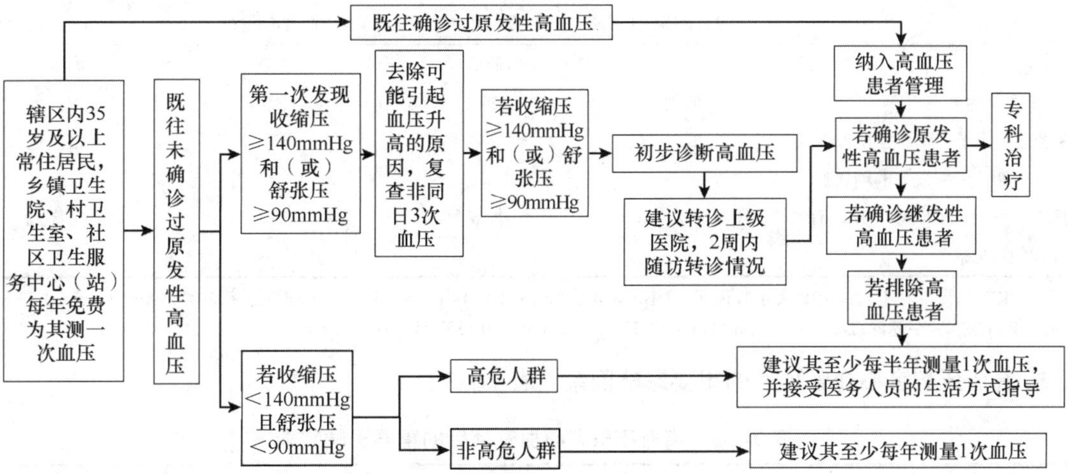

图 7-1-1　社区高血压筛查流程图

（四）筛查结果管理

根据血压筛查结果，可分为 4 类进行管理。

1. 35 岁以上，血压正常，无高危因素人群　建议健康教育，倡导合理膳食、适量运动、控烟限酒的健康生活方式，每年测量 1 次血压。

2. 高血压高危人群包括血压正常高值人群　建议开展健康教育，进行针对性的健康指导，提出可行的控制措施和生活方式干预建议，至少每半年测量 1 次血压。

3. 首次发现收缩压≥140mmHg 和（或）舒张压≥90mmHg 的人群　去除可能引起血压升高的因素后复测血压，非同日 3 次测量血压值均高于正常，可初步诊断高血压。建议转诊到上级医院确诊并获得治疗方案，2 周内需随访转诊结果。确诊为原发性高血压的患者需建立高血压健康档案，进行高血压患者规范管理。

4. 符合高血压诊断标准人群　需要进行高血压分级、心血管危险分层。血压升高水平可以分为 1～3 级（表 7-1-1），根据血压升高水平、心血管危险因素、靶器官损害和并发症情况，可以将高血压心血管危险分为低危、中危、高危和很高危 4 类（表 7-1-2）。

表 7-1-1　血压水平分类

分类	收缩压/mmHg		舒张压/mmHg
正常血压	＜120	和	＜80
正常高值	120～139	和（或）	80～89
高血压	≥140	和（或）	≥90
1 级高血压（轻度）	140～159	和（或）	90～99
2 级高血压（中度）	160～179	和（或）	100～109
3 级高血压（重度）	≥180	和（或）	≥110
单纯收缩期高血压	≥140	和	＜90
单纯舒张期高血压	＜140	和	≥90

当收缩压和舒张压分属不同级别时，以较高分级为准；1mmHg=0.133kPa。

表 7-1-2 高血压患者心血管危险分层标准

其他危险因素和疾病史	血压水平/mmHg			
	SBP130～139 和（或）DBP 85～89	SBP140～159 和（或）DBP 90～99	SBP160～179 和（或）DBP 100～109	SBP≥180 和（或）DBP≥110
无		低危	中危	高危
1～2 个危险因素	低危	中危	中/高危	很高危
≥3 个危险因素，靶器官损害，或 CKD3 期，无并发症的糖尿病	低/中危	高危	高危	很高危
临床合并症，或 CKD≥4 期，有并发症的糖尿病	高/很高危	很高危	很高危	很高危

注：CKD 指慢性肾脏病；SBP 表示收缩压；DBP 表示舒张压；CKD3 期指估算的肾小球滤过率 30～59ml/（min · 1.73m^2）；CKD4 期指估算的肾小球滤过率 15～29ml/（min · 1.73m^2）；1mmHg=0.133kPa。

5. 高血压患者心血管预后的重要影响因素（表 7-1-3）

表 7-1-3 高血压患者心血管预后的重要影响因素

心血管危险因素
高血压（1～3 级）
男性＞55 岁，女性＞65 岁
吸烟或被动吸烟
糖耐量减低和（或）空腹血糖受损
血脂异常：TC≥5.2mmol/L（200mg/dl）或 LDL-C＞3.4mmol/L（130mg/dl）或 HDL-C＜1.0mmol/L（40mg/dl）
早发心血管病家族史（一级亲属发病年龄＜50 岁）
腹型肥胖（腰围：男性≥90cm，女性≥85cm）或肥胖（BMI≥28kg/m^2）
血同型半胱氨酸升高（≥10μmol/L）
高尿酸血症（血尿酸：男性≥420μmol/L，女性≥360μmol/L）
心率增快（静息心率＞80 次/分）
靶器官损害
左心室肥厚：心电图：Sokolow-Lyon 电压＞3.8mV 或 Cornell 乘积＞244mV · ms，或超声心动图 LVMI：男≥109g/m^2，女≥105g/m^2
颈动脉超声：内膜中层厚度≥0.9mm 或动脉粥样硬化斑块
颈-股动脉脉搏波传导速度≥10m/s；或肱-踝动脉脉搏波传导速度≥18m/s
踝/臂血压指数＜0.9
eGFR 30～59ml/（min · 1.73m^2）或血清肌酐轻度升高（男性 115～133μmol/L，女性 107～124μmol/L）
微量白蛋白尿：尿白蛋白与肌酐比值 30～300mg/g 或白蛋白排泄率 30～300mg/24h
伴发临床疾病
脑血管病：脑出血、缺血性脑卒中、短暂性脑缺血发作
心脏疾病：心肌梗死史、心绞痛、冠状动脉血运重建、慢性心力衰竭、心房颤动
肾脏疾病：糖尿病肾病、肾功能受损，包括肌酐男性≥133μmol/L，女性≥124μmol/L；或尿蛋白≥300mg/24h；或 eGFR＜30ml/（min · 1.73m^2）
外周动脉疾病
视网膜病变：眼底出血或渗出，视盘水肿
糖尿病

注：TC 指总胆固醇；LDL-C 指低密度脂蛋白胆固醇；HDL-C 指高密度脂蛋白胆固醇；BMI 指身体质量指数；LVMI 指左心室质量指数；eGFR 指估算的肾小球滤过率。

6. 高血压的诊断

（1）未服用降压药情况下，诊室非同日 3 次测量血压，收缩压≥140mmHg 和（或）舒张压≥90mmHg，即可诊断为高血压。患者既往有高血压病史，目前正在服用降压药，尽管血压＜140/90mmHg，仍诊断为高血压。若收缩压≥140mmHg，而舒张压＜90mmHg，则定义为单纯收缩期高血压。

（2）根据测量场所可将血压测量分为诊室血压、家庭自测血压和动态血压监测。目前高血压诊断仍以诊室血压作为主要诊断依据。诊断不明确，或怀疑白大衣高血压或隐蔽性高血压，可结合家庭自测血压或动态血压监测辅助诊断。诊断高血压的标准见表 7-1-4。

（3）白大衣高血压：反复出现的诊室血压升高，而诊室外的家庭自测血压或动态血压监测正常，为白大衣高血压。

（4）隐蔽性高血压：与白大衣高血压相反，诊室血压正常，诊室外血压升高，为隐蔽性高血压。

表 7-1-4　高血压的诊断标准

分类	收缩压/mmHg		舒张压/mmHg
诊室测量血压	≥140	和（或）	≥90
动态血压监测*			
白天	≥135	和（或）	≥85
夜间	≥120	和（或）	≥70
24h	≥130	和（或）	≥80
家庭自测血压*	≥135	和（或）	≥85

*指平均血压，1mmHg=0.133kPa。

三、全科医学处理

全科医师负责原发性高血压的诊断、降压治疗及随访管理，识别基层无法诊治的患者并及时上转。医院将诊断明确且病情平稳的原发性高血压患者下转至社康中心，以便于管理及随访。管理目标是降压达标，降低并发症发生风险。

（一）首诊评估

评估的目的是预测心血管疾病发病风险，也是确定高血压降压方案的基础。确诊后建议每年评估 1 次（表 7-1-5）。

表 7-1-5　高血压首诊评估内容

评估项目	评估内容
病史	病程：初次发现或诊断高血压的时间、场合、血压最高水平。如已接受降压治疗，说明既往及目前使用降压药物的种类、剂量、疗效及有无不良反应
	症状：询问目前及既往是否有高血压相关症状，如头痛、呼吸困难、胸痛、跛行、踝部水肿和血尿等症状
	既往史：询问目前及既往是否有脑卒中或一过性脑缺血、冠心病、心力衰竭、心房颤动、外周血管病、糖尿病、痛风、血脂异常、肾脏疾病和性功能异常等症状及治疗情况
	家族史：询问患者有无高血压家族史，一级亲属是否有发生心脑血管病事件病史和发病时的年龄
	生活方式：盐、酒及脂肪的摄入量，吸烟状况、体力活动量，体重变化及睡眠习惯等
	心理社会因素：家庭情况、工作环境、工作和生活经历事件、文化程度、精神创伤史等
体格检查	血压（双上肢、卧立位）、脉率、身高、体重、腰围、臀围
	观察有无库欣面容、贫血面容、甲状腺功能亢进性突眼征或下肢水肿等
	听诊心脏、颈动脉、胸主动脉、腹主动脉和股动脉有无杂音
	触诊甲状腺，检查四肢动脉搏动和神经系统体征

续表

评估项目	评估内容
辅助检查	社康基础项目：血常规、尿常规（尿蛋白、尿糖和尿沉渣镜检）、肝肾功能、电解质、空腹血糖、空腹血脂、空腹血尿酸、血浆同型半胱氨酸、心电图等 有条件者可选做：动态血压监测、超声心动图、颈动脉超声、葡萄糖耐量试验、尿白蛋白/肌酐比、胸部X射线摄影、眼底检查等

（二）转诊指征

全科医师的转诊工作意义重大，全科医师需要向患者及家属说明情况，解释转诊的必要性，取得家属和患者同意后及时转诊，转诊标准见表 7-1-6。

表 7-1-6 社区高血压向上转诊指征

分类	转诊指征
初诊转诊	1. 血压显著升高≥180/110mmHg，经短期处理仍无法控制
	2. 怀疑新出现心、脑、肾并发症或其他严重临床情况
	3. 妊娠和哺乳期女性
	4. 发病年龄＜30 岁
	5. 伴蛋白尿或血尿
	6. 非利尿剂或小剂量利尿剂引起的低血钾（血钾＜3.5mmol/L）
	7. 阵发性血压升高，伴头痛、心慌、多汗
	8. 双上肢收缩压差异＞20mmHg
	9. 因诊断需要到上级医院进一步检查
随访转诊	1. 至少 3 种降压药物（包括 1 种利尿剂）足量使用，血压仍未达标
	2. 血压明显波动并难以控制
	3. 怀疑与降压药物相关且难以处理的不良反应
	4. 随访过程中发现严重临床疾病或心、脑、肾损害而难以处理
紧急转诊	1. 意识丧失或模糊
	2. 血压≥180/110mmHg 伴剧烈头痛、呕吐，或突发言语障碍和（或）肢体瘫痪
	3. 血压显著升高伴持续性胸背部剧烈疼痛
	4. 血压升高伴下肢水肿、呼吸困难，或不能平卧
	5. 胸闷、胸痛持续 10 分钟以上，伴大汗，心电图提示至少两个导联 ST 段抬高，疑似急性冠脉综合征
	6. 其他影响生命体征的严重情况，如意识淡漠伴血压过低或测不出、心率过慢或过快，突发全身严重过敏反应等

（三）治疗策略

全科医师的高血压管理策略秉承“以人为中心、连续性、全方位照顾”的理念。充分考虑患者意愿，与患者共同决策，制订个体化管理方案。高血压治疗原则为：降压达标、平稳降压、综合管理。高血压治疗方式包括非药物治疗和药物治疗，非药物治疗又包括生活方式干预和健康教育。对确诊高血压的患者，应立即启动并长期坚持生活方式干预，具体降压药物用法暂不作介绍。

1. 生活方式干预（表 7-1-7）

表 7-1-7 生活方式干预目标及降压效果

内容	目标	可获得的收缩压下降效果
减少钠盐摄入，增加钾盐摄入	每人每日食盐摄入量不超过 6g（一啤酒瓶盖），注意隐性盐的摄入（咸菜、鸡精、酱油等），多进食含钾量高的食物	2～8mmHg

续表

内容	目标	可获得的收缩压下降效果
减轻体重	BMI＜24kg/m²，腰围＜90cm（男），＜85cm（女），一年内体重减少初始体重的 5%～10%	5～20mmHg/减重 10kg
规律运动	中等强度运动，每次 30min，每周 5～7 次，中等强度有氧运动指能达到最大心率[最大心率（次/min）=220–年龄]的 60%～70%的运动，高危患者运动前需进行评估	4～9mmHg
戒烟	建议戒烟，避免被动吸烟	—
戒酒	推荐不饮酒；目前在饮酒的高血压患者，建议戒酒	—
	机会性饮酒：每天酒精摄入量男性不超过 25g，女性不超过 15g；每周酒精摄入量男性不超过 140g，女性不超过 80g，白酒、葡萄酒、啤酒摄入量分别少于 50ml、100ml、300ml	
心理平衡	减轻精神压力，保持心情愉悦	—

注：普通啤酒瓶盖去掉胶皮垫后水平装满可盛 6g 食盐；“—”表示无数据；1mmHg=0.133kPa。

2. 健康教育　高血压常见的可改变的心血管危险因素包括吸烟/被动吸烟、糖尿病、血脂异常、超重/肥胖。可以通过公众号、宣传栏、视频播报、健康讲座、高血压患友共管微信群、治疗效果月度评估、发放宣传折页、个性化医疗营养治疗和锻炼方案等方式进行高血压健康教育（表 7-1-8）。

表 7-1-8　健康宣教内容

项目	内容
认识高血压	高血压的定义、产生高血压的原因
高血压辅助检查	高血压常规辅助检查项目对疾病诊断、治疗的意义
高血压并发症的治疗及护理	1.高血压并发症种类
	2.针对患者现存并发症治疗和护理
目前服用的降压药物的不良反应和禁忌证	常见药物不良反应有：刺激性干咳、心动过缓、乏力、四肢发冷、糖脂代谢异常、心跳加快、面部潮红、脚踝部水肿、牙龈增生、高血钾、低血钾等；当出现上述任何情况或不适时，应及时和医师联系，必要时更换药物
高血压药物治疗的误区	1.重视药物治疗，忽视非药物治疗
	2.不测血压服药，“跟着感觉走”自行调整药物剂量
	3.间断服药，血压正常就停药
	4.恐惧药物副作用，只用小剂量药物或者只用一种药物
高血压患者的饮食和运动	见生活方式干预部分
不良生活方式对高血压的影响	见生活方式干预部分
高血压自我监测的方法	见筛查方法
高血压定期复查的时间和方法	见随访部分

（四）随访

1. 随访频率

（1）对于辖区内 35 岁以上常住原发性高血压患者，血压控制满意、无药物不良反应、无新发并发症或原有并发症无加重的，至少每季度面对面随访 1 次。

（2）对第一次出现血压控制不满意、发生药物不良反应、出现新发并发症或原有并发症加重的患者，结合其服药依从性，必要时增加现用药物剂量、更换或增加不同类的降压药物，2 周内增加随访 1 次。

（3）对连续两次血压控制不满意或发生药物不良反应难以控制以及出现新的并发症或原有并发症加重的患者，建议其转诊到上级医院，并在 2 周内主动随访转诊情况。

2. 随访内容 随访的流程见图 7-1-2，随访内容共有 9 个方面。

（1）测量血压并评估是否存在危急情况或不能处理的疾病。

（2）询问患者上次随访到此次随访期间的症状。

（3）询问患者上次随访至今是否有新诊断的合并症，如糖尿病、慢性肾脏病、外周动脉粥样硬化病、冠心病、心力衰竭或脑卒中等。

（4）评估并记录最近一次各项辅助检查结果。

（5）询问生活方式，吸烟、饮酒、运动、摄盐情况等。

（6）测量身高、体重、心率，计算 BMI。

（7）了解患者服药情况。

（8）对所有患者进行有针对性的健康教育，与患者一起制订生活方式改进目标并在下一次随访时评估进展。

（9）告诉患者出现哪些异常时应立即就诊。

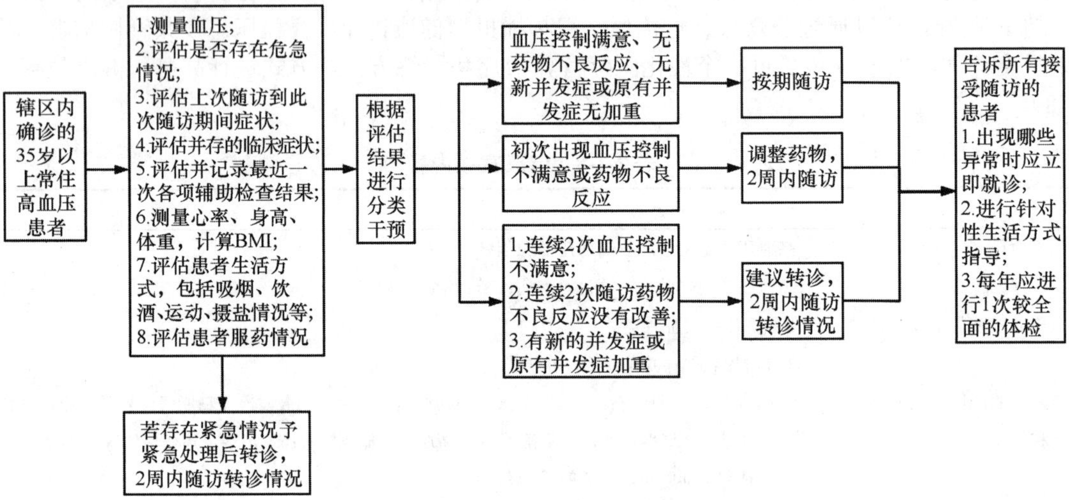

图 7-1-2 社区高血压随访流程图

3. 年度评估 所有高血压患者每年应进行一次较全面的健康评估，可与随访相结合。除了随访常规体格检查外，每年至少需要测量 1 次体重和腰围。年度评估的辅助检查包括但不限于血常规、尿常规、血生化（肝肾功能、血尿酸、血脂、电解质）、心电图。有条件者可选做：血同型半胱氨酸、尿白蛋白/肌酐比、动态血压监测、超声心动图、颈动脉超声、泌尿系超声、胸部 X 射线摄影、眼底检查等。

案例分享

张先生，现年 56 岁，是一位出租车司机。过去 3 年来，他时常遭受间断性头痛的困扰，并多次自行服用止痛药以缓解症状，但药效似乎逐渐减弱。张先生有高血压家族史，其祖父和父亲均曾患有高血压。他的生活方式并不健康，每日吸烟约 20 支，且常饮啤酒，饮食习惯偏重盐油。由于工作性质，他经常夜间上班，缺乏运动锻炼。

张先生：“王医生您好！我最近头痛又犯了。”张先生看上去有点疲倦，一脸愁容。

医师：“张先生，您好。能告诉我第一次头痛发作时的具体情况吗？”医师关切地询问。

张先生："第一次头痛发作是在三年前，通常痛感位于头部两侧。起初，每个月大约会痛一次，胀胀地痛，早晨剧烈，疼痛持续时间不固定，1～3 小时为主，服用布洛芬后就能缓解。但最近半年，头痛发作的频率和持续时间都有所增加，止痛药的效果也不如以前了。有时候一个月会发作两到三次，这严重影响工作和睡眠，尤其是夜班工作后，第二天头痛往往会再次发作。"张先生声音中透露出无奈。

医师："您头痛的时候有测血压吗？"（此时，王医生在思考是否需要排除可能引起头痛的急性心脑血管疾病，如急性脑出血、脑梗死，或是常见的颈椎病问题。）

张先生："没有，其实我一年前体检显示血压升高，收缩压 146mmHg，舒张压 98mmHg。"张先生回忆后回答。通过进一步的询问，王医生了解到张先生曾经有高血压病史，父亲 47 岁时诊断为冠心病，没有其他病史。

医师："您头痛的时候有恶心、呕吐、眼睛痛吗？"

张先生："没有。"

张先生右上肢血压 188/110mmHg，左上肢血压 170/109mmHg，心率 89 次/分，脉率 89 次/分，BMI 28.2kg/m^2，腰围 108cm，无库欣面容、贫血面容、甲状腺功能亢进性突眼征等，甲状腺视诊、触诊无异常，心律齐，无杂音，腹主动脉区可闻及收缩期喷射性杂音，余查体未见异常。15 分钟后复测，张先生右侧血压 169/112mmHg，左侧 166/109mmHg，属于高血压 3 级的水平。

"张先生，结合您之前的情况，可以明确诊断您是高血压 3 级，不排除存在腹主动脉瘤的情况，我们建议您转诊到我们上级医院，明确血压升高的原因。"

张先生："腹主动脉瘤是什么？头痛怎么会和腹主动脉瘤扯上关系呢？"张先生一脸疑惑提问。

医师："是这样，腹主动脉瘤是指血管壁局部弹力下降，由血液压力导致局部膨出，像气球一样，高血压是腹主动脉瘤的重要诱因之一。"

张先生："哦哦，那我去哪里检查呢？"

医师："一方面，我会给您开转诊单，帮您联系我们上级医院科室和医师，届时会电话联系您，协助您办理住院手续；另一方面，我会给您先开上降压药，先降血压。"

张先生："好嘞，非常感谢您！"

思考题

（1）首诊高血压后，需要做哪些并发症的筛查，怎样与继发性高血压进行鉴别？

（2）张先生转诊回社康后，如何制订后续随访计划？

参考文献

方力争. 2022. 全科医学[M]. 北京：人民卫生出版社.

葛均波，徐永健，王辰. 2018. 内科学[M]. 9 版. 北京：人民卫生出版社.

梁万年，杜雪平，曾学军. 2019. 常见慢性疾病社区临床路径[M]. 北京：人民卫生出版社.

王吉耀，葛均波，邹和建. 2022. 实用内科学(上册)[M]. 16 版. 北京：人民卫生出版社.

李安春　邓　驰　王美华

第二节　糖尿病的筛检和基层管理

近年来，中国成年人糖尿病患病率保持增长趋势，糖尿病患病率从 0.67%（1980 年）逐年升至 11.9%（2019 年）。慢性高血糖会导致全身多系统损害和功能障碍，此外，国内调查研究显示，糖尿病患者平均存在 2.17 种慢性并发症，其中 80%的治疗费用是用于糖尿病并发症，包括较高药品费、长期护理治疗费、急性事件高昂抢救费以及手术费。糖尿病给患者带来身心损伤的同时，还给患者和国家医疗系统带来沉重的经济负担，但是目前全国糖尿病防治现状呈现“三低”，即低知晓率、低治疗率和低控制率，防治任务十分艰巨。对此，国内外多项研究均强调了社区糖尿病一级和二级预防是糖尿病管理最有效的方法。基层医疗机构具有操作性强、筛查成本低、可行性高的优势，是糖尿病首诊筛查的重要阵地。

一、定　义

糖尿病（diabetes mellitus，DM）是一组以高血糖为基本特征的慢性、全身性、代谢性疾病，由遗传和自身免疫等多种因素共同作用引起。

二、筛　查

糖尿病前期指血糖异常，但未达到糖尿病诊断标准的状态。大量证据证明，糖尿病前期是一个重要的分水岭，每年有 5%～10%糖尿病前期个体进展为糖尿病。然而，通过饮食和运动管理能将糖尿病前期人群的糖尿病发生率降低 51%。早期筛查发现糖尿病高危人群和糖尿病前期人群，并进行有效干预是预防或延缓糖尿病发生的关键。社康中心是筛查和干预糖尿病前期人群的主战场。

（一）筛查对象

糖尿病的筛查对象为糖尿病高危人群为主。根据《中国糖尿病防治指南（2024 年版）》，糖尿病危险因素如下，符合其中之一者称为糖尿病高危人群：①有糖尿病前期史；②年龄≥35 岁；③BMI≥24kg/m^2 和（或）中心型肥胖（男性腰围≥90cm，女性腰围≥85cm)；④一级亲属有糖尿病病史；⑤缺乏体力活动者；⑥有巨大儿分娩史或有妊娠期糖尿病病史的女性；⑦有多囊卵巢综合征病史的女性；⑧有黑棘皮病者；⑨有高血压史，或正在接受降压治疗者；⑩高密度脂蛋白胆固醇＜0.90mmol/L 和（或）甘油三酯＞2.22mmol/L，或正在接受调脂药治疗者；⑪有动脉粥样硬化性心血管疾病（atherosclerotic cardiovascular disease，ASCVD）史；⑫有类固醇类药物使用史；⑬长期接受抗精神病药物或抗抑郁症药物治疗；⑭中国糖尿病风险评分总分≥25 分；⑮有胰腺炎病史；⑯接受抗病毒治疗的获得性免疫缺陷综合征；⑰有代谢相关脂肪性肝病。

（二）筛查方法

推荐基层医疗机构采用下列一种或多种糖尿病筛查法进行主动筛查。

（1）中国糖尿病风险评分表（Chinese diabetes risk score，CDRS)：推荐对 20～74 岁普通人群进行糖尿病风险评估，CDRS 总分≥25 分者，行 75g 口服葡萄糖耐量试验（75g-oral glucose tolerance test，75g-OGTT）确诊。

（2）SENSIBLE non-lab 预测模型：预测模型的糖尿病预测概率超阈值 9.8%者，行 75g-OGTT 检测确诊。

（3）即时检测（point of care testing，POCT）指尖血糖：若血糖正常，除非 CDRS 总分≥25

分，否则无须行 75g-OGTT 确诊；若血糖异常，建议行 75g-OGTT 确诊。

具体见表 7-2-1。

表 7-2-1　中国糖尿病风险评估工具

评估指标	评分/分	评估指标	评分/分
性别		腰围/cm	
女性	0	男＜75.0，女＜70.0	0
男性	2	男 75.0～79.9，女 70.0～74.9	3
年龄/岁		男 80.0～84.9，女 75.0～79.9	5
20～24	0	男 85.0～89.9，女 80.0～84.9	7
25～34	4	男 90.0～94.9，女 85.0～89.9	8
35～39	8	男≥95.0，女≥90.0	10
40～44	11	收缩压/mmHg	
45～49	12	＜110	0
50～54	13	110～119	1
55～59	15	120～129	3
60～64	16	130～139	6
65～74	18	140～149	7
BMI/（$kg \cdot m^2$）		150～159	8
＜22	0	≥160	10
22～23.9	1	糖尿病家族史	
24～29.9	3	二级亲属或否	0
≥30	5	一级亲属（父母、兄弟姐妹、子女）	6
总分			
总分≥25 分，推荐或转诊行 75g-OGTT 糖负荷后 2h PG，以确定糖尿病诊断			

BMI 指身体质量指数；75g-OGTT 指 75g 口服葡萄糖耐量试验；2h PG 指餐后 2h 血糖；1mmHg=0.133kPa。

（三）筛查结果管理

根据糖尿病筛查结果，可分为 4 类进行管理。

1. 血糖正常，无高危因素，身体状况良好。建议健康教育，倡导合理膳食、适量运动、控烟限酒的健康生活方式，可每 3 年筛查 1 次血糖。

2. 血糖正常，高危因素至少 1 条，即糖尿病高危人群。建议开展健康教育，进行针对性的健康指导，提出可行的控制措施和生活方式干预建议，鼓励每年进行 1 次血糖检测。

3. 血糖异常，即糖尿病前期人群，是糖尿病最重要的高危人群。建议对愿意接受管理的糖尿病前期人群，建立健康档案管理，并告知每 6 个月检测 1 次血糖；有条件的社康机构可以每年进行 1 次 HbA1c 检测或完成 1 次年度健康体检。

4. 确诊糖尿病，建议进行规范诊疗。其中糖代谢状态可以分为 4 类（表 7-2-2），糖尿病诊断标准如表 7-2-3 所示。其中，值得注意的是，诊断糖尿病必须根据静脉血浆葡萄糖而不是毛细血管血糖监测结果。糖尿病肾病、眼病、下肢动脉发生粥样硬化性病变、神经病变、急慢性并发症诊断标准见《中国糖尿病防治指南（2024 年版）》。

表 7-2-2 糖代谢状态分类（世界卫生组织 1999 年）

糖代谢状态	静脉血浆葡萄糖（mmol/L）	
	空腹血糖	糖负荷后 2h PG
正常血糖	＜6.1	＜7.8
空腹血糖受损	≥6.1，＜7.0	＜7.8
糖耐量减低	＜7.0	≥7.8，＜11.1
糖尿病	≥7.0	≥11.1

诊断标准中的血糖水平是依据静脉血浆葡萄糖而非毛细血管血糖；空腹血糖正常不能排除糖代谢正常，应进一步行餐后 2 小时血糖监测；因为应激状态下血浆葡萄糖会升高，因此糖尿病在诊断前要排除应激状态。

表 7-2-3 糖尿病诊断标准

诊断标准	静脉血浆葡萄糖或 HbA1c 水平
典型糖尿病症状	
加上随机血糖	≥11.1mmol/L
或加上空腹血糖	≥7.0mmol/L
或加上 OGTT 2h 血糖	≥11.1mmol/L
或加上 HbA1c	≥6.5%
无糖尿病典型症状者，需要改日复查确认（不包括随机血糖）	

OGTT 为口服葡萄糖耐量试验；HbA1c 为糖化血红蛋白；典型糖尿病症状包括烦渴多饮、多尿、多食、不明原因体重下降；随机血糖不考虑上次用餐时间，一天中任意时间的血糖，不能用来诊断空腹血糖受损或糖耐量减低；空腹状态指至少 8 小时不进食热量食物。

三、全科医学处理

全科医师在糖尿病的管理中主要承担的职责具体为五个方面，即糖尿病筛查、评估与分类、药物治疗、糖尿病教育、糖尿病随访。筛查在上文已述，本部分将针对余下部分展开。

（一）首诊评估

全科医师在接诊糖尿病患者时应进行综合病情评估（表 7-2-4）。

表 7-2-4 综合病情评估

评估项目	评估内容
现病史	年龄、起病特点、有无糖尿病症状、急性并发症相关症状、饮食和运动习惯、营养状况、体重变化、（儿童青少年）生长发育情况、是否曾经接受过糖尿病教育
治疗情况	既往治疗方案和疗效，目前治疗情况（药物、治疗依从性、饮食、运动等），血糖监测情况，急性并发症和低血糖发生频率、严重程度和常见原因
相关病史	糖尿病相关并发症：大血管病变（心、脑、外周血管）、微血管病变（肾脏、视网膜）、神经病变（周围神经、自主神经）、糖尿病足、口腔问题，糖尿病合并症，如高血压、血脂异常、高尿酸血症、心脑血管疾病、外周动脉疾病、心理精神疾病、牙周病等
体格检查	身高、体重、BMI、腰围、臀围；血压、心率、心律；视力、眼底检查；皮肤检查；甲状腺触诊；足部检查（视诊、足背动脉搏动、振动觉、痛温觉、10g 尼龙丝压力觉、踝反射等）
检验	空腹血糖、HbA1c、肝肾功能、血脂谱、尿常规、尿白蛋白/肌酐比值等

（二）转诊指征

全科医师是医疗资源的管理者，合理地向其他医疗机构转诊患者，可以确保全民享有医疗服务，同时保障患者安全，同时也是实现全科医师社会价值的重要途径，发挥全科医师和专科医师各自优势并促进二者之间的协同合作，才能最高品质确保患者得到全程安全有效的管理，最大限度地增加医疗服务的便利性和可及性，最大限度地减轻患者经济负担。在转诊时，全科医师需要向患者及家属说明情况，解释转诊必要性，取得家属和患者同意后及时转诊（表 7-2-5）。

表 7-2-5　社区糖尿病向上转诊标准

转诊标准	具体内容
严重并发症（红旗征）	1. 急性并发症：糖尿病酮症酸中毒、高渗性高血糖状态、低血糖伴/不伴意识障碍
	2. 慢性并发症导致严重靶器官损害需要紧急救治者：急性心脑血管病、糖尿病肾病导致的肾功能不全或大量蛋白尿、糖尿病视网膜病变导致的严重视力下降、糖尿病周围血管病导致的间歇性跛行和缺血性疼痛等
	3. 慢性并发症：视网膜病变、肾病、神经病变、糖尿病足或周围血管病变等的筛查、治疗方案的制订和疗效评估在基层处理困难者
治疗困难者	1. 诊断困难/特殊患者
	2. 血糖、血压、血脂长期治疗不达标者
	3. 血糖波动较大，基层医师处理困难，无法控制平稳者
	4. 出现严重降糖药物不良反应难以处理者
诊断困难或特殊者	1. 初次发现血糖异常，临床分型不明确者
	2. 儿童和青少年（年龄＜18 岁）糖尿病患者
	3. 妊娠和哺乳期妇女血糖异常者

（三）治疗策略

糖尿病的治疗应遵循 2 项原则，首先遵循个体化原则，根据患者的年龄、病程、预期寿命、并发症或合并症严重程度等确定个体化的控制目标。其次也要遵循综合管理的原则，包括控制高血糖、高血压、血脂异常、超重肥胖、高凝状态等心血管多重危险因素，在生活方式干预的基础上进行必要的药物治疗，以提高糖尿病患者的生存质量，延长预期寿命。治疗具体包括非药物治疗和药物治疗，非药物治疗包括生活方式管理、血糖监测、健康教育。

1. 生活方式管理

（1）医学营养疗法的核心是构建一种以谷物食品为主体，强调高纤维、低盐分、低糖分及低脂肪的多元饮食结构。提倡定时定量用餐，掌握合理的进食速度，并培养起先食用蔬菜，最后再食用主食的就餐顺序。同时，要关注并保持适宜的理想体重，计算公式为：理想体重（kg）=身高（cm）–105。针对不同活动强度，推荐每日摄入总热量为：休息状态下 25～30kcal/kg，轻度体力劳动者为 30～35kcal/kg，中度体力劳动者为 35～40kcal/kg，重度体力劳动者则需超过40kcal/kg。总热量中，脂肪占比应低于 30%，碳水化合物占比应在 50%～65%，蛋白质应占总热量的 15%～20%。

1）谷物薯类食物应粗细结合，成年人每日适宜摄入量为 250～400g，其中包含全谷物和杂豆类 50～150g，薯类 50～100g。

2）确保每餐都有蔬菜，每日蔬菜摄入总量应在 300～500g，其中至少一半应为深色蔬菜。

3）每日肉蛋鱼禽类食物摄取量为 120～200g，优选新鲜鱼类和禽类，食用鸡蛋时不要丢弃蛋黄，尽量避免食用过多肥肉、烟熏或腌制的加工肉类。

4）每日烹饪用油推荐摄入量为 2～30g，大致相当于 3 小汤勺的量。

5）每日食盐摄入量应控制在 6g 以内（约等于一啤酒瓶盖的量），同时限制摄入高盐分的酱油、咸菜、酱豆等食品。

（2）运动疗法：在确保安全的前提下，鼓励进行中等强度的锻炼[50 %～70%最大心率（220–

年龄），运动时心率和呼吸加快但不急促]，这类运动应能适度提升心率和呼吸速率，达到有氧运动的状态，例如快走、骑行及打太极拳等，推荐每周至少 5 天中等强度运动，每周总时长不应少于 150 分钟，每次运动时间不少于 30 分钟。然而，在患者出现空腹血糖高于 16.7mmol/L、频繁低血糖状况、血糖波动剧烈，或者存在严重的急性或慢性并发症时，应当暂时避免运动，待病情得到有效控制并趋于稳定后，再逐渐恢复并开展适宜的运动计划。

2. 血糖监测 掌握自我血糖监测的技术步骤；规划个人的血糖监测方案；解读并剖析血糖监测数据结果。

（四）健康教育

当前我国糖尿病防治情况严峻，为扭转这一局面，强化糖尿病自我管理教育与支持（diabetes self-management education and support，DSMES）显得尤为迫切且关键。在推行分级诊疗体系以及积极推动慢性病管理向基层延伸的政策背景下，基层医疗机构正在成为实施 DSMES 的核心阵地，糖尿病教育形式多种多样，包括课堂式、小组式、个体式以及同伴支持教育。具体实施要根据患者受教育程度和文化背景、病程、并发症、治疗方案等情况灵活安排，且各种形式可以互相结合。制定教育目标时应重视患者的参与，重在改善患者行为、提高自我管理能力和管理效能；在方案实施过程中，要细化行为改变的目标，重视患者的反馈以随时对方案做出调整。DSMES 主要包括 3 个大类：基础知识教育、照护教育、主题教育（表 7-2-6）。

表 7-2-6 DSMES 主要内容表格

类别	内容	
基础知识教育	树立正确的疾病观、养成科学的就医习惯	
	强调糖尿病早筛查早诊断的重要性	
	警示并发症的危害，建立“寓防于治”的治疗观	
	建立治疗目标个体化和“治必达标”的行为模式	
	健康生活	1. 健康饮食；2. 规律运动； 3 .积极戒烟；4. 规律作息
照护教育	配合诊治	
	主动管理	
	平和心态	
	寻求支持	
	合理用药	1. 口服药物治疗方案 2. 胰岛素治疗方案
主题教育	自我血糖监测	
	防范低血糖	
	预防糖尿病足	
	预防心血管疾病	

（五）随访

1. 糖尿病前期人群 糖尿病前期人群，建议建立健康档案，每 6 个月检测 1 次血糖，有条件的机构可每年进行 1 次 HbA1c 检测或完成 1 次健康体检。每 6 个月面对面或电话随访，了解个体饮食和运动执行情况、有无并发症或合并症、血糖控制情况、健康状况改善与否等，动态比较，制订或修订诊疗方案。至少每年复查 1 次 75g-OGTT。已药物干预者，每次随访需检测 FPG、2h PG 和 HbA1c。定期监测 BMI、腰围和其他心脑血管疾病危险因素（如血压、血脂等）。对在任意一次随访或体检过程中达到糖尿病诊断标准者，应按糖尿病患者健康管理的要求管理。若血糖恢复正常，则按一般高危人群要求，每年随访 1 次血糖。

2. 糖尿病人群随访　建立糖尿病档案，建议每 3 个月至少面对面随访 1 次，记录患者身高、体重、血压、BMI、空腹血糖、随机血糖、HbA1c 等。每次随访还需要记录患者用药情况，是否有规律用药以及药物调整情况。若患者血糖达标，则 3 个月后再次随访，但若血糖不达标，则督促患者调整饮食、适当运动以及规律用药，并在 14 天后再次随访，若血糖持续不达标将建议转诊上级医院。

每年为建档的糖尿病患者进行一次免费的全身体检，电话预约患者以及时检查。年度体检辅助检查包括：血常规、尿常规、尿白蛋白/肌酐比值、空腹血糖、心电图、大便隐血、HbA1c、乙型肝炎表面抗原、肿瘤指标、肝肾功能、血脂、同型半胱氨酸、胸部 X 线片、腹部 B 超等检查以评估患者血糖控制情况及并发症情况。同时再次记录患者用药情况。根据患者的整体检查情况，为糖尿病患者提供一份健康评价。具体随访内容及频率如表 7-2-7 所示。

表 7-2-7　糖尿病人群随访内容及频率一览表

检查项目	频率	针对的并发症	针对的合并疾病
体重、身高	每个月 1 次	—	超重/肥胖
腰围	每个月 1 次	—	超重/肥胖
血压	每个月 1 次	—	超重/肥胖
空腹、餐后血糖	每个月 2 次（1 次空腹血糖和餐后血糖）	—	—
HbA1c*	治疗初每 3 个月检测 1 次，一旦达到治疗目标可每 6 个月检查 1 次	—	—
尿常规	每 6 个月 1 次	糖尿病肾病	—
TC、HDL-C、LDL-C、TG	每年 1 次	—	高脂血症
尿白蛋白/尿肌酐比值*	每年 1 次	糖尿病肾病	—
血肌酐、尿素氮	每年 1 次	糖尿病肾病	—
肝功能[b]	每年 1 次	—	—
心电图	每年 1 次	心脏、大血管并发症	—
视力及眼底*	每年 1 次	糖尿病视网膜病变	—
足背动脉搏动	每年 4 次	糖尿病足	—
神经病变的相关检查	每年 1 次	周围神经病变	—

*指有条件的医疗机构可开展。

b 包括天冬氨酸转氨酶、丙氨酸转氨酶、γ-谷氨酰转移酶；—指无。

案 例 分 享

周四早晨，我很早便来到了社康，社康还没有开门，门口已经围了 20 来人，有慢性病复查开药或体检抽血的老年人、打疫苗的小朋友等，原来社康就诊的居民这么多！

整个社康有 2 层楼，包括 3 间全科诊疗室、1 间中医诊疗室、智慧药房、影像室、疫苗接种室、配镜中心等，社康竟然可以给小朋友配眼镜！患者付款后智慧药房就可以智能投递出药品！并且，整个屋子非常敞亮，简直就是一个小型医院。这一扫我们之前对社康低端不正规的刻板印象。

不一会儿，曾阿叔走进了诊室，曾阿叔身高 1.8m，目测至少得有 100kg，皮肤黝黑发亮，眉间的川字纹像被镰刀凿过，看来平时没少发脾气。当曾阿叔得知我们是医学院二年级学生后，他哈哈大笑起来，我不禁打了个哆嗦。没等我反应过来，他就把诊疗椅推到我面前坐下，开始讲述起他的故事："哎呀，小同学，你是郭医生的学生吧，我非常感谢郭医生，我给你讲讲我和郭医生的故事。"

我微笑说好。

曾阿叔："我以前是餐馆厨师，手腕子总是疼，找郭医生看病，郭医生说我恰巧 65 岁，可以每年来这里免费体检 1 次，我把体检项目拍照给我儿子看，我儿子说这些项目在私立医院做至少要花 1000 多元，我想哪有天上掉馅饼的好事，竟然免费体检，后期肯定得让我再花更多钱。"曾阿叔绘声绘色地讲着，我脑子里已经出现了《三国演义》中关羽大怒的样子。

说实话，如果不了解全科，曾阿叔这样想也是可以理解的，同时也很疑惑是什么事让他转变了想法。曾阿叔接着又说："我回去后就接到了刘护士的电话，让我来体检，你知道吗，我瞬间暴跳如雷，咋地，看我老年人好骗啊，哪有这样的好事，糊弄谁呢！现在想想，真是挺对不起刘护士。"曾阿叔讲到这里，一巴掌按住了脑门，极其不好意思。

曾阿叔："一直到后来，我从好多个邻居那里听到，体检的确是免费的，即便我这样不是深圳户口的也可以。"

我："然后阿叔就回来体检了吗？"

曾阿叔："我怎么好意思啊。"

我："那怎么办呢？"

刘护士："还能怎么办，我们负责这片辖区居民的老年人体检工作，我又给这位大哥去了电话。"

曾阿叔："刘护士人真好，还给我台阶下，接到电话后，第二天我就来体检了，还好来了，体检结果不乐观，提示我有糖尿病，空腹血糖 23mmol/L，郭医生说我要转诊。"

曾阿叔："我并不想转诊，我转去哪里？找谁？怎么弄？什么时候可以去？需要预约吗？不过后来，我发现我的担心都是多余的。"

我："怎么说呢？"

曾阿叔："郭医生后来给我转诊到了深圳市罗湖区人民医院，拿着转诊单，步行 15 分钟就到，而且不一会儿就有人联系我，帮我安排手续。"

曾阿叔："还有一个我得再和你吹一吹，住院时服用的药物在社康都能拿到，价格还比医院实惠，即便你们这儿病人比医院多，一想到药价实惠，我也是心情舒畅地等着了。"曾阿叔说这番话时，脸上满满的都是一种对党的好政策的感激，那是对如此便利生活的满足啊！

郭医生："阿叔别唠嗑了，赶快去查个空腹指尖血糖，出结果了来找我。"

曾阿叔："哈哈哈哈哈，好嘞，谢谢您，一会儿来找您。"曾阿叔又是一声大笑，我又一哆嗦，不过却跟着开心了起来。我翻看曾阿叔的体检报告，原来曾阿叔病历上详细写了糖尿病健康教育内容、饮食处方、运动处方以及药物处方。如此详细的健康建议肯定会让阿叔增加控制血糖的信心。

后来郭老师仔细讲解，终于把曾阿叔讲到的内容都串联了起来。深圳市罗湖区人民医院集团的社康和三级医院是一个整体，即医联体，共享药房、检验中心、物流中心等，确保像曾阿叔这样的慢性病患者，三级医院可以开到的慢性病药，社康也可以开到，甚至可以通过医疗信息化平台，家庭医师开出处方，患者在家里就能收到需要的药物。不仅如此，患者在社区卫生服务中心还可以开 1~2 个月的长处方，而且报销比例比三级医院高。从我来到这个社康，我所惊叹的，便是处处可见全科的利民便民措施，对社区的老年人来说，这些都是来自国家最有力的关怀！

思考题

（1）全科医师和专科医师在糖尿病的全程管理中政策扶持、工作职责、角色定位有什么不同点？

（2）糖尿病前期的诊断标准是什么？如何干预？

参考文献

陈兴宝，唐玲，陈慧云，等. 2003. 2 型糖尿病并发症对患者治疗费用的影响评估[J]. 中国糖尿病杂志，11(4): 238-241.

刘雪婷，石金霞，李海燕，等. 2022. 深圳社区糖尿病高危人群主动筛查方法探讨[J]. 深圳中西医结合杂志，32(11): 21-25.

武钰翔，程玉霞，李丽君，等. 2019. 北京市 2 型糖尿病患者抑郁情况及其影响因素分析[J]. 中国全科医学，22(21): 2557-2563.

阎德文，刘雪婷，桂书彦. 2021. 深圳市社区成人居民糖尿病筛查与糖尿病前期医学干预专家共识[J]. 深圳中西医结合杂志，31(20): 194-198.

赵正清. 2013. 2 型糖尿病患者心理性胰岛素抵抗调查分析及对策[J]. 齐鲁护理杂志，19(13): 59-61.

中国营养学会糖尿病营养工作组. 2017.《中国 2 型糖尿病膳食指南》及解读[J]. 营养学报，39(6): 521-529.

郑芳芳　唐　平　陈　曦

第三节　血脂异常的筛检和基层管理

近年来我国居民动脉粥样硬化性心血管疾病（ASCVD）死亡占居民疾病死亡构成 40%以上，已成为重大的公共卫生问题。血脂异常是 ASCVD 发生发展中最主要的致病性危险因素之一。目前研究显示，全球超过 50%的 ASCVD 与胆固醇水平升高有关。国内外研究显示降低血脂可以显著降低冠心病死亡率。有效控制血脂异常，对 ASCVD 防控具有重要意义。随着医疗改革的深入，基层医疗机构工作者逐渐成为防治心血管疾病的主力军。提高全科医师对血脂异常的认识、防治水平，对降低人群整体心血管风险，防治 ASCVD 发生有重要意义。

一、定　义

血脂异常通常指血清中胆固醇和（或）甘油三酯水平升高，因为脂质不溶或微溶于水，必须与蛋白质结合以脂蛋白形式存在才能在血液中循环，所以是通过高脂蛋白血症表现出来的，简称高脂血症（hyperlipidemia）。但实际上血脂异常也包括高密度脂蛋白胆固醇（high-density lipoprotein cholesterol，HDL-C）降低、低密度脂蛋白胆固醇（low-density lipoprotein cholesterol，LDL-C）升高在内的多种血脂异常。除此之外，血脂异常的定义还需要考虑目标人群的冠状动脉粥样硬化性心脏病的高危因素，“正常”的血脂水平对高危风险的人群却属于不达标。

二、筛　查

血脂异常主要危害是增加 ASCVD 的发病风险，早期检出血脂异常的个体，检测其血脂变化，是有效实施 ASCVD 防治措施的重要基础。

（一）筛查对象、内容、频率

基层血脂异常筛查方案如表 7-3-1 所示。

表 7-3-1　基层血脂异常筛查方案

筛查	内容
重点对象	1. ASCVD 病史者 2. 存在多项 ASCVD 危险因素（如高血压、糖尿病、肥胖、吸烟）的人群 3. 存在早发 ASCVD 家族史者（男性一级直系亲属 55 岁前或女性一级直系亲属 65 岁前患 ASCVD），或有家族性高脂血症患者 4. 皮肤或肌腱黄色瘤及跟腱增厚者
项目	临床血脂检测的常规项目包括总胆固醇（total cholesterol，TC）、甘油三酯（triglyceride，TG）、LDL-C 和 HDL-C
频率	小于 40 岁成年人每 2～5 年进行 1 次血脂检测（包括 TC、TG、HDL-C 和 LDL-C），大于等于 40 岁成年人每年至少应进行 1 次

（二）诊断标准

ASCVD 风险不同的人群，LDL-C 合适水平的升高判断标准不同，启动降脂药物治疗的 LDL-C 水平和 LDL-C 的治疗目标也有所不同。由于中国≥18 岁成年大部分为 ASCVD 低危人群，主要血脂参考标准如表 7-3-2 所示。ASCVD 低危人群主要血脂参考标准有助于提高医务人员和公众对血脂的基本认识，高危人群的血脂标准详见相关指南。

表 7-3-2　中国 ASCVD 一级预防低危人群主要血脂指标的参考标准*　（单位：mmol/L）

分类	TC	LDL-C	HDL-C	TG	非 HDL-C
理想水平	—	＜2.6	—	—	＜3.4
合适水平	＜5.2	＜3.4	—	＜1.7	＜4.1
边缘升高	≥5.2 且＜6.2	≥3.4 且＜4.1	—	≥1.7 且＜2.3	≥4.1 且＜4.9
升高	≥6.2	≥4.1	—	≥2.3	≥4.9
降低	—	—	＜1.0	—	—

ASCVD 为动脉粥样硬化性心血管疾病，TC 为总胆固醇，LDL-C 为低密度脂蛋白胆固醇，HDL-C 为高密度脂蛋白胆固醇，TG 为甘油三酯。

*参考标准仅针对 ASCVD 一级预防低危人群。表中所列数值是干预前空腹 12h 测定的血脂水平，“—”表示无。

三、全科医学处理

干预血脂异常是为预防 ASCVD 的主要措施，LDL-C 或 TC 水平对个体或群体 ASCVD 发病危险具有独立的作用。综合评估、评估 ASCVD 总体危险是防治血脂异常的必要前提。根据个体 ASCVD 危险分层判断血脂干预的目标水平，血脂异常的诊断流程如图 7-3-1 所示。

（一）首诊评估

全科医师通过详细病史采集、体格检查、实验室及辅助检查结果辅助诊断（表 7-3-3）。除此之外，还需要进行 ASCVD 总体风险评估，在血脂干预决策的基础上，总体风险评估流程如图 7-3-2 所示。

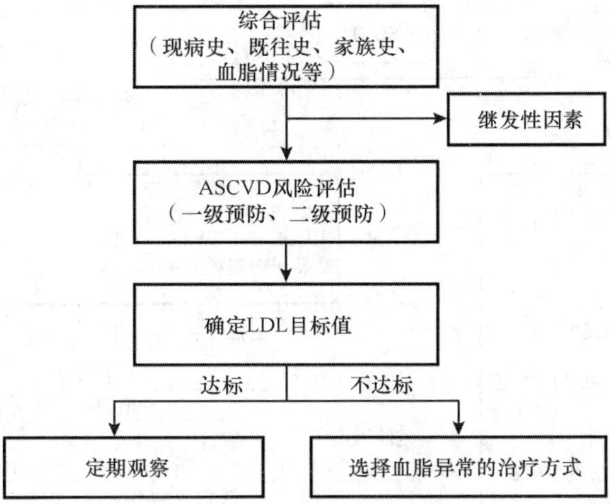

图 7-3-1　血脂异常诊断流程

表 7-3-3　综合病情评估

评估项目	评估内容
病史	现病史：性别、年龄、有无 ASCVD 症状、饮食和运动习惯、营养状况、体重变化、睡眠、（儿童青少年）生长发育情况、有无继发性血脂异常相关疾病表现（如甲状腺功能减退、肾病综合征、2 型糖尿病、神经性厌食症、肥胖、抑郁、肾损伤、酗酒、吸烟、药物）等
	血脂异常水平及分类：既往治疗方案和疗效，目前治疗情况（药物、治疗依从性、饮食、运动等），血脂监测情况
	血脂异常合并症：高血压、糖尿病、高尿酸血症、心脑血管疾病、脂源性胰腺炎、慢性肾脏病、心理精神疾病等
	家族史：如家族性高胆固醇血症及冠心病家族史；吸烟饮酒史
体格检查	身高、体重、BMI、腰围、臀围；血压、心率、心律；皮肤黄色瘤等
辅助检查	社康基础项目：空腹血脂谱、空腹及餐后血糖、HbA1c、尿酸、肝肾功能、促甲状腺激素
	有条件者可选做：高敏 C 反应蛋白（hsCRP）、颈动脉彩超、超声心动图、胸部 X 射线摄影（检测冠状动脉钙化程度）

ASCVD 一级预防：是指在心血管病事件发生之前，通过控制主要危险因素降低心血管病临床事件发生风险的预防措施。

ASCVD 二级预防：是对于已有冠心病的患者，严格控制危险因素，防止心血管事件复发和心力衰竭，其目的在于降低冠心病的致死率和致残率，改善生存和生活质量。

（二）转诊指征

（1）初诊血脂异常患者，有下列情况之一者须向上级医院转诊：①血脂水平异常升高者，怀疑家族性高胆固醇血症的患者；②合并严重肝肾功能异常情况；③体型瘦小的女性老年（年龄大于 80 岁）患者；④特殊人群：妊娠和哺乳期妇女、甲状腺功能减低者、肿瘤化疗患者、严重感染患者等。

（2）随诊血脂异常患者，有下列情况之一者应向上级医院转诊：①规律中等强度药物治疗 6～12 个月，血脂控制不满意；②患者服调脂药后出现严重不良反应，包括 ALT、AST 3 倍以上升高或 CK 5～10 倍以上升高，停药后不良反应没有改善；③复杂混合型血脂异常患者，处理有困难的；④出现新的并发症或原有并发症加重的患者，建议其转诊到上级医院，2 周内主动随访转诊情况。

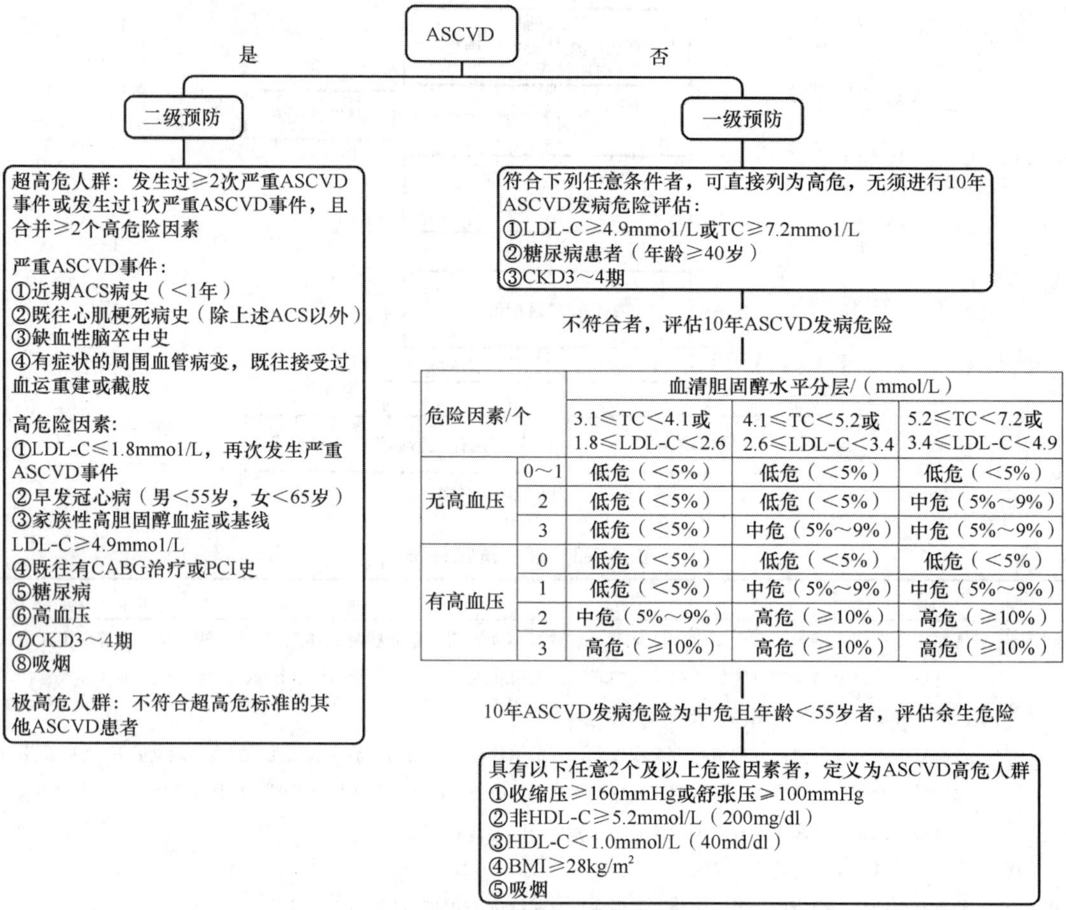

图 7-3-2 ASCVD 总体风险评估流程图

ASCVD 表示动脉粥样硬化性心血管疾病；ACS 表示急性冠脉综合征；LDL-C 表示低密度脂蛋白胆固醇；CABG 表示冠状动脉旁路移植术；PCI 表示经皮冠状动脉介入治疗；TC 表示总胆固醇；CKD 表示慢性肾脏病；HDL-C 表示高密度脂蛋白胆固醇；BMI 表示身体质量指数。1mmHg=0.133kPa。危险因素的水平均为干预前水平。危险因素包括吸烟、低 HDL-C、年龄≥45/55 岁（男性/女性）；<40 岁的糖尿病患者危险分层参见特殊人群糖尿病部分

（三）治疗策略（表 7-3-4）

表 7-3-4 降脂靶点的目标值

风险等级	LDL-C 推荐目标值/（mmol/L）	推荐类别	证据等级
低危	<3.4	IIA	B
中、高危	<2.6	I	A
极高危	<1.8 且较基线降低幅度>50%	I	A
超高危	<1.4 且较基线降低幅度>50%	I	A

合并糖尿病的 ASCVD 高危患者血脂目标参见特殊人群中糖尿病章节。

（四）健康教育（表 7-3-5）

表 7-3-5 健康教育内容

项目		内容
饮食	食物多样，谷类为主	每天摄入 12 种以上食物，每周 25 种以上

续表

项目		内容
饮食	吃动平衡，健康体重	各年龄段人群都应天天运动，维持健康体重（BMI：20.0～23.9kg/m^2）。坚持规律的中等强度代谢运动，建议每周5～7日，每次30分钟（ASCVD患者应先进行运动负荷试验，充分评估安全性）。主动运动最好每天步行6000步减少久坐时间，每小时起来动一动
	多吃蔬果、奶类、大豆	保证每天摄入300～500g蔬菜，深色蔬菜应占1/2，保证每天摄入200～350g新鲜水果，果汁不能代替鲜果。保证每天液态奶300ml
	适量吃鱼、禽、蛋、瘦肉	建议每周食用鱼类280～525g，畜禽肉280～525g，蛋类280～350g，平均每天摄入总量120～200g；优先选择鱼和禽；吃鸡蛋不弃蛋黄
	少盐少油，控糖限酒	盐少于6g/d；胆固醇少于300mg/d，优先选择富含不饱和脂肪酸的食物（如深海鱼、鱼油、植物油）；反式脂肪酸摄入量不超过2g/d。控制添加糖的摄入量不超过50g/d，最好控制在25g以下；足量饮水，成人每天7～8杯（1500～1700ml），提倡饮用白开水和淡茶水；不喝或少喝含糖饮料；成人如饮酒，男性不超过25g/d，女性不超过15g/d
生活习惯	戒烟	包括完全戒烟和有效避免吸入二手烟，可以选择戒烟门诊、戒烟热线咨询以及药物来协助戒烟
	限酒	男性不超过25g/d，女性不超过15g/d。15g相当于4°啤酒450ml，或12°葡萄酒15ml，或38°白酒50ml，或52°高度白酒30ml。非酒精依赖性患者进行戒酒，可以每周调整饮酒量，逐步减少饮酒频率，同时找到一些替代饮酒的活动，如运动、旅行、参加社团等，此外，健康的生活方式可以提高身体的抵抗力，减少对饮酒的依赖。存在明显酒精成瘾的患者，则需要到专业的戒酒机构进行治疗，在戒酒的同时需要辅助替代性药物，这类患者不建议自行在家中戒酒，以免出现不可控精神症状
运动	运动目的	控制血脂异常增高，调节血脂至正常范围，提高心肺功能，改善身体成分，延缓动脉粥样硬化发生，降低心血管疾病患病率
	运动方式	有氧运动：健步走、慢跑、骑自行车、游泳等 抗阻运动：弹力带、哑铃等 柔韧性运动：静力性拉伸（主动、被动）、动力性拉伸等
	运动强度	有氧运动：以40%～50%储备心率的有氧运动开始，适应后逐渐增加至50%～70%储备心率 抗阻运动：每组抗阻运动的重复次数为8～12次 柔韧性运动：伸展到无痛或轻微不适的状态
	运动频率	有氧运动：每周5天，尽可能增加能量消耗 抗阻运动：每周2～3天，同一肌群训练至少间隔48小时 柔韧性运动：每周2～3天，最好每天都进行柔韧性练习
	运动时间	每周共150～300分钟 有氧运动：每次40～60分钟，或每天2次，每次20～30分钟 抗阻运动：每一肌群训练2～4组，每组间隔2～3分钟 柔韧性运动：静力拉伸保持10～30s
	注意事项	运动应循序渐进，逐渐从适应期到提高期再过渡到稳定期。伴有冠心病、高血压的人群需要对运动处方进行适当调整；应注意个别患者服用降脂药物有导致肌肉损伤的可能，如他汀类药物可引起肌痛、肌炎、横纹肌溶解综合征等；老年人运动时应注意避免运动导致的损伤和跌倒，有条件者可在运动康复专业医师评估及指导下选择运动方案

（五）随访

药物治疗开始后4～8周复查血脂、肝功能、肌酸激酶，若无特殊情况且血脂达标可改为每6～12个月复查1次；长期达标者可每年复查1次。如血脂未达标则需调整降脂药剂量或种类，或联合应用不同作用机制的降脂药进行治疗。每当调整降脂药种类或剂量时，都应在治疗6周内复查。

案例分享

在那个阳光明媚的早晨，我跟随经验丰富的郭医生开始了忙碌的门诊工作。一位身高超过1.8m、体形偏胖的30多岁男子，戴着黑框眼镜，面带疲惫之色，缓缓走进了诊室。观察他的年龄和外貌，我心中暗自猜测着他的就诊原因。郭医生仔细核对了患者信息后，杨先生主动开口："医生，我最近总感到疲惫，上周单位组织了体检，结果出来后，有好几个指标异常。您帮我看看？"

郭医生分析道："您的体检报告显示，目前存在两大健康问题：一是BMI值为28.3kg/m^2，已经属于肥胖；二是血脂异常，总胆固醇 6.7mmol/L，甘油三酯 2.5mmol/L，高密度脂蛋白0.8mmol/L，低密度脂蛋白4.8mmol/L。您的高密度脂蛋白偏低，其他指标均偏高。"

杨先生的表情似乎有些不解，说道："医生，我这么年轻为什么血脂会这么高，而且我并没有感到什么不适。"

郭医生耐心地进行了一系列详细的问诊，了解到杨先生是一名工作压力大、缺乏运动、饮食偏油腻且喜爱甜食的程序员，虽无烟酒史，但家族有心血管疾病史。

郭医生："高脂血症可能与遗传、饮食习惯、生活方式等因素有关。简单来说，'坏'胆固醇过多，会在血管中堆积，导致动脉粥样硬化，增加心脑血管疾病风险。建议您调整饮食和生活方式，同时考虑使用调脂药物，如阿托伐他汀。"

杨先生："是药三分毒，我这么年轻不想吃药。"

郭医生："他汀类的药物可以抑制胆固醇的合成，降低总胆固醇和低密度脂蛋白胆固醇，可能伴随一些不良反应，比如转氨酶升高、肌肉痛、头痛、失眠以及消化不良、腹泻、恶心等消化道症状，极少数情况下可能出现严重的不良反应，比如横纹肌溶解综合征。我们建议用药的6周内要复查血脂、转氨酶、肌酸激酶等指标，我会根据您的检查结果，决定下一步的方案。"

杨先生："郭医生，我实在不想吃药，能否通过饮食控制，有没有什么其他的办法？"

郭医生："如果您暂时不考虑药物治疗，那需要严格控制饮食，积极改变生活方式。"随后他拿出一张纸，与患者一起制订了一个合理的生活方式改变计划。

再次见到杨先生已经是3个月之后，他精神面貌焕然一新，复查结果显示，他的血脂水平明显改善，体重也减轻了4公斤。郭医生对他的成果表示肯定，并鼓励他继续坚持，下一次可以6个月之后再来复查血脂水平。

这一刻，我深刻体会到作为一名全科医师的责任。我们不仅是疾病的治疗者，更是健康的引领者。通过医患共同决策，提供连续性的健康管理，我们可以为患者提供更全面、个性化的医疗服务，帮助他们实现健康目标。

思考题

（1）高脂血症药物治疗的标准是什么？什么情况下建议患者进行药物治疗？

（2）如果患者坚决不愿意采用药物治疗，医师应该如何有效地指导患者进行非药物治疗以实现疾病的长期控制和管理？

参考文献

国家卫生和计划生育委员会疾病预防控制局. 2015. 中国居民营养与慢性病状况报告（2015年）[M]. 北京：人民卫生出版社.

国家心血管病中心. 2022. 中国心血管健康与疾病报告 2021[M]. 北京：科学出版社.

刘静，孙艺红，彭道泉，等. 2020. 中国心血管病一级预防指南[J]. 中华心血管病杂志, 48(12): 1000-1038.

中国血脂管理指南修订联合专家委员会. 2023. 中国血脂管理指南(2023年)[J]. 中国循环杂志, 38(3): 237-271.

中华医学会, 中华医学会杂志社, 中华医学会全科医学分会, 等. 2019. 血脂异常基层诊疗指南(2019 年)[J]. 中华全科医师杂志, 18(5): 406-416.

Baigent C, Keech A, Kearmney P M, et al. 2005. Efficacy and safety of cholesterol-lowering treatment: prospective meta-analysis of data from 90,056 participants in 14 randomised trials of statins[J]. Lancet, 366(9493): 1267-1278.

Ference B A, Ginsberg H N, Graham I, et al. 2017. Low-density lipoproteins cause atherosclerotic cardiovascular disease. 1. Evidence from genetic, epidemiologic, and clinical studies. A consensus statement from the European Atherosclerosis Society Consensus Panel[J]. European Heart Journal, 38(32): 2459-2472.

Zhao D, Liu J, Wang M, et al. 2019. Epidemiology of cardiovascular disease in China: Current features and implications[J]. Nature Reviews Cardiology, 16(4): 203-212.

郑芳芳　杨皓程　顾申红

第四节　骨质疏松症的筛检和基层管理

随着我国人口老龄化加剧，骨质疏松症已成为重要的公共健康问题。全国骨质疏松症流行病学调查显示：40～49 岁人群骨质疏松症患病率为 3.2%（女性相当于男性的 2 倍）；50 岁以上人群骨质疏松症患病率为 19.2%（女性相当于男性的 5 倍），65 岁以上人群骨质疏松症患病率为 32.0%，其中女性为 51.6%，男性为 10.7%。根据以上流行病学资料估算，目前我国骨质疏松症患病人数约为 9000 万人，其中女性约 7000 万人。由于公众对骨质疏松症预防的重要性认识不足，加之基层医疗卫生机构骨质疏松症防治能力不足，我国居民的骨密度检测率较低，进而延误了骨质疏松症防治的有利时机。因此，2019 年，国务院发布了《健康中国行动（2019—2030 年）》，要求基层医疗机构加强骨质疏松症重点人群防控（以绝经后妇女和中老年人群为重点），提升骨质疏松症防治能力和水平，及早发现骨质疏松症患者和低骨量人群并及时进行个性化健康干预，延缓中老年人群肌肉衰减和骨质疏松，逐步推进国家健康骨骼行动。

一、定　义

骨质疏松症（osteoporosis）是一种以骨量低、骨组织微结构损坏，导致骨脆性增加、易发生骨折为特征的全身性骨病。

二、筛　查

基层医疗机构通过居民的健康档案及早发现骨质疏松症患者，根据患者的具体情况，制订个性化治疗方案，包括药物治疗、物理治疗、运动康复等多种手段，监测患者病情变化，提供定期随访，避免患者发生骨折等不良事件，降低骨折风险，提高患者的生活质量。

（一）筛查对象

筛查对象为具有骨质疏松症高危因素的人群，其高危因素包括可控因素和不可控因素。

1. 可控因素　种族（骨质疏松症风险从高至低：白种人、黄种人、黑种人），高龄，女性绝经（尤其 40 岁之前切除卵巢），脆性骨折家族史者。

2. 不可控因素

（1）不健康生活方式：如体力活动少、吸烟、过量饮酒、日照少、钙和（或）维生素 D 缺乏、过量饮用含咖啡因的饮料、营养失衡、蛋白质摄入过多或不足、高钠饮食、体重过低等。

（2）影响骨代谢的疾病：如甲状腺功能亢进症，性腺功能减退症，糖尿病，类风湿关节炎，系统性红斑狼疮，慢性腹泻，吸收不良，多发性骨髓瘤，淋巴瘤，卒中和慢性心，肺，肾疾病等。

（3）影响骨代谢药物者：糖皮质激素、质子泵抑制剂、抗癫痫药物、芳香化酶抑制剂、促性腺激素释放激素类似物、抗病毒药物、噻唑烷二酮类药物和过量甲状腺激素等。

（二）筛查方法

目前较为公认的骨质疏松症风险初筛工具包括国际骨质疏松症基金会（International Osteoporosis Foundation，IOF）骨质疏松症风险一分钟测试题和亚洲人骨质疏松症自我筛查工具（osteoporosis self-assessment tool for Asians，OSTA）。

1. IOF 骨质疏松症风险一分钟测试题 IOF 骨质疏松症风险一分钟测试题简单快速，易于操作，但仅能用于初步筛查疾病风险，不能用于骨质疏松症诊断（表 7-4-1）。如果 IOF 骨质疏松症风险一分钟测试题提示存在骨质疏松症的风险，可通过骨折风险预测工具（fracture risk assessment tool，FRAX）做进一步的风险评估。

表 7-4-1 IOF 骨质疏松症风险一分钟测试题

问题	回答	
是否实际年龄超过 60 岁（女性）/70 岁（男性）	是	否
50 岁之后是否有骨折史	是	否
是否体重过轻（BMI 值小于 19kg/m²）	是	否
是否 40 岁后身高减少超过 4cm	是	否
父母任何一方是否有髋部骨折史	是	否
是否存在以下任一情况：类风湿关节炎、消化道疾病（炎症性肠病、乳糜泻）、糖尿病、慢性肾脏病、甲状腺或甲状旁腺疾病（甲状腺或甲状旁腺功能亢进症）、肺病（慢性阻塞性肺疾病）、长时间制动、艾滋病（AIDS）	是	否
是否接受过以下药物治疗：曾服用类固醇激素（如持续用泼尼松 3 个月及以上）、噻唑烷二酮类药物、器官移植术后免疫抑制剂、抗抑郁药、抗惊厥药、抗癫痫药	是	否
女士回答：是否存在以下任一情况：乳腺癌、接受芳香化酶抑制剂治疗乳腺癌、绝经、不正常闭经、卵巢切除或性腺功能减退导致低雌激素水平	是	否
男士回答：是否存在以下任一情况：前列腺癌、接受雄激素剥夺治疗前列腺癌、低睾酮（性腺功能减退）、过量饮酒（每天超过 3 个单位）和（或）是否目前吸烟	是	否

注：上述问题，只要其中有一题回答结果为“是”，便提示存在骨质疏松症的风险，并建议进行骨密度检查或 FRAX 风险评估。

2. 亚洲人骨质疏松症自我筛查工具（OSTA） 从 11 个具有显著性差异的风险因素中选出 2 个权重最大的变量：年龄和体重，通过计算 OSTA 指数筛选出高风险人群，年龄、体重与骨质疏松症风险级别的关系（图 7-4-1）。计算方法是：OSTA 指数=[体重（kg）–年龄（岁）]×0.2（舍去小数点），指数＞–1 为低风险，–1～–4 为中风险，＜–4 为高风险，其特异性不高，需结合其他危险因素进行判断，且仅适用于绝经后妇女（表 7-4-2）。

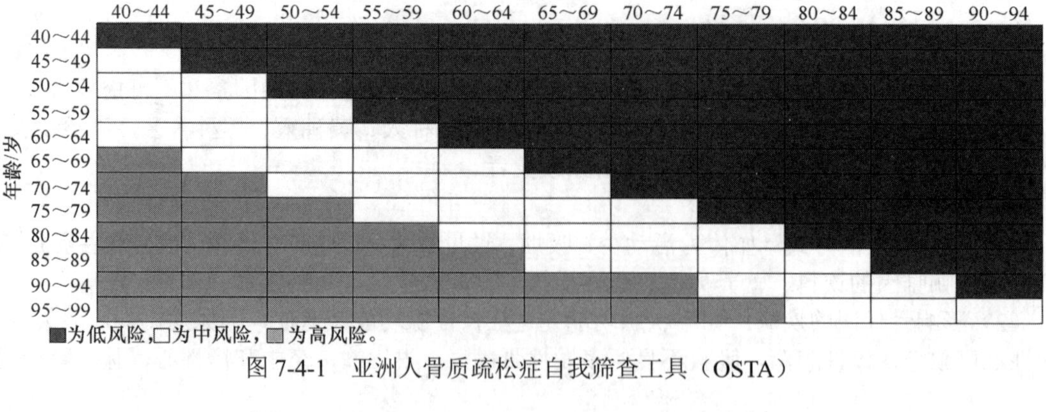

图 7-4-1 亚洲人骨质疏松症自我筛查工具（OSTA）

表 7-4-2　OSTA 指数与骨质疏松症风险级别的关系

OSTA 指数值	风险级别
OSTA＜–4	高风险
–4≤OSTA≤–1	中风险
OSTA＞–1	低风险

（三）筛查结果管理

对于初筛者，全科医师可以根据骨质疏松症的诊断流程图（图 7-4-2）指引进行筛查结果的管理。若通过 IOF 骨质疏松症风险一分钟测试题和 OSTA 被筛查为高风险人群，则均需要从生活方式上预防骨质疏松症，并建议到专科进一步检查，诊断流程图中的 FRAX 是根据患者的临床危险因素及股骨颈骨密度建立的模型，用于评估患者未来 10 年发生髋部骨折及主要骨质疏松性骨折（椎体、前臂或肩部）的概率。通过对相关信息的简单勾选，就可直接得出 10 年骨折绝对风险。FRAX 预测的髋部骨折概率风险≥3%或主要骨质疏松性骨折概率风险≥20%时，为骨质疏松性骨折高风险；FRAX 预测的任何主要骨质疏松性骨折概率为 10%～20%时，为骨质疏松性骨折中风险；FRAX 预测的任何主要骨质疏松性骨折概率＜10%时，为骨质疏松性骨折低风险。

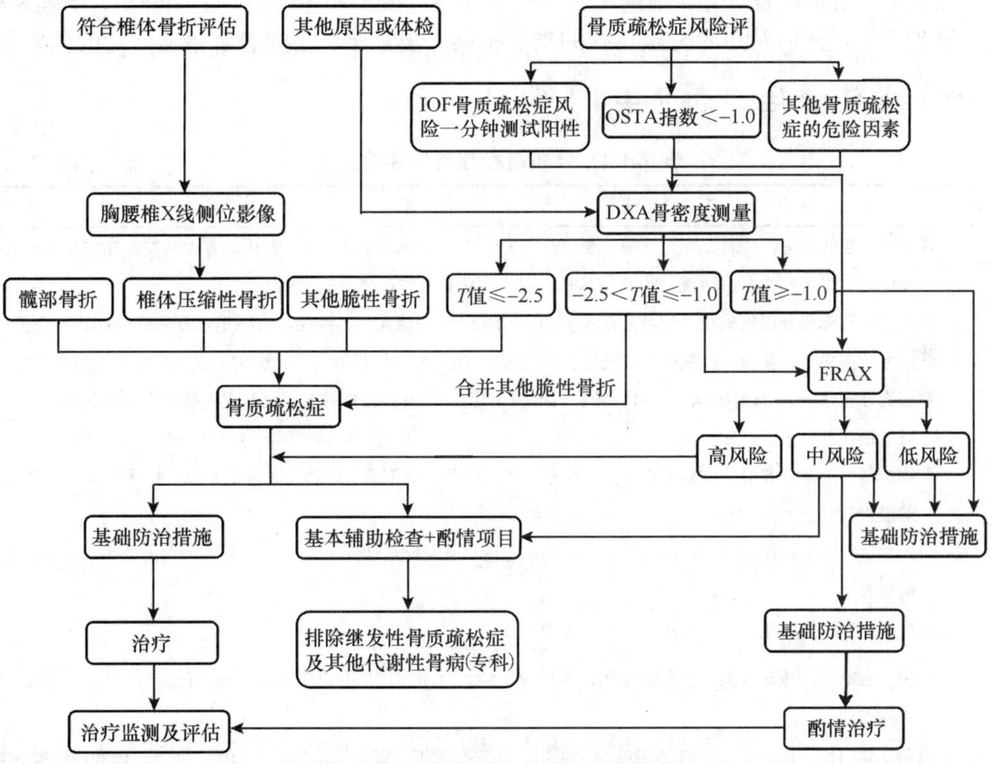

图 7-4-2　骨质疏松症的诊断流程图

IOF 为国际骨质疏松症基金会；OSTA 为骨质疏松症自我筛查工具；DXA 为双能 X 射线吸收法；FRAX 为骨折风险预测工具

目前诊断主要基于双能 X 射线吸收法（dual energy X-ray absorptiometry，DXA）测量骨密度值和（或）脆性骨折。

1. 基于骨密度测定的诊断　DXA 测量的骨密度是目前通用的骨质疏松症诊断依据。对于绝经后女性、年龄≥50 岁的男性，建议参照世界卫生组织推荐的诊断标准（表 7-4-3），骨密度常用 *T* 值（*T* score）表示。*T* 值=（实测值–同种族同性别健康青年人峰值骨密度）/同种族同性别健康青年人峰值骨密度的标准差。基于 DXA 测量的中轴骨（腰椎 1～4、股骨颈或全髋）骨密度或桡骨远端 1/3 骨密度对骨质疏松症的诊断标准是 T 值≤–2.5。

表 7-4-3 DXA 测量结果临床意义

诊断	T 值范围
正常	T 值≥–1.0
骨量减少	–2.5＜T 值＜–1.0
骨质疏松症	T 值≤–2.5
严重骨质疏松	T 值≤–2.5，伴有脆性骨折

2. 基于脆性骨折的骨质疏松症诊断 符合以下两条之一者可诊断为骨质疏松症。

（1）髋部或椎体脆性骨折。

（2）骨密度测量符合低骨量（–2.5＜T 值＜–1.0），合并肱骨近端、骨盆或前臂远端脆性骨折。

三、全科医学处理

基层医疗机构是承担骨质疏松症早期防治工作的较合适的场所，具有丰富的疾病筛查和管理经验，可制订骨质疏松症筛查计划，筛选出骨质疏松症高危人群和患者群，定期随访，增强该群体疾病预防和管理意识，同时是患者分级诊疗的重要桥梁，是骨质疏松症患者精准治疗的重要保障。

（一）首诊评估（表 7-4-4）

表 7-4-4 骨质疏松症首诊评估内容

评估项目	评估内容
病史	现病史：起病缓急、诱因、有无骨痛、腰痛、乏力、脊柱变形、身材缩短、骨折、有无并发症相关症状；病程发展及治疗经过、药物服用情况、治疗依从性，对心理状态及生命质量的影响 既往史：有无内分泌疾病史（甲状腺功能亢进、甲状旁腺功能亢进、性腺功能减退、糖尿病、库欣综合征等）、血液系统疾病（血友病、白血病、多发性骨髓瘤等）、风湿免疫性疾病（类风湿关节炎、系统性红斑狼疮、银屑病、强直性脊柱炎）、肾脏疾病（如慢性肾脏病或肾小管性酸中毒）、骨肿瘤、营养性疾病和胃肠疾病史；有无存在骨质疏松症危险因素（如体力活动少、吸烟、过量饮酒、过多饮用含咖啡因的饮料等不良生活习惯） 药物应用史：是否应用糖皮质激素、抗惊厥药、甲氨蝶呤、环孢素、噻唑烷二酮类药物、质子泵抑制剂和过量甲状腺激素等药物 月经史、手术史：有无闭经史及绝经年龄，有无卵巢早衰及卵巢切除手术史，有无产后大出血史，有无其他妇科疾病史等 家族史：一级亲属是否有骨质疏松症或脆性骨折史
体格检查	血压、心率、心律、身高、体重、腰围，骨压痛，神志、面容，步态，体型、姿势（体位），皮肤、黏膜（口述）；脊柱查体
实验室检查	社康基础项目：骨密度，骨骼 X 射线侧位摄影，外周血常规，尿常规，肝、肾功能，血钙、磷和碱性磷酸酶水平 有条件者可做：骨转换标志物、红细胞沉降率、性腺激素、25-羟维生素 D、甲状旁腺激素、甲状腺功能、尿本周蛋白，甚至放射性核素骨扫描、骨髓穿刺或骨活检等

（二）转诊指征

1. 基层医疗机构初筛、有相关症状和（或）体征但无确诊条件、需转至上级医院明确诊断并制订治疗方案者。

2. 已明确为非原发性骨质疏松症，但病因未明或疑似继发性骨质疏松症患者。

3. 严重骨质疏松症骨折需要外科治疗者。

4. 转回基层医疗机构随访、按上级医院制订治疗方案规范治疗后症状和体征无改善者。

5. 已确诊为骨质疏松症并发心脑血管疾病或其他内分泌代谢疾病，或出现新的特殊情况、基层处理困难者。

转诊后，全科医师应于2周内进行随访，了解进一步检查和治疗情况。上级医院明确诊断并制订治疗方案后，将患者转回基层进行长期、规范随访和管理，并要求患者定期（一般为0.5～1年）到上级医院复诊，以评估其管理效果。

（三）治疗策略

全科医师的骨质疏松症管理策略秉承“以人为中心、连续性、全方位照顾”的理念。骨质疏松症的防治措施主要包括基础措施、药物干预和康复治疗，药物干预和康复治疗见《原发性骨质疏松症诊疗指南（2022）》，本书将详述基础措施（具体见表7-4-5），并根据基础措施进行健康宣教。

表 7-4-5 基础措施健康宣教内容

项目		内容
饮食	膳食多样化	建议富钙、低盐和适量蛋白质的均衡膳食，建议18～49岁人群，每日钙摄入≥800mg，50岁以上人群，每日钙摄入≥1000mg
	谷薯类摄入	谷薯类食物250～400g/d，其中全谷物和杂豆类50～150g/d，薯类50～100g/d
	蛋白质摄入	摄入鱼类280～525g/周，畜禽肉280～525g/周，蛋类280～350g/周；每日1个鸡蛋，不弃蛋黄；经常吃豆制品，适量吃坚果；液态奶以300ml/d为宜
	足量饮水	成年人饮水至少1500～1700ml/d，以饮用白开水和淡茶水为主；避免过量饮用咖啡及碳酸饮料
	清淡饮食	成人每天食盐不超过6g，老年人不超过5g；每天烹调油25～30g；食物要煮熟煮透；糖摄入量不超过50g/d，少食用烟熏和腌制肉制品；戒烟限酒
日照	充足日照	维生素D除了来源于食物，还依靠阳光中紫外线照射皮肤而合成。建议上午11：00到下午3：00间，面部及双臂皮肤直接暴露照射15～30分钟，注意避免涂防晒霜，选择阳光较为柔和的时间段，避免灼伤皮肤
运动	运动频率	减少久坐，每周至少进行150～300分钟中等强度运动，或者每周75～150分钟高强度有氧运动，或者效果相当的中等强度和高强度组合有氧运动
	运动方式	（1）有氧运动：如慢跑、快走、跳健美操等，可以刺激骨形成，抑制骨吸收，增加骨骼的血流，同时，也可以提高心肺功能，增强身体的耐力和力量。建议每周进行3～5次，每次30～60分钟 （2）抗阻运动：使用力量器械、弹力带、哑铃等，主要针对腿部和背部肌肉，以增加骨骼的密度和强度，预防骨折，建议每周进行3次，每次8～10个动作，每个动作进行5～10组，每组8～12次 （3）平衡锻炼：如太极拳、跳舞等，可以提高患者的平衡能力及灵敏度，预防跌倒，建议每周进行2～3次，每次20～30分钟 （4）柔韧性训练：如做瑜伽、普拉提等，可以增加关节的灵活性和柔韧性，建议每周进行1～2次，每次30～60分钟
	注意事项	（1）运动前的热身和拉伸：运动前需要进行热身活动，如快走、静态拉伸等，持续5～10分钟，运动后进行拉伸活动可以缓解肌肉紧张和疼痛 （2）运动强度和时间：骨质疏松症患者的运动强度不宜过大，以微汗、不过分疲劳为宜，运动时间可以根据个人情况适当调整 （3）避免剧烈运动和突然的动作：骨质疏松症患者的骨骼较为脆弱，容易发生骨折，因此，应避免剧烈运动和突然的动作，如跳跃、弯腰、提重物等 （4）合理安排休息：在运动过程中，需合理安排休息时间，以缓解疲劳

（四）随访

规律的随访可提高患者对骨质疏松症的认知水平，提高治疗的依从性。随访的内容主要包括：临床症状、危险因素、非药物治疗方式、生活方式的改变、药物不良反应情况等。可参照糖尿病、高血压等慢性病的自我管理、同伴管理方式。

一般来说，在骨质疏松症初始治疗阶段，建议每个月进行一次骨代谢生化指标的监测，以评估治疗效果和调整药物剂量。在稳定期，建议每3～6个月进行一次骨代谢生化指标的监测，以监测病情变化和调整治疗方案。

基层骨质疏松症管理的随访内容包括：①复查骨密度及骨标志物，应用促骨形成药物治疗后3个月或引用抑制骨吸收药物治疗后3～6个月时进行检测骨转换指标；②二次和二次以上骨折发生情况；③发生脆性骨折后生存状况；④是否有脊柱变形、身高变短；⑤是否有长期服用类固醇激素；⑥是否出现绝经现象；⑦是否进行骨营养剂补充；⑧是否全程规范治疗；⑨健康宣教；⑩跌倒风险评估及防跌倒指导；⑪是否有不健康的生活方式；⑫是否伴发新诊断糖尿病、甲状腺功能亢进、甲状旁腺功能亢进等影响骨代谢疾病。随访包括电话随访、上门随访、微信或移动App等移动终端随访，有研究表明微信随访可提高骨质疏松症患者依从性和认知水平。

案 例 分 享

老年人常喜欢在早晨来到全科诊室，他们常希望是第一个被全科医师接诊的人。那天，68岁的曾伯让我印象深刻，他佝偻着背，声音洪亮，一口不带明显地方口音的流利普通话，这在五方杂处的深圳较为少见。他手中紧握着几个药盒，气喘吁吁地向我们表达着他的迫切需求——要求使用抗生素，如头孢和阿奇霉素，他的理由是近期咳嗽导致背痛有所恶化，深入探究他的病史，我们在寻找背痛原因。

曾伯是退休会计，吸烟40年，每天5～10天，喜欢喝浓茶和咖啡。既往主动脉壁存在多发血栓、斑块和多发溃疡，已行主动脉支架植入术；慢性阻塞性肺疾病病史3年，规律使用布地奈德福莫特罗粉吸入剂；反流性食管炎、睡眠障碍和焦虑状态病史多年，未规律治疗。3个月前肺炎住院。否认高血糖、糖尿病、高脂血症等。（背痛和这些疾病相关吗？）

此次来是因为背痛1月余，为钝痛、牵拉痛，背痛与深呼吸、咳嗽、体位变化相关，休息及按摩可稍缓解，心肺听诊无异常，对疼痛部位进行检查，发现曾伯第7、8胸椎局部叩痛阳性，胸部屈伸旋转活动受限，心电图正常，IOF骨质疏松症风险一分钟测试题及OSTA筛查均提示为骨质疏松症高风险。

曾伯的背痛情况较为严重，不排除骨质疏松症、椎体压缩性骨折可能，我们将曾伯的情况详细告知曾伯家属，建议曾伯转诊至上级医院治疗。

经过2周的住院治疗，背痛明确诊断为“骨质疏松症”，骨质疏松症检查 T 值为–3.1，规律抗骨质疏松症治疗1月后，曾伯回到社区全科门诊随访，曾伯背痛明显缓解。结合曾伯生活习惯，我们对曾伯进行了健康宣教，嘱咐他多吃含钙丰富的食品，乳制品是补钙最佳食品，以牛乳最好，其次是乳酪、黄油和酸奶等，而沙丁鱼、瑕虎鱼等都富含钙，在体内的吸收率也较高，可作为很好的钙源；减少咖啡、浓茶摄入，大量喝咖啡者可使骨量减少速度加快，大量喝茶或喝浓茶，会使尿钙排泄增加，还可引起消化道中的钙、蛋白质和其他营养成分难以吸收，因此饮茶要适量；此外，吸烟可能会影响睾酮的水平，睾酮对于维持骨密度具有重要作用，此外，吸烟产生的自由基会增加体内的氧化应激，损害骨骼和骨骼细胞，导致骨密度降低，建议曾伯逐渐减少每日抽烟数量，逐步过渡到戒烟等。

思考题

（1）在曾伯的背痛症状中，如何鉴别骨质疏松性骨痛与心血管疾病（如主动脉夹层或心肌缺血）引起的背痛？在诊断过程中，哪些辅助检查是必不可少的？

（2）针对曾伯的慢性阻塞性肺疾病和骨质疏松症，他目前使用的治疗慢性阻塞性肺疾病的药物是否可能加重骨质疏松症的风险？如果有，应如何调整治疗方案以减少这种风险？

参考文献

陈灏珠. 钟南山. 陆再英. 2018. 内科学[M]. 9 版, 北京: 人民卫生出版社.

郭培栋, 吴炯林, 丁悦. 骨质疏松症筛查方法的研究进展 2023. [J]. 中华内分泌代谢杂志, 39(4): 372-376.

杨蓝, 周鹏, 杜杰, 等. 2021. 社区骨质疏松双向转诊实施现状分析与优化建议[J]. 中国全科医学, 24(28): 3555-3559, 3570.

中国疾病预防控制中心慢性非传染性疾病预防控制中心, 中华医学会骨质疏松和骨矿盐疾病分会. 2021. 中国骨质疏松症流行病学调查报告 2018[M]. 北京: 人民卫生出版社.

中国健康促进基金会基层医疗机构骨质疏松症诊断与治疗专家共识委员会. 2021. 基层医疗机构骨质疏松症诊断和治疗专家共识(2021)[J]. 中国骨质疏松杂志, 27(7): 937-944.

中国营养学会骨营养与健康分会.中华医学会骨质疏松和骨矿盐疾病分会. 2020. 原发性骨质疏松症患者的营养和运动管理专家共识[J]. 中华骨质疏松和骨矿盐疾病杂志, 13(5): 396-410.

中华医学会骨质疏松和骨矿盐疾病分会. 2023. 原发性骨质疏松症诊疗指南(2022)[J]. 中国全科医学, 26(14): 1671-1691.

邱珊娇　陈凤桥　黄文静

第五节　乳腺癌的筛检和基层管理

乳腺癌是女性群体常见的恶性肿瘤，乳腺癌发病率和死亡率分别位于我国女性恶性肿瘤的第 1 位和第 4 位。截至 2020 年，中国女性乳腺癌发病率 36.1/10 万，新发病例约 42 万，发病年均增长率 3.9%，死亡人数约 12 万，标化死亡率 8.8/10 万。国内外多项研究均显示，提高早期乳腺癌检出率并进行及时有效的治疗，可以有效降低乳腺癌死亡率。目前，我国多项重大公共卫生服务项目已囊括乳腺癌筛查，如城市癌症早期筛查项目、全国农村妇女“两癌筛查”项目等，均取得了很好的社会效益。在乳腺癌的防治工作中，全科医师作为基层医务工作者，主要承担着乳腺癌的筛查、转诊、随访的全程综合管理工作。

一、定　义

乳腺癌是乳腺上皮细胞在多种致癌因子的作用下，发生增殖失控的现象。疾病早期常表现为乳房肿块、乳头溢液、腋窝淋巴结肿大等症状，晚期可因癌细胞发生远处转移，出现多器官病变。具体分为：浸润性癌（浸润性导管癌、浸润性小叶癌）、非浸润性癌（导管原位癌、小叶原位癌及乳头乳晕湿疹样癌）及浸润性特殊癌（乳头状癌、黏液腺癌等），一般预后尚好。

二、筛　查

在我国，由于多数女性乳房腺体致密，加之筛查标准、规范路径不够普及、公众肿瘤防治意识薄弱等因素，女性乳腺癌筛查参与率较低，同时乳腺癌的早期发现率也较低，通过筛查的发现率不及 5%。全科医师作为工作在基层的医务人员，与居民的联系最为紧密，关系最为持续，掌握规范、标准的筛查方法，普及筛查意识，早期筛查后转诊是提高早期发现率的重要环节。

（一）筛查对象

乳腺癌的筛查对象包括一般风险人群和高风险人群。

1. 一般风险人群的定义及筛查策略 一般风险人群，即除了乳腺癌高风险人群以外的所有适龄女性。

（1）18 岁开始每月进行乳腺自我检查（breast self-examination，BSE）。

（2）20～39 岁的女性，每个月 1 次 BSE，每 1～3 年 1 次临床乳腺检查（clinical breast examination，CBE）。

（3）40～69 岁女性适合参与机会性筛查和群体性筛查，建议每 1～2 年 1 次乳腺 X 射线摄影和（或）乳腺超声。对条件不具备的偏远地区或致密型乳腺（腺体为 C 型或 D 型），可首选乳腺超声检查，每月 1 次 BSE，每年 1 次 CBE。

（4）70 岁以上进行机会性筛查，有症状或体检发现可疑体征时进行影像学检查，同时建议每月 1 次 BSE，每年 1 次 CBE。对于一般风险人群，推荐单独使用乳腺超声进行筛查。对于致密型乳腺的一般风险人群，推荐使用乳腺 X 射线摄影，同时联合乳腺超声进行筛查。并不推荐使用乳腺核磁筛查为常规筛查。

2. 高风险人群的定义及筛查策略 高风险人群是指具有遗传性易感性（BRCA1 和 BRCA2 突变）或存在下列情况之一者：有直系亲属（父母、子女及兄弟、姐妹）乳腺癌家族史；有乳腺癌病史的女性；有胸部放疗史（30 岁之前累积放疗剂量≥10Gy）；40 岁以前被诊断为乳腺导管上皮不典型增生、小叶不典型增生或小叶原位癌，根据是否携带乳腺癌易感基因，筛查策略分为 2 类，具体如下。

（1）携带乳腺癌易感基因（BRCA1、BRCA2、CDH1、PALB2、PTEN 和 TP53）的健康女性建议策略如下：推荐 18 岁开始进行 BSE，25～29 岁女性，在 BSE 和 CBE（1 次/6～12 个月）的基础上，每年 1 次乳腺超声检查；30～75 岁女性，在 BSE 和 CBE（1 次/6～12 个月）的基础上，每 6 个月 1 次乳腺超声检查，1 年 1 次乳腺 X 射线摄影（TP53 有害突变除外）或乳腺磁共振成像（magnetic resonance imaging，MRI）（X 射线摄影和 MRI 交替进行）检查；75 岁以上人群，根据个体的家族史以及相关临床症状等，考虑制订个体化筛查方案。除高外显率基因以外，其他易感基因需结合基因类型以及家族史综合考虑，筛查的强度介于携带高外显率易感基因和其他高风险人群之间。

（2）不携带乳腺癌易感基因的其他高风险人群，建议 18 岁开始有自主意识地定期 BSE；从确定其高风险时开始，在自查的基础上每 6～12 个月做一次 CBE；家族中乳腺癌最小发病年龄提前 10 年或者确定其高风险时开始，但年龄≥25 岁，在 BSE 和 CBE（1 次/6～12 个月）的基础上，需要每年至少 1 次乳腺超声检查。50 岁以后每年做 1 次乳腺 X 射线摄影，根据情况，必要时增加乳腺 MRI 检查。

3. 需进行乳腺癌易感基因检测的指征

（1）乳腺癌发病年龄不高于 45 岁。

（2）乳腺癌发病年龄在 46～50 岁并符合下列情况之一：①家族史不详或有限的家族史；②任何年龄发病的多原发乳腺癌（异时乳腺癌或同时乳腺癌）；③有具有血缘关系的近亲在任何年龄罹患乳腺癌、卵巢癌、胰腺癌、前列腺癌。

（3）乳腺癌发病年龄不小于 51 岁并符合下列情况之一。①具有血缘关系的近亲符合以下条件：乳腺癌发病年龄不高于 50 岁或任何年龄发病的卵巢癌、胰腺癌、转移性前列腺癌或高危前列腺癌、男性乳腺癌。②包括先证者及近亲在内共不低于 3 例乳腺癌患者。③近亲关系亲属中不低于 2 例乳腺癌或前列腺癌患者。

（4）任何年龄发病的乳腺癌：三阴性乳腺癌；小叶乳腺癌患者，同时本人或家族中有弥漫性胃癌病史。

（二）筛查方法

乳腺癌筛查方法应包括：BSE、CBE 以及乳腺影像检查等。乳腺触诊受到绝经前女性月经周期的影响，一般经前 1～2 周乳腺腺体密度增加，影响乳腺触诊阳性结节的发现，发现假阳性结节可能性增加，因此 BSE 和 CBE 均建议绝经前女性选择月经来潮后 7～14 天进行，在此期间乳腺质地较软、一般没有痛胀感，绝经后女性可选择固定日期每个月自我检查。

1. BSE　是指女性定期自己进行乳房手诊的检查方法。主要观察乳腺皮肤是否出现酒窝征、橘皮样变，乳头皮肤是否出现瘙痒、糜烂、破溃、结节、脱屑、伴灼痛，甚至乳头回缩，乳头是否溢液，是否触及肿块等，具体方法见健康宣教。

2. CBE　是指由临床医师对女性进行乳腺包括腋窝的视诊及触诊，是乳腺癌早期筛查的基础，5%～10%的乳腺癌可以单纯通过 CBE 被检出，相比 BSE，临床医师进行的查体会更加全面、细致和精准。受检者通常需要采用坐位或立位，对下垂型乳房或乳房较大者，亦可结合仰卧位进行查体。乳腺体检应遵循先视诊后触诊，先健侧后患侧的总体原则，触诊时应采用手指腹侧，按一定顺序，不遗漏乳头、乳晕区及腋窝等部位，可双手结合，主要观察乳腺肿块、乳头溢液、皮肤改变、乳头、乳晕、腋窝淋巴结。

（1）乳腺肿块：大约有 80%的乳腺癌患者是以乳腺肿块首诊的。患者常在无意中发现肿块，多为单发，质地硬，边缘多不规则，表面欠光滑。大多数乳腺癌为无痛性肿块，仅有少数伴有不同程度的隐痛或刺痛。

（2）乳头溢液：非妊娠期发现从乳头流出血液、浆液、乳汁、脓液，或者停止哺乳半年以上仍有乳汁流出者，称为乳头溢液。单侧单孔的血性溢液应尽快进一步行乳管镜检查，若伴有乳腺肿块更应该重视。

（3）皮肤改变：最常见的是肿瘤侵犯乳房悬韧带（又称库珀韧带）后与局部皮肤粘连，出现酒窝征。若癌细胞阻塞了真皮淋巴管，则会出现橘皮样改变。乳腺癌晚期，癌细胞沿着淋巴管、腺管或纤维组织浸润到皮内并生长，形成皮肤卫星结节。

（4）乳头、乳晕异常：如果肿瘤位于或接近乳头深部，可引起乳头回缩。肿瘤距乳头较远，乳腺内的大导管受到侵犯而短缩时，也会引起乳头回缩或抬高。乳头乳晕湿疹样癌即佩吉特病，表现为乳头皮肤瘙痒、糜烂、破溃、结痂或者脱屑、伴灼痛，甚至有乳头回缩。

（5）腋窝淋巴结肿大：隐匿性乳腺癌乳腺体检摸不到肿块，经常以腋窝淋巴结肿大为首发症状。初期可出现病变同侧腋窝淋巴结肿大，肿大的淋巴结质地硬、散在、可推动。随着病情的发展，淋巴结逐渐融合，并与皮肤和周围组织粘连、固定，所以活动性差。晚期可在锁骨上和对侧腋窝摸到转移的淋结。

3. 乳腺影像检查　乳腺影像检查主要包括乳腺超声、乳腺 X 射线摄影以及乳腺 MRI（表 7-5-1）。

表 7-5-1　乳腺影像检查选择分析表

影像检查	优势	劣势	筛查及临床意义
乳腺 X 射线摄影	在检出钙化方面，具有其他影像学方法无可替代的优势	对致密型乳腺、近胸壁肿块的显示不佳，且有放射性损害	是筛查最基本检查方法，一般 40 岁及以上女性进行此项检查。对 40 岁以下、无明确乳腺癌高危因素或临床查体未见异常的妇女，不建议首先进行乳腺 X 射线摄影。妊娠期女性通常不进行乳腺 X 射线摄影
乳腺超声	简便易行、灵活直观、无创无辐射	特异性低	是年轻妇女乳腺癌筛查主要手段，适用于乳腺致密女性的乳腺癌筛查。可同时进行乳腺和腋窝淋巴结的检查。常规超声检查可以早期、敏感地检出乳腺内可疑病变

续表

影像检查	优势	劣势	筛查及临床意义
乳腺 MRI	敏感性高，能显示多病灶、多中心或双侧乳腺癌病灶，并能同时显示肿瘤与胸壁的关系、腋窝淋巴结转移情况等	缺点在于特异性中等，假阳性率高，对微小钙化性病变显示不满意，此外检查时间长、费用昂贵	不作为筛查首选检查方法，可以作为制订手术方案更可靠的依据

（三）筛查结果管理

1. BSE 的后续处理 如发现异常，均应去医疗机构进一步检查。

2. CBE 的后续处理 应进一步行乳腺影像检查明确。

3. 影像筛查的后续随访及处理 乳腺超声、乳腺 X 射线摄影及乳腺 MRI 检查，均应根据“乳腺影像报告及数据系统”（breast imaging reporting and data system，BI-RADS），对影像诊断结果进行记录及分析。

（1）BI-RADS1 类和 BI-RADS2 类：定期筛查，无须特殊处理。

（2）BI-RADS3 类

1）X 射线摄影评估为 3 类病灶：建议 6 个月后对患侧乳腺进行乳腺 X 射线摄影复查，第 12 个月和 24 个月时对双侧乳腺进行 X 射线摄影复查。如果病灶保持稳定，可继续随诊；2～3 年随访无变化者，可以降为 BI-RADS2 类；如随诊过程中病灶缩小或消失，可降级为 BI-RADS2 类或 BI-RADS1 类；如随诊过程中病灶有可疑变化，应考虑活检明确病理性质。

2）超声评估为 BI-RADS3 类病灶：建议 3～6 个月后行超声随访复查。如 2 年随访无变化，可降级为 BI-RADS2 类；如随诊过程中病灶有可疑变化，应考虑活检明确病理性质。

3）BI-RADS4A 类：密切观察病灶变化，必要时可活检明确病理性质。

4）BI-RADS4B、4C 和 5 类：推荐进行活检明确病理性质。

5）BI-RADS0 类：评估不完整，需要与以前检查对比并建议重新检查或进行其他影像检查，以综合评估。

6）乳腺筛查“假阳性”即筛查发现可疑病变，但活检结果为良性，也应该引起高度重视。国内外筛查数据显示，乳腺筛查“假阳性”的女性，在今后罹患乳腺癌的风险会明显高于乳腺筛查阴性的女性，而且这种高风险可以延续 10 余年之久。

综上所述，对于筛查阳性的女性，应根据 BI-RADS 系统对乳腺异常的分类进行处理。对于 BI-RADS3 类及以下的病灶，可以密切复查随访；对于随访过程中进展的病灶，可以考虑活检明确性质；而对于较为可疑的病灶（尤其是 BI-RADS4B 及以上），应该尽快活检。

三、全科医学处理

全科医师掌握规范的筛查策略是提高乳腺癌筛查准确性的重要保证。全科医师对于首诊患者，须进行全面细致的综合评估，能更早期地发现乳腺癌的风险人群，并根据筛查结果决定是否进一步专科诊疗或继续随访，有效地降低漏诊率；全科医师作为基层医务工作者，与居民联系紧密，通过讲座、宣教、签约、各类信息化手段等多种途径，提高女性群体的筛查参与率，增加乳腺癌的早期发现率。

（一）首诊评估

全科医师在首次接诊居民时应进行综合病情评估（表 7-5-2）。

表 7-5-2　综合病情评估

评估项目	评估内容
病史	年龄、乳腺相关症状（乳腺肿块、乳头溢液、皮肤改变、乳头乳晕异常、腋窝淋巴结肿大）、饮食和运动习惯、营养状况、体重变化，既往筛查的结果及相关的治疗
	既往妇科疾病、乳腺疾病史；乳腺癌或其他肿瘤（卵巢癌等）家族史；吸烟、饮酒史；月经婚育史、经带胎产史；既往工作暴露情况等；有无胸部放疗史
体格检查	身高、体重、BMI、腰围、臀围；血压、心率、心律；乳腺的视诊和触诊、腋窝淋巴结触诊
检验检查	基础项目：血生化（包括 ALP）、乳腺彩超、乳腺 X 射线摄影
	有条件者可做：肿瘤标志物（CA153、癌胚抗原）、乳腺 MRI、PET-CT、骨显像

（二）转诊指征

转诊指征主要包括 4 类：门诊筛查发现乳头溢液者、影像学检查评定为 BI-RADS4 类以上的患者、妊娠期妇女和 21～24 岁女性乳腺筛查结果异常者、影像学检查评估为 3 类病灶，此后 6 个月时复查病灶有可疑发现者。

（三）治疗策略

乳腺癌应采用综合治疗的原则，根据肿瘤的生物学行为和患者的身体状况，联合运用多种治疗手段，兼顾局部治疗和全身治疗，其中包括手术治疗、放射性治疗、化疗、靶向治疗、内分泌治疗及中医药治疗，以期提高疗效和改善患者的生活质量。具体可参见《乳腺癌诊疗指南（2022 年版）》。

（四）健康教育

乳腺癌筛查是一个需要长期、定期、习惯性维持的工作。全科医师需要向广大女性传递“一次筛查阴性并不能完全排除乳腺癌患病的可能性，不能完全放松对于乳腺疾病的警惕”的筛查理念。两次筛查间期发生的“间期癌”通常发展较快，肿瘤生长迅速，预后较差。除了筛查理念外，全科医师还需要向居民进行相关的健康教育，具体如下。

（1）健康饮食

1）健康饮食可以降低乳腺癌风险。在肉类饮食（红肉及深加工肉类等）、白米饮食（白米为主）和其他饮食（黄绿叶蔬菜、豆类、鱼等）中，白米饮食为主的女性患乳腺癌风险增加 35.0%；对于 50 岁以下的女性，每日食用杂粮量≥3 份的女性患乳腺癌风险降低 33.0%。

2）对于肉类，每增加 400g 红肉摄入，乳腺癌风险增加 4.0%；但是全素食对降低乳腺癌风险没有明显作用。

3）对于乳制品，高乳制品摄入者（＞3 份/d，200g/份）比低摄入者（＜1 份/d）乳腺癌风险降低 16.0%。

4）对于豆制品，每日摄入 5g 大豆蛋白的女性，患乳腺癌风险将降低 4.0%，尤其对于亚洲人来说。植物性雌激素与人体雌激素结构相似，可与人体的 ER 结合，间接抑制雌激素的生理效应。其中，每增加 10.0mg/d 的大豆异黄酮摄入量，患乳腺癌风险降低 3.0%。

（2）尽早运动：运动锻炼应尽早开始，尤其是携带 BRCA1/2 乳腺癌相关基因的高危人群。上午 8:00～10:00 进行体育锻炼的预防作用最好，这可能与雌激素分泌节律有关。中等强度和剧烈运动对乳腺癌预防作用更为明确。中等强度的运动包括：步行、骑自行车（慢速）、家务劳动、园艺劳动、游泳（慢速）、跳舞等。剧烈运动包括：跑步、自行车（快速）、游泳（快速）、健美操、团队运动等。建议中等强度运动 150～300 分钟/周或剧烈运动 75～150 分钟/周。

（3）减少射线暴露：专家组建议应减少不必要的射线暴露，尤其应减少高危人群、低龄人群的高剂量辐射暴露和累计暴露量。

（4）学习乳腺自我检查：全科医师要指导成年女性居民定期进行 BSE，时间选择在月经来潮后 7～14 天，BSE 主要包括乳腺视诊自查、触诊自查、腋窝自查。

1）视诊自查：自然光线下，采取坐位或立位，暴露双侧乳腺，挺起胸部，双上肢自然下垂，通过镜子观察双侧乳房的外形，注意双侧大小是否如常、有无结节或者凸起、有无局部下陷，皮肤有无改变，两侧乳头是否在同一水平线上，乳头有没有回缩、脱屑、结痂或溢液等情况，平时还需要注意内衣上有无分泌物的痕迹。

2）触诊自查：一般采取仰卧位，左上肢外展 45°，将右手 2、3、4 指并拢，用手指腹或上述三指的掌侧面循序轻按乳房，以乳头为中心顺时针或者逆时针进行乳腺全角度的触诊检查，一直到乳腺组织消失的边缘，乳腺外上部分是乳腺癌高发部位，有些女性有部分乳腺组织延伸到腋窝，应注意检查到腋窝以避免漏掉部分乳腺组织。最后触摸乳头周围，并以拇指和食指挤压乳头，以食指和中指向下按压乳晕，观察有无乳头溢液。右侧乳腺的检查是右上肢外展，以左手进行检查。

女性乳腺正常情况下可以有结节感，有一定的韧性，经常出现触痛，尤其是育龄妇女经期前触痛较明显，这些是正常现象，不必惊慌。初次乳腺自查如果发现结节、乳头或者皮肤改变，需要及时就诊。乳腺自查的主要目的是让女性熟悉自己的乳腺，一旦出现平时没有发现的结节，而且连续自查不消失或者不断增大，则需要及时就诊。乳头溢液是指妇女在非哺乳期有液体从乳头溢出，有的量多，有的量少，部分人出现血性乳头溢液。出现乳头溢液尤其是血性乳头溢液时需要及时到医院就诊。

3）腋窝自查：采取坐位，一侧上肢外展约 45°，对侧手检查腋窝，注意有无结节。如果发现结节，需要门诊就诊。如果乳腺超声检查考虑为良性结节，可以继续每月进行自查，观察有无明显增大。如果增大，再次就诊，如果不变或者消失，则继续每月自查。

（五）预防与随访

1. 乳腺癌人群的随访 乳腺癌是治愈率最高同时患者生存时间最长的恶性肿瘤之一，故全科医师在接诊该类患者时，应该充分发挥全科医师的作用，重视患者在慢性病康复期的全方位管理。除诊治乳腺癌本身外，全科医师应更加重视乳腺癌各阶段治疗带来的不良反应的处理和乳腺癌患者自身老龄化、恶性肿瘤治疗引起的体内微环境改变和生活方式改变所导致的伴随性疾病问题的管理。在乳腺癌患者中，伴随疾病问题更为突出，包括血脂异常、骨代谢异常和精神焦虑与抑郁问题等，故全科医师应该重视相关问题。有效管理乳腺癌患者伴随疾病还可能有助于降低乳腺癌患者的死亡风险。

（1）基本随访项目及复发处理：根据《乳腺癌诊疗指南 2022 年版》建议，所有乳腺癌患者均应定期随访，术后（或结束辅助化疗后）最初 2 年每 4～6 个月随访 1 次，其后 3 年每 6 个月 1 次，5 年后每年 1 次。每 6 个月 1 次乳腺超声，每年 1 次乳腺 X 射线摄影，每年 1 次 X 射线胸部摄影或胸部 CT；每 6 个月 1 次腹部超声，3 年后改为每年 1 次；存在腋窝淋巴结转移 4 个以上等高危因素的患者，每年 1 次全身骨现象，5 年后改为每 2 年 1 次；每 6 个月测一次血常规、血液生化、乳腺癌标志物检测，以后 3 年每年 1 次。

（2）加强随访项目及复发处理：尽管有多种治疗方案有助于降低乳腺癌患者的复发率，但是当患者在随访期间出现以下任何一种症状和（或）体征时，如新发肿块、周身骨痛、胸痛、持续性头痛、呼吸困难或腹部疼痛等，仍提示可疑复发时，应立即就诊并进行相关检查；若怀疑局部复发，则应进行细胞或病理学检查（表 7-5-3）。

表 7-5-3 乳腺癌患者加强随访项目评估指标及复发处理

复查指标	复发处理
乳腺新发肿块	乳腺 X 射线摄影+超声（±病理）
胸壁新出现皮疹或结节	组织病理学活检

续表

复查指标	复发处理
新发淋巴结肿大	组织病理学活检
新发持续骨痛	受影响部位 X 射线平片和骨扫描
新发持续咳嗽或呼吸困难	胸部 CT 检查
新发肝脏肿大或右上腹疼痛	肝脏超声和（或）CT 检查
新发癫病	脑 CT 或 MRI
背部疼痛伴四肢无力、感觉改变、反应改变、肠道（膀胱）控制力丧失	脊柱 MRI
新发持续性头痛或新发神经功能缺损	脑 CT 或 MRI

2. 乳腺癌伴随疾病管理

（1）血脂的管理：目前大量研究显示，我国的乳腺癌患者中至少有一半在发病时处于围绝经期或绝经期。这一时期的女性，雌激素水平大幅下降，引起血脂异常的发生率明显上升，相关研究显示，这一时期的女性总胆固醇和低密度脂蛋白胆固醇水平显著高于同龄男性。因此，对于所有的乳腺癌患者，需要关注其生活方式干预（详见血脂异常的筛查和基层管理章节），每年最少一次血脂检测，在此基础上，结合临床表现和/或危险因素决定是否开始调脂药物治疗。对于血脂异常，高心血管疾病风险的绝经后乳腺癌患者，治疗时可选择对血脂影响较小的内分泌治疗药物，如甾体类芳香化酶抑制剂药物。服用降脂药物后 4～8 周复查血脂、肝肾功能和肌酸激酶。

（2）骨丢失和骨质疏松的管理：女性绝经后雌激素水平降低后很容易出现骨量减少、骨质疏松及骨折，当乳腺癌患者接受甾体类芳香化酶抑制剂药物或化疗等治疗时，骨折风险将进一步地增加。骨检测以内分泌治疗前水平作为基线标准，针对使用 AI 的乳腺癌患者，当检查的骨密度 T 值 ≥–1.0 为低危、–2.0＜T 值＜–1.0 为中危、T 值≤–2.0 或骨折风险评价预测工具（FRAX®）预测 10 年主要骨折风险＞20%或髋骨骨折＞3%为高危。所有患者均应给予生活方式干预（详见骨质疏松症的筛查和基层管理章节），对于中高危患者，还应该及时给予适当的药物干预和管理，同时还应加强骨密度监测频率。

（3）精神心理的管理：乳腺癌患者治疗过程中会经历乳房切除术后形象的改变、化疗药物造成的脱发、疲乏感、激素相关的失眠、潮热等不适、性相关问题等，这些问题都会影响患者的心理状态。因此，社区全科医师需要关注患者的精神心理状态，可以使用检测量表包括 9 项患者健康问卷（patient health questionaire-9-items，PHQ-9）和 7 项广泛性焦虑量表（generalized anxiexy disorder，GAD-7）进行相关问题的评估和筛查。

若患者评估结果未提示存在异常，继续保持正确的生活方式即可，如维持健康的体重、有规律地参加合适的体力活动、调整膳食结构、戒烟戒酒等，每年进行 1 次精神状态评估。

若患者自评得分结果提示可能存在心理问题，全科医师应及时给予适当的干预措施，以缓解患者情绪症状，达到临床治愈、促进乳腺癌康复、恢复社会功能，比如，心理教育、支持性团体、放松疗法和体育锻炼等。对于中重度患者，全科医师应该转诊精神科。

3. 药物性肝损伤的管理

（1）肝功能检测正常：依据随访原则每年监测肝功能各项指标，同时注意患者的生活方式干预，如有规律地参加体力活动、调整膳食结构、戒烟戒酒等。

（2）肝功能检测异常

1）停药原则：如果发现肝功能异常，同时怀疑和药物有关，应及时停药，停药标准可参考美国食品药品监督管理局的药物临床试验中出现药物性肝损伤（drug-induced liver injury，DILI）的停药原则。①血清谷丙转氨酶（ALT）或天冬氨酸转氨酶（AST）＞ 8 ULN；②ALT 或 AST＞5ULN，持续时间 2 周；③ALT 或 AST＞3ULN，且总胆红素＞2ULN 或 INR＞1.5；④ALT 或 AST＞3ULN，伴有逐渐加重的乏力、恶心、呕吐、黄疸、右上腹疼痛或压痛、发热、皮疹和（或）嗜酸性粒细胞增多（>5%）。

2）随访原则：提高肝功能随访频率，建议每3～6个月随访。

案例分享

在2023年1月9日的全科门诊中，一位熟悉的男性高血压患者如约前来复诊并领取药物。作为他的家庭医师，我们之间的交流总是轻松而亲切，仿佛是老朋友间的闲聊。在完成了例行的随访并开具了处方后，与他一同前来的中年妇女好奇地提问："医生，这个筛查我可以做吗？"（她手指着我电脑前上方玻璃窗上贴着的两癌筛查宣传单）

我抬头看了看她所指的宣传单，微笑回答："这是面向辖区妇女的免费两癌筛查，包括乳腺癌和宫颈癌，您当然可以参加。"

她有些犹豫地追问："那需要有社保或者深圳户籍吗？"

我耐心解释道："不需要，这项检查是完全免费的，只要您是辖区居民，年龄合适，并且2～3年内没有享受过这项筛查，就可以参加。"

她点点头，表示自己从未做过这样的筛查，我接过患者递过来的身份证，登录系统，确定她现年46岁，既往未做过两癌筛查，完全符合相关政策要求。

我向她解释道："您是符合政策的筛查人群，乳腺癌筛查包括乳腺视诊触诊检查和乳腺彩超检查两个项目。宫颈癌筛查需要避开月经期，另外在筛查前的两到三天要避免同房，同时避免冲洗阴道。"

她："那我今天先做乳腺癌筛查。"我递过去免费筛查知情同意书，一边指导她填写，一边简单问诊，综合评估她没有特殊高危因素，患者月经周期规律，已婚育，育有一子，有母乳喂养史，既往体健，生活作息基本规律，工作压力不大，无吸烟饮酒等不良习惯，无慢性病及恶性肿瘤的家族史。

我指导她："进行乳腺检查时，摆好体位，有不适感及时告诉我。"我拉好床帘，请她站立位，脱去外套，披着薄毛衫，脱去文胸，双上肢适当外展。检查发现，她双乳腺基本对称，无异常隆起或者凹陷，皮肤无红肿无皮疹水泡无橘皮样改变，乳头无溢液；左侧乳腺未及明显肿物，右侧乳腺外上象限11点位置触及肿物，大小约1.5cm×1.5cm，光滑，活动度差，局部触痛不明显，右侧腋下未触及明显肿大淋巴结。

她有些紧张问："医生，您摸到的这个东西不会是肿瘤吧？"不等我回答，她的表情已显露出担忧。

我安慰她："确实摸到有肿物，但具体性质还需要进一步检查，您先不要担心，我们先去把彩超做了，根据彩超的结果，我会给您进一步的建议。"40多分钟后，她回来了，表情显得有些沉重，递给我检查报告。检查报告显示右侧乳腺体层内11点钟位置可见一稍低回声团，大小约12cm×9cm×13mm（距乳头约42mm，距体表约8mm），形态欠规则，方向与皮肤垂直，边缘模糊，肿块内部回声不均匀，后方回声衰减，双侧腋窝见淋巴结样低回声结节，边界清，内部回声均匀。诊断结论：左侧乳腺BI-RADS1类。右侧乳腺BI-RADS4b类。

她焦虑的声音中带着一丝颤抖："是恶性的吧，刚才彩超医师说，不太好！"她的沮丧情绪在话语中表露无遗。

我温和地回应，试图安抚她的紧张："目前还不能确定，但是我们的确需要进一步检查明确诊断，无论是良性还是恶性，早期发现总归是有益的，您也别太担心。"我轻轻地拍了拍她放在诊桌上的胳膊，传递着安慰与支持。

她略显无助地问："那我去哪里检查呢？是不是我自己去找医院挂号看病？"

我解释道："我可以帮您安排转诊的，不需要您自己去挂号，我帮您转到罗湖区妇幼保健院乳腺外科，那里会进一步检查和确诊。"

她简单回答"好的。"就这样，我协助她完成了转诊手续，她也很配合，及时就诊，在后续随访中，得知她已经接受了手术治疗，病理结果显示，浸润性乳腺癌。

思考题

（1）对于社康的公共卫生服务项目，怎样才能够提高居民的知晓率？

（2）针对提高妇女乳房的自我检查，全科医师可以做什么？

耿金凤　罗佳佳　林锦春

第六节　子宫颈癌的筛检和基层管理

子宫颈癌是最常见的妇科恶性肿瘤之一，其发病率位居我国女性恶性肿瘤第二，仅次于乳腺癌。据调查发现，2022 年全球新发宫颈癌约 66.2 万例，死亡病例约 34.9 万例。此外，子宫颈癌发病率呈现逐年增加及年轻化的趋势。值得庆幸的是，目前研究显示，子宫颈癌是完全可以预防的疾病，人乳头瘤病毒疫苗接种、早期筛查、早期发现、早治疗，是推动子宫颈癌疾病全周期管理、提升综合防控服务能力的关键措施。社区医疗机构是居民接触最密切的医疗单位，全科医师与居民关系紧密，其采取规范化管理对子宫颈癌防控极为重要，因此，全科医师做好此类人群的随访和规范管理工作对于降低子宫颈癌发生率起着重要作用。

一、定　义

子宫颈癌，指发生在子宫颈部位的恶性肿瘤，是女性生殖道最常发生的恶性肿瘤。子宫颈癌多数为鳞癌，其次有腺癌和腺鳞癌。

二、筛　查

我国子宫颈癌的发病率逐年上升，进行子宫颈癌筛查，可以早期发现异常并及时处理，是避免进一步进展、降低子宫颈癌发生率的关键。目前子宫颈癌筛查的方法已经比较成熟，大部分地方都可采用子宫颈脱落细胞学检查和 HPV 检测进行筛查。筛查结果异常人群的下一步处理和长期管理是子宫颈癌防治的最重要环节。

（一）筛查对象

具有高危因素的人群是宫颈癌筛查的重点对象。目前已经明确高危型 HPV 持续感染是宫颈癌及癌前病变发生的必要因素，在此基础上结合外源性和（或）内源性因子作用，可导致宫颈癌。目前公认的宫颈癌高危因素包括生物学因素、行为性因素和遗传易感因素。

1. 生物学因素　高危型 HPV 感染是宫颈癌发生的重要因素。目前发现的 200 多种 HPV 病毒亚型中，大约有 54 种可以感染生殖道黏膜。根据 HPV 生物学特征和致癌性，可以将其分为高危型（13 种）和低危型（41 种）。高危型与子宫颈癌前病变（包括宫颈高级别鳞状上皮内病变、原位腺癌）和浸润性子宫颈癌的发生密切相关，其中 HPV16、18 型的致癌性最强，二者导致的宫颈癌发生率高达 70%；低危型 HPV 感染如 HPV6、11、42、43、44 型则与生殖器及肛周湿疣相关。

2. 行为性因素　行为性因素包括①初次性生活年龄小、多个性伴侣、不良性卫生习惯或合并有性传播疾病病史人群；②早婚早育、多孕多产、经期及产褥期卫生不良人群；③吸烟人群；④口服避孕药人群；⑤自身免疫性疾病或者长期使用免疫抑制剂者；⑥营养不良者，如叶酸、维生素 A、维生素 C、β 胡萝卜素缺乏，微量元素失衡者。

3. 遗传易感因素 目前部分研究表明宫颈癌可能存在家族聚集现象，国内文献提示子宫颈癌家族史可能是宫颈癌高发的危险因素，但也有文献认为子宫颈癌的家族聚集现象可能是共同的感染机会导致的。

（1）25 岁及以上的子宫颈癌筛查结果异常人群。

1）子宫颈脱落细胞学检查提示异常者 子宫颈脱落细胞学检查可采用液基薄层细胞学检查（thin-prep cytology test，TCT）和传统宫颈刮片，

2）HPV 阳性者 包括 HPV16、18 型阳性及其他高危型阳性。

3）临床检查时发现肉眼可见的子宫颈溃疡、包块（肿物）或赘生物、肉眼可疑癌者和反复接触性出血者。

（2）组织病理学确诊为低级别鳞状上皮内病变、高级别鳞状上皮内病变和原位癌。

（二）筛查方法

目前子宫颈癌筛查方法比较成熟，基层医疗机构筛查首选子宫颈脱落细胞学检查和 HPV 检测。前者包括 TCT 和传统宫颈刮片，其中，子宫颈脱落细胞学检查中 TCT 为主，HPV 检测可以作为 TCT 的有效补充，二者联合筛查有利于提高筛查效率。

（三）筛查时间

1. 筛查时间 世界卫生组织在 2021 年《世界卫生组织子宫颈癌前病变筛查和治疗指南》中，给出的推荐筛查起始年龄为 30 岁，50 岁以上的女性若连续两次筛查结果为阴性，那么可停止筛查，推荐 HPV 检测作为初筛的方法，筛查周期为 5～10 年。

我国在 2017 年《子宫颈癌综合防控指南》中推荐筛查的起始年龄为 25～30 岁，65 岁以上的女性若过去 10 年筛查结果为阴性（每 3 年 1 次，连续 3 次细胞学检查无异常，或每 5 年 1 次，连续 2 次联合筛查结果为阴性），且没有子宫颈上皮内瘤变病史，则可以终止筛查。

2. 筛查频率 2017 年《子宫颈癌综合防控指南》推荐的筛查方案频率为：细胞学筛查 3 年 1 次、HPV 筛查 5 年 1 次、HPV 和细胞学联合筛查 5 年 1 次。

（四）筛查结果管理

目前已发现和鉴定出超过 200 种 HPV 亚型，其中，大约 54 种能够感染生殖道黏膜。根据 HPV 与子宫颈癌发病风险的关系，这些病毒亚型被分为高危型和低危型，细胞学异常包括鳞状上皮细胞异常和腺上皮细胞异常。

1）鳞状上皮细胞异常包括 4 种类型：①不典型鳞状细胞（atypical squamous cell，ASC），其又可分为无明确诊断意义的不典型鳞状细胞（atypical squamous cells of undetermined significance，ASC-US）和不能排除高级别鳞状上皮内病变的不典型鳞状细胞（atypical squamous cells-cannot exclude high-grade squamous intraepithelial lesion，ASC-H）；②低级别鳞状上皮内病变（low-grade squamous intraepithelial lesion，LSIL）；③高级别鳞状上皮内病变（high-grade squamous intraepithelial lesion，HSIL）；④鳞状细胞癌（squamous cell carcinoma，SCC）。

2）腺上皮细胞异常包括 3 种类型：①不典型腺上皮细胞（atypical glandular cell，AGC），其又可分为宫颈管细胞 AGC 和子宫内膜细胞 AGC；②原位腺癌（adenocarcinoma in situ，AIS）；③腺癌。

结合 TCT 细胞学、HPV 检测以及临床症状的综合结果，管理策略可分为三大类进行管理，具体如下。

1. 细胞学阴性，HPV 阳性，根据是否分型和分型结果来管理

（1）细胞学阴性，HPV 不分型阳性或者除 HPV16、18 型以外其他高危型阳性：①初次发现 HPV 阳性时，指导患者提高机体免疫力，包括均衡营养、规律作息、适当运动、放松心情等，可

试行抗 HPV 治疗辅助治疗，如注射重组人干扰素和中药保妇康栓等；12 个月后复查细胞学和 HPV（图 7-6-1）。②12 个月后复查细胞学异常或者 HPV 阳性者，行阴道镜检查并且根据结果进一步处理，阴道镜检查经组织病理学确诊为高级别鳞状上皮内病变（high-grade squamous intraepithelial lesion，HSIL），即 CIN2 级或 CIN3 级，则转诊上级医院治疗；如果阴道镜检查结果提示子宫颈未见上皮内病变或恶性变（negative for intraepithelial lesion or malignancy，NILM），或者组织病理学确诊为 LSIL（即 CIN1 级），给予观察 6～12 个月联合检测细胞学和 HPV。③6～12 个月联合检测结果细胞学阴性和 HPV 阴性，于 12 个月后再次联合检测结果仍为细胞学阴性和 HPV 阴性，患者即达到 3 年随访监测的标准，之后根据现有检查结果的风险评估继续监测，不再考虑既往病史；随访观察过程中任何一次筛查结果有异常，即无明确诊断意义的不典型鳞状细胞（atypical squamous cells of undetermined significance，ASC-US）及以上异常或 HPV 阳性，均行阴道镜检查。④阴道镜检查结果提示子宫颈 NILM，6～12 个月后联合检测细胞学和 HPV；阴道镜检查经组织病理学确诊为 HSIL 进行转诊，上级医院根据患者情况决定是否手术和手术方式；阴道镜检查经组织病理学确诊为 LSIL 持续 2 年内继续随访，于 6～12 个月后联合检测细胞学和 HPV；阴道镜检查经组织病理学确诊为 LSIL 持续 2 年或以上首选观察，但也可以接受治疗，若选择治疗，如果阴道镜下鳞柱交界和所有病变完全可见，那么切除术和消融术均可以接受。

（2）细胞学阴性，高危型 HPV16、18 型阳性，行阴道镜检查并根据结果进一步处理，管理流程与（1）中②、③、④相同。

2. 细胞学提示为 ASC-US，根据高危型 HPV 检查结果分类管理

（1）细胞学为 ASC-US，高危型 HPV 阳性，行阴道镜检查根据结果进一步处理（图 7-6-1）。

（2）细胞学为 ASC-US，HPV 阴性，12 个月后复查细胞学和 HPV，之后根据现有检查结果的风险评估继续检测。

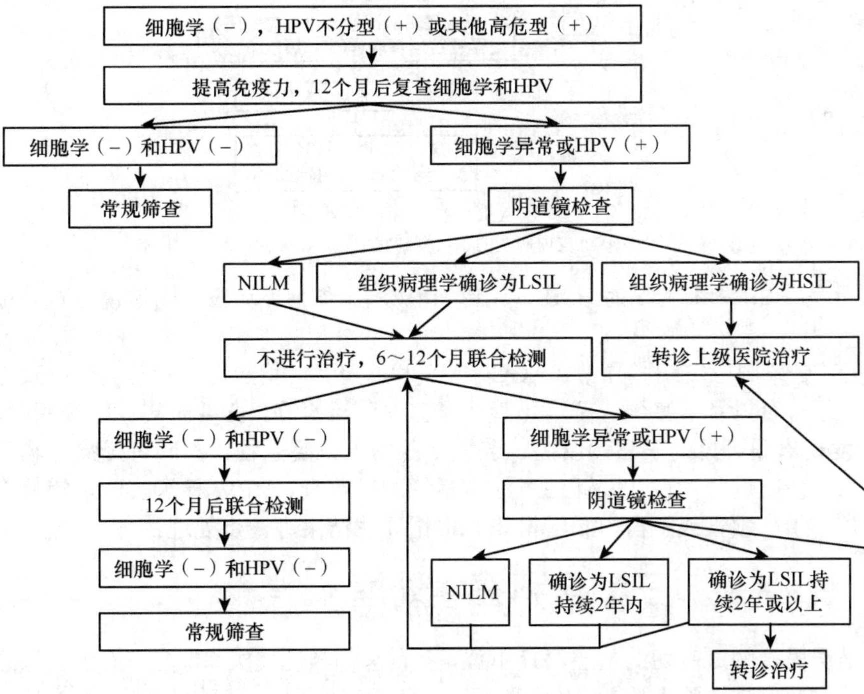

图 7-6-1　细胞学阴性和 HPV 阳性的管理流程图

注：–表示阴性，+表示阳性；HPV 为人乳头状瘤病毒，NILM 为未见上皮内病变或恶性变，LSIL 为低级别鳞状上皮内病变，HSIL 为高级别鳞状上皮内病变

（3）细胞学为 ASC-US，无条件行 HPV 检查者，可以直接行阴道镜检查，或者 6～12 月复查

细胞学，细胞学为阴性，恢复常规筛查，细胞学 ASC-US 及以上异常，给予阴道镜检查并根据结果进一步处理（图 7-6-2）。

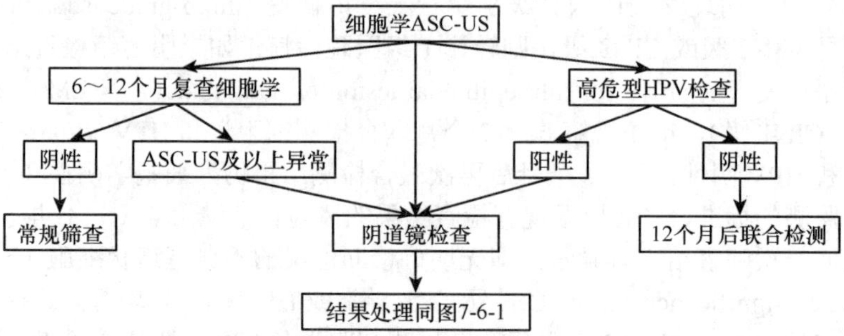

图 7-6-2　细胞学为 ASC-US 的管理流程图

（4）细胞学提示为 LSIL：无论 HPV 结果如何，均应行阴道镜检查并根据结果进一步处理。

（5）细胞学提示为 ASC-H：无论 HPV 结果如何，均应行阴道镜检查并根据结果进一步处理（图 7-6-3）。

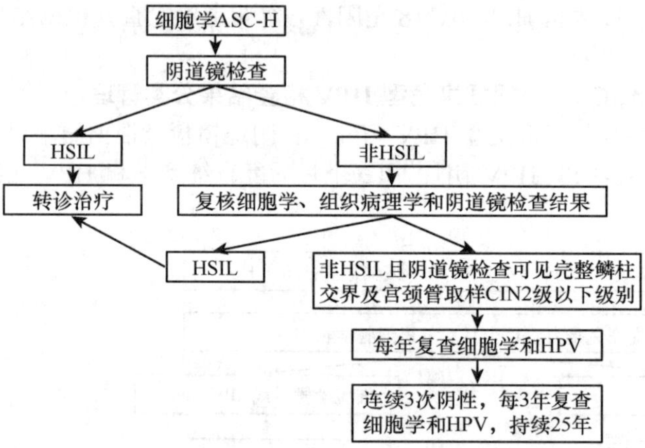

图 7-6-3　细胞学为 ASC-H 的管理流程图

注：ASC-H 为不能排除高级别鳞状上皮内病变的不典型鳞状细胞，CIN 为宫颈上皮内瘤变

（6）细胞学提示为 HSIL：细胞学为 HSIL，无论 HPV 结果如何，均应行阴道镜检查并根据结果进一步处理。

（7）细胞学为 SCC 或腺上皮细胞异常（AGC、AIS 和腺癌）　均应进一步检查，检查方法包括阴道镜检查、影像学检查以及子宫颈、子宫颈管或子宫内膜活检等。必要时转诊上级医院。

3. 临床检查时发现肉眼可见的子宫颈溃疡、包块（肿物）或赘生物、肉眼可疑癌者和反复接触性出血者　根据临床情况进一步评估，评估方法包括细胞学检查、HPV 检测、阴道镜检查、影像学检查以及子宫颈、子宫颈管或子宫内膜活检等。根据评估结果进一步处理。

三、全科医学处理

社区医疗机构是居民接触最密切的基层医疗单位，全科医师与居民关系紧密，而子宫颈癌筛查结果异常人群作为子宫颈癌高风险人群，对其采取规范化管理，对子宫颈癌的防控极为重要，因此，基层全科医师做好该人群的随访和管理工作对于降低子宫颈癌发生率起着重要作用。

（一）首诊评估

全科医师应进行综合病情评估（表 7-6-1），并对管理对象建立健康档案，在健康档案基础上增加妇科检查和子宫颈癌筛查相关内容。

表 7-6-1　子宫颈癌综合病情评估

评估项目	评估内容
现病史	年龄、起病特点、有无阴道出血、异常白带、侵犯症状等、饮食和运动习惯、营养状况、体重变化
治疗情况	既往筛查的结果及相关的治疗
相关病史	月经史、婚育史、有无多个性伴侣、初次性生活年龄、避孕方法、有无服用避孕药或免疫抑制剂、吸烟史等
体格检查	身高、体重、BMI、血压、心率、心律、心肺检查、腹部检查、妇科检查
检验	HPV 检测、TCT 细胞学检测

（二）转诊指征

1. 上转指征

（1）细胞学提示 SCC 或者腺上皮细胞异常需进一步检查者；

（2）子宫切除手术后或宫颈锥切手术后细胞学检查提示细胞学异常和（或）HPV 阳性；

（3）妊娠期妇女和 21～24 岁女性子宫颈癌筛查结果异常者；

（4）细胞学提示鳞状细胞异常和（或）HPV 阳性需行阴道镜检查，因设备或技术原因无法在基层医疗机构进行检查者；

（5）组织病理学确诊为宫颈病变或子宫颈癌需进一步治疗者。

2. 下转指征

（1）阴道镜检查未发现宫颈病变或 LSIL 不需要手术治疗者，可转回基层医疗机构由全科医师规律随访；

（2）组织病理学确诊为 LSIL 或 HSIL 或 AIS 患者在上级医院接受治疗后，病情稳定，可转回基层医疗机构进行管理，定期随访。

（三）治疗策略

对于子宫颈癌全科的治疗主要侧重于健康宣教、疫苗接种以及子宫颈癌癌前病变、宫颈原位腺癌的筛查，子宫颈癌癌前病变及浸润癌的处理见专科指南。

1. 子宫颈癌前病变处理　CIN 是子宫颈癌的癌前病变，它具有可逆性及进展性，即一部分病变可自然消失，另一部分可发展为癌，不同程度的不典型增生癌变频率不同，CINⅠ期、CINⅡ期、CINⅢ期发展为癌的危险分别是 15%、20%和 45%。宫颈病变的程度不同，治疗方法也不同，CINⅠ期患者需切除可见病灶，对无明显病灶，随访者可先按炎症处理，3 个月后重复宫颈刮片细胞学检查，必要时再次活检。CINⅡ期可用冷冻治疗（有效率约 94%），病变范围大可选用激光治疗（有效率约 92%）或宫颈锥形切除病灶。无生育要求的 CINⅢ期患者可行全子宫切除术；年轻、希望生育者可行宫颈锥切术，术后密切随访。

2. 宫颈原位腺癌处理　对于完成生育，且经诊断性锥切的组织学确诊为宫颈原位癌的女性，可选择全子宫切除。如需保留生育功能，可行冷刀锥切。

（四）健康教育

健康教育可以帮助管理对象正确认识子宫颈癌发生、发展过程等相关知识，减少其焦虑和心理压力，并且能提高进一步检查率和治疗率。健康教育主要内容包括：高危型 HPV 感染和子宫颈癌的相关性、子宫颈癌发生以及发展过程、筛查结果异常人群管理和随访，以及关于子宫颈癌的一些常见认识误区等（表 7-6-2）。

表 7-6-2 健康宣教内容

项目	内容
行为指导	1. 避免性生活紊乱、提倡晚婚、避免多孕多产 2. 注意经期及性生活卫生 3. 提倡性伴侣切除过紧过长的包皮 4. 避免吸烟 5. 接种预防性 HPV 疫苗
筛查注意事项	需避开月经期，避开宫颈急性炎症期；筛查前 2～3 天避免同房，避免阴道冲洗及用药，阴道用药后建议停药 2 天再筛查；筛查当日清晨需排空大便，检查前 10 分钟需排空小便。子宫颈癌筛查后，保持良好的卫生习惯，加强外阴部清洁措施，筛查后一周可开始性生活
HPV 疫苗不良反应	常见的不良反应为接种部位红肿、疼痛以及发热，另外可出现头痛、头晕、乏力、腹泻等。偶尔发生严重过敏反应或者晕厥。接种 HPV 疫苗能很大程度上减少子宫颈癌的发病率，但不能确保每个接种后的人不得子宫颈癌，适龄女性仍然需要定期接受子宫颈癌筛查，同时注意积极采取预防 HPV 感染和性疾病传播的其他有效措施

（五）预防与随访

1. HPV 疫苗 子宫颈癌疫苗包括预防性疫苗和治疗性疫苗两种。HPV 预防性疫苗主要是以具有天然空间结构的合成 L1 晚期蛋白病毒样颗粒为靶抗原，来诱发机体产生高滴度的血清中和性抗体，以中和病毒，并能够协助肿瘤特异性杀伤 T 淋巴细胞清除病毒感染，常见有二价 HPV 疫苗、四价 HPV 疫苗及九价 HPV 疫苗。治疗性疫苗则主要通过刺激细胞免疫应答以清除病毒感染或已变异的细胞，其疫苗类型包括活载体疫苗、蛋白或多肽疫苗、核酸疫苗以及细胞疫苗等，治疗性疫苗的研发工作已进入临床前模型和临床试验阶段（表 7-6-3、表 7-6-4）。

表 7-6-3 预防性疫苗推荐人群

疫苗种类	免疫病毒	推荐人群
二价	高危型 HPV-16 和 HPV-18	没有性生活、还未感染过 HPV 的 14 岁以下女生
四价	高危型 HPV-16 和 HPV-18、低危型 HPV-6 和 HPV-11、预防生殖器疣	20～45 岁女性
九价	高危型 HPV-16、HPV-18、HPV-31、HPV-33、HPV-45、HPV-52 和 HPV-58、低危型 HPV-6 和 HPV-11	9～45 岁女性

表 7-6-4 HPV 疫苗接种注意事项

序号	注意事项
1	月经期不是接种 HPV 疫苗的禁忌证，但是大部分女性在经期会有不同程度的不适感，建议尽量避开月经期接种
2	目前没有相关临床研究数据支持不同型别的 HPV 疫苗叠加使用，也不推荐不同型别的疫苗互换接种。建议各剂次使用同一种疫苗，也不推荐全程接种完二价 HPV 疫苗后再接种四价或者九价 HPV 疫苗
3	接种完其他疫苗后，至少间隔 14 天才可以接种 HPV 疫苗。同理，接种完 HPV 疫苗，14 天后才可以接种其他疫苗
4	HPV 疫苗不宜用于对其他疫苗有严重过敏史的人，急性病患者应推迟接种
5	对酵母严重过敏者，不能接种四价和九价 HPV 疫苗
6	目前无证据证明 HPV 疫苗会对妊娠妇女及胎儿造成不良影响，但是建议妊娠妇女、备孕者推迟接种，已经接种部分疫苗发现受孕者，可以继续妊娠，但是应该中断接种，直至妊娠期结束，再补足剩余剂量。目前无临床证据证明 HPV 疫苗产生的抗体会经过乳汁分泌，但是建议哺乳期结束后再接种

续表

序号	注意事项
7	九价 HPV 疫苗依据临床试验数据，推荐的接种程序是 0、2、6 月接种，如果因为各种原因不能按时接种，依据疫苗说明书，在一年内完成全程三针的接种，不会影响免疫效果；尽管 HPV 疫苗本身并无增加接种后晕厥的风险，但疫苗上市后调查报告显示，青春期女性在接种该疫苗后发生晕厥的几率相对较高，因此推荐在注射疫苗后观察 15～30 分钟

2. 随访　子宫颈癌筛查异常或可疑病例主要包括宫颈细胞学检查 TBS 报告结果为无明确诊断意义的不典型鳞状细胞及以上者、高危型 HPV 检测结果阳性者、肉眼检查异常或可疑者，阴道镜检查异常或可疑者以及组织病理学检查结果为宫颈高级别病变及以上者。对子宫颈癌筛查异常或可疑病例进行追踪随访，督促其尽早接受进一步诊断及治疗，并及时记录病例相关情况。

案 例 分 享

在今日的全科门诊中，我们接待了 31 岁的冯女士，她自述产后两个月恶露未净，对此感到担忧。经过询问，冯女士在产后 42 天进行了检查，并提供了详细的病历资料。资料显示，冯女士，31 岁，孕 38 周+2 顺产 1 位 3650g 男孩，产程顺利，会阴 I 度撕裂，孕期无高危因素，G2P2（2017 年顺产 1 女），既往月经规律；既往史、过敏史、手术史、传染病史均无。产后 42 天的检查：腹直肌超声：腹直肌分离：脐上，脐部分离；盆底四维彩超：子宫大小正常，宫壁回声均匀，子宫内膜 4mm，内膜线居中；双侧卵巢可见，双附件区未见异常回声。膀胱Ⅱ度膨出；直肠膨出。血常规无异常；尿常规：尿隐血+。产后 42 天检查时也有少许的阴道出血，当时看诊的医师给了产妇康颗粒口服。全科医师看完病历后提问：“您这些检查结果并没有什么问题，子宫看起来恢复得挺好的，宫腔里面没有积液。您现在的出血是什么颜色？量多吗？有没有血块？”

冯女士：“有时候有，褐色，像要来月经前那样，没有血块，可内裤上总是不干净，特别让人担心。”

全科医师：“有没有什么伴随的症状呢？比如说阴道瘙痒，或者腹痛？”

冯女士：“这些都没有。”

全科医师：“您现在是纯母乳喂养吗？产后到现在有没有性生活？”

冯女士：“现在是纯母乳喂养，产后到现在因为阴道总流血，所以没有性生活。”鉴于冯女士持续出血的情况，全科医师决定进行妇科检查。检查发现外阴正常，会阴撕裂术口愈合可，未见异常渗血渗液，阴道通畅，阴道前壁及后壁轻度膨出，阴道壁内见少量褐色分泌物，宫颈经产式，宫颈轻度柱状上皮外移，触血+，无举痛，子宫前位，大小正常，活动可，双附件未扪及包块有接触性出血，于是建议冯女士进行宫颈筛查。

全科医师：“冯女士，您的宫颈存在接触性出血，您近 2 年有做过子宫颈癌筛查吗？”

冯女士：“子宫颈癌筛查是什么？”

全科医师：“我们检查发现您的子宫颈存在接触性出血，且年龄也＞25 岁，目前属于子宫颈癌的重点筛查对象，子宫颈癌筛查内容包括宫颈脱落细胞学和 HPV 检查，目前我们社区健康服务中心是宫颈癌筛查网点，可以提供免费筛查。”

冯女士：“免费的呀！我没有做过的，医生帮我筛查一下呗。”

给冯女士检查了白带常规、子宫颈脱落细胞学检查、HPV 检查。同时，治疗上给予阴道用乳杆菌阴道塞药调节阴道菌群，口服葆宫止血颗粒止血。1 周后的上午，冯女士愁眉苦脸地拿着报告又过来了。还没等我开口询问，冯女士就着急地开口：“医生，您看我这个报告是不是有问题。”冯女士的报告显示：白带常规 阴道清洁度Ⅳ度，白细胞＞10/高倍视野，红细胞＞20/高倍视野，未见滴虫、线索细胞、假丝酵母菌；HPV 检测 HPV16 型阳性，TCT 提示不明确诊断意义的不典型鳞状细胞，建议进一步检查。

全科医师："冯女士，您先不要着急，目前检查结果提示细胞学为 ASC-US，HPV16 型为高危型病毒，根据您目前的情况，建议做阴道镜检查，阴道镜检查是一种非侵入性检查方法，不需要切开或穿透皮肤，可以提供实时的、放大的阴道和宫颈内部图像，能够详细观察这些区域的微小变化。"

冯女士："我怀孕前也没有做检查就生了，都没有筛查过呀，我们门诊不能做吗，我去哪里做这个检查？太远的医院我很不方便呀，我还要回家哺乳。"

全科医师："别担心，我们门诊是做不了阴道镜，但是我会帮您开转诊单，您带着转诊单现在就可以去我们的上级医院专科的分诊台，护士就会帮您联系门诊医师，帮您安排检查。"

冯女士："您说的上级医院远吗？我还要回家哺乳孩子。"

全科医师："现在深圳都是在建设 15 分钟就医步行圈，上级医院很近。"

冯女士："好嘞，非常感谢您，我现在就过去！"

后续随访情况：冯女士阴道镜检查结果提示 ASC-US，不排除低度病变 LSIL。免疫组化提示：①（宫颈 1 点）LSIL；②（宫颈 7 点）LSIL，伴腺体不典型鳞化，建议免疫组化（P16、Ki-67）协诊。医师建议可以保守治疗定期复查或者宫颈锥切治疗，冯女士因没有再生育要求选择了宫颈锥切手术，术程顺利，术后病理符合 CIN Ⅱ 诊断。术后半年复查 HPV 转阴，此外，冯女士的产后检查提示盆底功能障碍，后续也在我们社区健康服务中心进行了盆底康复的指导与治疗。

思考题

（1）在冯女士的案例中，她的 HPV 检测为 16 型阳性，TCT 结果提示 ASC-US，阴道镜检查结果提示 LSIL。在这种情况下，全科医师应该如何向患者解释这些检查结果的意义？

（2）在冯女士后续治疗的过程中，全科医师如何关注患者心理和情感需求？

参考文献

曹泽毅. 2014. 中华妇产科学[M]. 3 版. 北京：人民卫生出版社.

孙艳格，赖爱鸾，阮祥燕. 2021. 子宫颈癌筛查结果异常人群社区管理专家建议[J]. 中国全科医学, 24(17): 2115, 2126, 2117-2121.

中国子宫颈癌综合防控路径建设专家共识编写组，中华预防医学会肿瘤预防与控制专业委员会. 2022. 中国子宫颈癌综合防控路径建设专家共识[J]. 中国预防医学杂志, 23(10): 721-726.

耿金凤　林　楠　林锦春

第七节　结直肠癌的筛检和基层管理

结直肠癌（colorectal cancer，CRC）发病率逐年上升，2020 年全球癌症统计数据报告显示，我国 CRC 新发病例为 55.5 万，发病率为 23.9/100000，位居恶性肿瘤第三位，死亡率为 12.0/100000，居第五位。其中 41～65 岁人群发病率高，且男性高于女性，男性和女性发病人数分别为 31.9 万和 23.6 万，死亡人数分别为 16.5 万和 12.1 万。目前我国诸多城市已陆续开展结直肠癌筛查项目，其中全科医师作为社区医疗的核心成员，可以有组织地发动结直肠癌全目标人群筛查，全面控制筛查质量，提高筛查效率。

一、定　义

结直肠癌是常见恶性肿瘤，大多数 CRC 起源于腺瘤性结肠息肉，从小息肉（<8mm）进展为大息肉（≥8mm），然后进展到异型增生和癌。

二、筛　查

（一）筛查对象

国内普遍把 40～74 岁人群及结肠癌高危人群作为筛查对象。符合结直肠癌筛查高危因素量化问卷（表 7-7-1）其中之一者称为结肠癌高危人群。

表 7-7-1　结直肠癌筛查高危因素量化问卷

符合以下任何一项或以上者，列为高危人群	
1	一级亲属有结直肠癌史
2	本人有癌症史（任何恶性肿瘤病史）
3	本人有肠道息肉史
4	同时具有以下 2 项及 2 项以上者： ①慢性便秘（近 2 年来每年便秘在 2 个月以上） ②慢性腹泻（近 2 年来腹泻累计持续超过 3 个月，每次发作持续时间在 1 周以上） ③黏液血便 ④不良生活事件史（发生在近 20 年内，并在事件发生后对调查对象造成较大精神创伤或痛苦） ⑤慢性阑尾炎或阑尾切除史 ⑥慢性胆道疾病史或胆囊切除史

（二）筛查方法及频率

筛查频率及方法　一般人群（40～74 岁人群）：推荐每 5～10 年进行 1 次结肠镜检查，如无条件进行结肠镜检查，推荐高危因素问卷调查和免疫法粪便隐血试验（fecal immunochemical test，FIT），其中任一项阳性者需进一步行结肠镜检查。粪便隐血试验（fecal occult blood test，FOBT）分为化学法和免疫化学法，FIT 相较于愈创木脂粪便隐血试验（guaiac-based fecal occult blood test，gFOBT）具有更好的敏感性和特异度，且不受饮食和药物的影响，检测结果更准确。

高危人群：若筛查对象的 2 个一级亲属确诊 CRC 或进展期腺瘤（或 1 个一级亲属确诊年龄<60 岁），建议从 40 岁开始或比家族中最早确诊 CRC 的年龄提前 10 年开始，每 5 年进行 1 次结肠镜检查。对于腺瘤性息肉综合征患者或致病突变携带者，建议应每年进行 1 次全结肠镜检查。对于林奇综合征家系中携带致病突变者，建议自 20～25 岁开始接受结肠镜检查，每 2 年一次，直到 40 岁，然后每年接受 1 次结肠镜检查。溃疡性结肠炎患者最迟应在症状出现 8 年后接受肠镜筛查，并接受全结肠多部位活检。

（三）诊断标准

可以根据临床表现、体格检查和辅助检查确诊，具体参阅《中国临床肿瘤学会（CSCO）结直肠癌诊疗指南 2022》。

三、全科医学处理

（一）首诊评估

结直肠癌的综合评估包括病史、体格检查，以及辅助检查结果等（表 7-7-2）。

表 7-7-2　结直肠癌综合评估

评估项目	评估内容
病史	症状：早期结直肠癌可无明显症状，病情发展到一定程度可出现下列症状：排便习惯改变；粪便性状改变（变细、血便、黏液便等）；腹痛或腹部不适、腹部肿块肠梗阻相关症状。 全身症状：如贫血、消瘦、乏力、低热等，晚期可以出现腰骶部疼痛、黄疸、腹水等。 疾病史和家族史：应详细询问患者相关病史：溃疡性结肠炎、结直肠息肉、结直肠腺瘤、克罗恩病、血吸虫病等；应详细询问患者相关家族史，如林奇综合征、家族性腺瘤性息肉病等。
体格检查	一般状况评价、营养状况评价、全身浅表淋巴结特别是腹股沟及锁骨上淋巴结的情况。 腹部视诊和触诊：检查有无腹部隆起、肠型、肠蠕动波，腹部是否可触及肿块；腹部叩诊及听诊，检查了解有无移动性浊音机肠鸣音异常。 直肠指检：一般采取膝胸位或左侧屈膝位，详细记录直肠肿瘤大小、形状、质地、占据的时针方位、占肠壁周径的范围、基底部活动度、肿瘤下缘距肛缘及齿状线的距离、肿瘤向肠外浸润状况、与周围脏器的关系及有无盆底种植等，同时观察有无指套血染。 三合诊：对于女性直肠癌患者，怀疑肿瘤侵犯阴道壁者，推荐行三合诊，了解肿块与阴道后壁的关系。
辅助检查	社康基础项目：血常规、尿常规、粪便常规及隐血、肝肾功能等。 有条件可以做：癌胚抗原（carcinoembryonic antigen，CEA）、糖类抗原（carbohydrate antigen，CA）19-9；有肝转移患者建议检测甲胎蛋白（alpha fetoprotein，AFP）；疑有腹膜、卵巢转移患者建议检测 CA125 等。

（二）转诊指征

结直肠癌高危人群、问卷筛查阳性居民间隔一周进行 2 次大便隐血检查，任何一次阳性者，建议转入三级甲等医院专科行纤维结肠镜检查。

（三）治疗策略

CRC 治疗包括内镜治疗、外科治疗、内科治疗等。根据患者分期及意向选择，由多学科整合诊疗团队确定具体治疗方案，具体参阅 2022 年 CSCO 结直肠癌诊疗指南、2022 的中国肿瘤整合诊治指南，全科医师应更关注患者诊断治疗后的健康管理（表 7-7-3）。

表 7-7-3　结直肠癌综合评估

并发症类型	全科处理
慢性腹泻	1. 健康教育 ①结直肠癌术后腹泻的原因：术后患者因肠道形态改变、肠黏膜受损、肠道神经反射障碍等原因常引发长期腹泻，该采用抗生素治疗后易导致肠道菌群失调，进一步加重腹泻； ②饮食结构调整：调整饮食结构如选择低脂肪、高纤维食物，避免进食刺激性食物。 2. 治疗干预：盆底理疗以降低排便的急迫性/频率，中药健脾止泻治疗
泌尿系统障碍	1. 健康教育 ①30%的患者结直肠癌术后会出现排尿障碍，其中年龄、性别、糖尿病、手术方法均可能是结肠癌术后发生排尿障碍的重要影响因素； ②生活指导：补充营养、指导膀胱训练、指导完成排尿日记等。 2. 治疗干预：中医辨证治疗、必要时建立家庭病床，定期上门更换导尿管、积极控制血糖等，治疗引起排尿障碍的常见因素，以及术后心理评估等
性功能障碍	1. 健康教育 ①结直肠癌术后性功能障碍原因：进行结直肠癌根治术过程中可能会损伤支配阴茎海绵体勃起的盆腔神经，引起性功能障碍；

续表

并发症类型	全科处理
性功能障碍	②生活指导：指导盆底肌功能锻炼或运动康复，戒烟、戒酒等。 2. 治疗干预：可用药物干预如磷酸二酯酶-5抑制剂、性激素或中药治疗，以非药物治疗如盆底康复、针灸治疗、心理评估等

（四）随访

1. 随访频率及内容　结直肠癌随访包括病史采集、体格检查、实验室检查，肠造口护理；饮食指导；健康宣教；心理指导等（表 7-7-4）。

表 7-7-4　结直肠癌随访内容

项目	内容
随访方式	门诊 电话 信息化：微信、小程序 家庭访视
随访频率	第1～2年，每3个月1次 第3～5年，每6个月1次 ≥5年，每年1次
随访内容	临床：病史、体检、血液实验室检查（定期复查血常规，CEA、CA19-9值持续升高有复发的风险）以及肠造口的检查与护理指导 饮食指导：合理饮食，减轻治疗后出现的胃肠道反应 健康宣教：患者及家属进行疾病健康教育，增加健康知识，促进居民形成主动健康意识 心理指导：患者进行心理疏导和心理干预，帮助消除不健康心理因素；对患者家属树立积极态度，提供家庭支持和鼓励

2. 随访形式及内容（图 7-7-1）

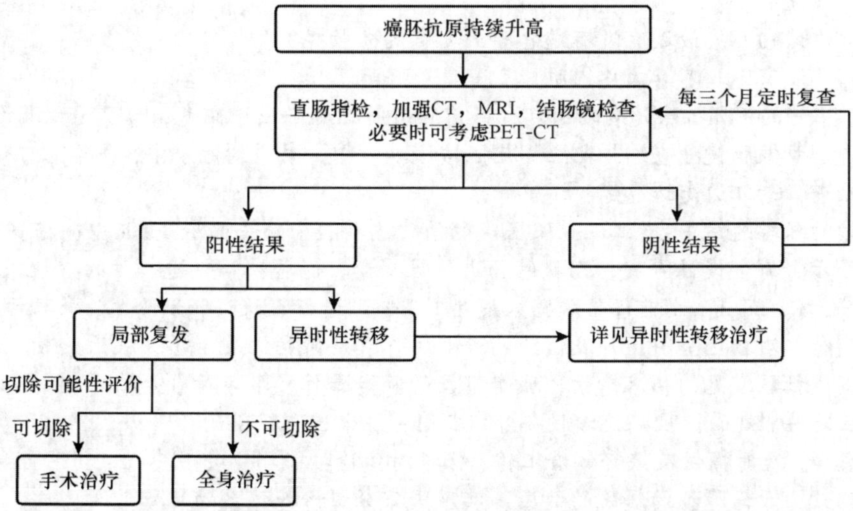

图 7-7-1　术后 CEA 持续升高的处理流程

案例分享

老江，这位65岁的客家人，我的签约居民，同时也是糖尿病患者，已经在我们的社区健康服务中心建立了糖尿病管理档案，规律服药，血糖控制得还算不错，今天又到了他定期领取药物的日子。

老江："刘医生，早上好！我来拿药。"

医师："早上好，老江，请坐。在给您开药之前，我们需要进行一些基本的体格检查，包括测量身高、体重、腰围和血压，同时我也会检查您的双侧足背动脉，这些都是糖尿病患者必要的检查项目。"翻阅他的体检记录时，发现他正好到了进行年度体检的时候。

医师："江叔，今年您已经满65岁了，符合老年人免费体检的条件，除了常规的体检项目，今年我们还为您增加了甲胎蛋白、癌胚抗原的血液检查以及B超检查，明天有空过来体检吗？"

老江："有空有空，能享受免费的体检，真的感受到政府对我们无微不至的关怀，非常感谢！"

医师："不用谢，这是我们应该做的。这些都是国家提供给每位公民的基本公共卫生服务，旨在为老年人的健康提供坚实的保障。"江叔第二天的体检项目部分指标异常，我们随即通过家庭医师微信服务群联系他。

医师："江叔，今年体检结果整体还是不错的，不过粪便隐血筛查结果阳性，并且今年新增的癌胚抗原指标升高了"。

老江："噢，癌胚抗原是什么？"他顿时有点紧张起来。

医师温柔地解释道："江叔，不用太担心，癌胚抗原通常在胚胎发育过程中由消化系统细胞产生的糖蛋白，它在多种癌症患者中的水可能会升高，尤其是在消化系统相关的癌症，不过，它在非癌症情况下也会升高，比如在吸烟者、患有肠道炎症或肝脏疾病的人。"

医师："您仔细回忆，你最近有没有恶心、呕吐、大便不正常的现象。"

老江："恶心、呕吐、吞咽困难确定没有，但是大便有点困难，没有以前那么顺畅，有时候便秘，有时候又腹泻。"老江说完陷入了沉思。

医师："那您最近1年有做胃肠镜检查吗？"

老江："没有。"

医师："好的，您最近有没有进食猪血之类的食物呢？"

老江："没有，我不喜欢吃内脏。"

医师："好的，那排除是食物引起，目前肠道肿瘤筛查属于高危，为了避免漏诊，建议转诊到医院进一步做肠镜检查。"我很快就把转诊单打印出来递到他手中，并再三叮嘱，要尽快做进一步检查，老江边走边感谢！

在后续的跟踪随访中，老江在上级医院的消化内科接受了全面检查，其中包括胃肠镜检查。检查结果显示，胃部慢性胃炎，乙状结肠占位性病变、肠腔狭窄，进一步的病理报告提示中-高分化腺癌，幸运的是，术前评估肿瘤未发生转移，迅速行乙状结肠切除术，手术后无须化疗，恢复良好，老江对社区全科医师及团队的专业关怀和及时转诊表示了深深的感激。

本案例是社区常见的临床情景，城市癌症的筛查工作，服务对象是本地40～74周岁的常住居民，在提供常规的慢性病就诊服务外，我们还结合国家提供的各种公共卫生服务项目，细化慢性病管理，及时提供及做好体检工作，保持对体检报告指标的敏感性。利用自身的定位及优势，我们致力于保障签约居民的健康，实现国家分级诊疗体系的目标。

思考题

（1）针对糖尿病患者老江这样的情况，社区全科医师在管理慢性病的同时，应如何整合癌症筛查资源，提高筛查的效率和准确性？

（2）本案例中，老江的及时转诊和后续治疗取得了良好效果，社区全科医师在分级诊疗体系中扮演了怎样的角色，以及如何更好地发挥这一角色以提升医疗服务质量？

翁海兵　谭维维　刘健民

第八节　前列腺癌的筛检和基层管理

随着经济水平、生活水平不断的提高和人均寿命逐渐延长，前列腺癌正一步步成为影响中国中老年男性群体健康的重要疾病。前列腺癌总体发病率和死亡率已经从 2015 年的 10.23/100000、4.36/100000，上升到 2020 年的 15.6/100000 人次，新发病例超 11 万人，死亡人数超 5 万人。在目前男性恶性肿瘤发病率排名第 6 位、死亡率排名第 9 位。此外，在国内前列腺癌筛查研究中发现，绝大多数的前列腺特异性抗原（prostate specific antigen，PSA）初步筛查阳性人群并未到专业医疗机构完成后续诊治，数据显示初筛阳性人群比例大概为 12%，但最终进一步诊疗的仅有 20%～30%。值得关注的是，现有研究发现，患者就诊实施率与其居住地与专业医疗机构间的距离呈负相关。因此，基层医疗资源的可及性是前列腺癌筛查和转诊工作在国内推荐的重要优势。

一、定　义

前列腺癌是指发生在前列腺的上皮恶性肿瘤，是老年男性常见的恶性肿瘤。其中，95%以上前列腺癌为腺泡腺癌，其他类型包括鳞癌、导管腺癌、黏液腺癌、小细胞癌等。

二、筛　查

在基层医疗机构进行前列腺癌的初步筛查，可以增加高危人群的检出率，发现早期前列腺癌，降低筛查人群的前列腺癌死亡率，同时不影响筛查人群的生活质量。前列腺癌筛查路径见图 7-8-1。

（一）筛查对象

前列腺癌筛查人群：对有良好的身体状况，且预期寿命 10 年且伴有下列危险因素中的一项：

1. 年龄大于 50 岁的男性；
2. 有前列腺癌家族史且年龄大于 45 岁的男性；
3. 年龄大于 40 岁时 PSA 大于 1ng/ml 的男性，
4. 年龄大于 40 岁且携带 BRCA2 基因突变的男性。

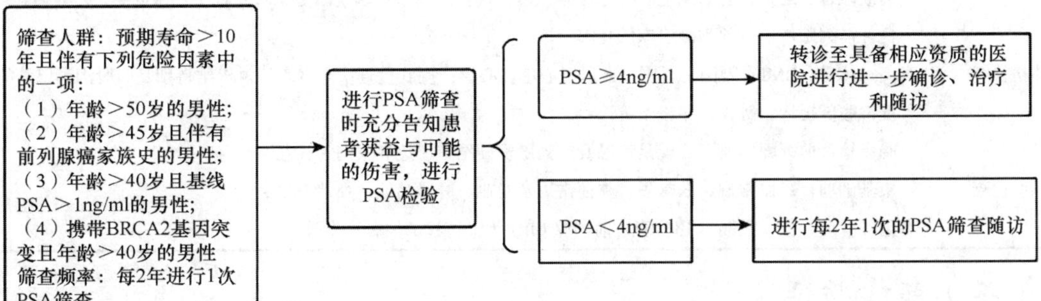

图 7-8-1　前列腺癌筛查路径

（二）筛查方法

目前公认的早期发现前列腺癌的最佳筛检方法是直肠指检（digital rectal examination，DRE）联合 PSA 检查。

PSA 是一种由前列腺上皮细胞合成的单链糖蛋白。正常男性的血清 PSA 含量极低（0～4ng/ml），PSA 的合成分泌会因为前列腺出现异常而增多，腺管因为前列腺癌变或炎症受到破坏时，会分泌大量 PSA 入血，导致血清 PSA 水平升高。PSA 作为单一指标，与 DRE、经直肠前列腺超声比较，具有更高的前列腺癌阳性诊断预测率，同时可以提高局限性前列腺癌的诊断率和增加前列腺癌根治性治疗机会。与此同时，由于大多数前列腺癌起源于外周带，DRE 对前列腺的早期诊断和分期具有重要价值，鉴于 DRE 可能影响 PSA 值，建议在抽血检查 PSA 后进行 DRE。

1. 直肠指检　直肠指检检测前列腺癌的敏感性和特异性都较低。敏感性较低的部分原因在于，直肠指检只能检测前列腺后部和侧部的明显异常。虽然大多数前列腺癌都发生于这两个部位，但手指无法触及其他区域的前列腺癌。此外，仅采用直肠指检检测到的癌症中约有 1/3 为临床或病理学晚期，该比例在 PSA 筛查检测到的癌症中不到 10%。

2. 血清前列腺特异性抗原（PSA）检查　将 PSA≥4ng/ml 定义为异常值。PSA＜4ng/ml 时，发生前列腺癌的可能性不足 2%；PSA 为 4～10ng/ml 时，发生前列腺癌的可能性大约为 25%；PSA＞10ng/ml 时，发生前列腺癌的可能性大约为 67%。

（三）诊断标准

根据 DRE 和 PSA 检查结果，必要时进行前列腺穿刺病理活检确诊，具体见相关专科指南。

三、全科医学处理

基层医疗机构作为“前列腺癌筛查基地”，在社区全科进行前列腺癌筛查过程中，对高危人群进行首诊评估，统一采集并预处理血液样本，根据检测结果反馈并指导筛查者在区域内的专业医疗机构进行进一步诊治，并在各级医疗机构间实现双向转诊，对于治疗后转回社区的患者，做好并发症管理工作。

（一）首诊评估（表 7-8-1）

表 7-8-1　前列腺癌首诊评估内容

评估项目	评估内容
病史	年龄、起病特点、下尿路梗阻或发生转移的症状如膀胱口梗阻、急性尿潴留、背部疼痛、血尿和尿毒症；其他症状包括疲倦，骨盆、下背部、肋骨或大腿上部麻木、疼痛，下肢肿胀、无力或麻木，便秘、体重下降、食欲减退、乏力、恶心或呕吐等；诊断经过、饮食习惯、吸烟饮酒史、营养状况、体重变化，前列腺炎、良性前列腺增生、前列腺癌家族史等
体格检查	身高、体重、BMI、腰围、臀围；血压、心率、心律；皮肤检查；全身表浅淋巴结特别是腹股沟淋巴结的情况；腹部视诊、触诊、叩诊及听诊； 直肠指检：前列腺癌典型表现是可触及前列腺坚硬结节，边界欠清，无压痛
辅助检查	社康基础项目：血常规、尿常规、粪便常规及隐血、肝肾功能、血清 PSA； 有条件者可选做：直肠 B 超检查，前列腺 MRI 等，转移部位影像学等

（二）转诊指征

1. 血清总 PSA≥4ng/ml 为异常，初次筛查 PSA 异常者需要复查，复查时要包含血清总 PSA、游离 PSA，如复查正常则每 2 年复查，无须转诊。

2. 血清总 PSA 在 4～10ng/ml 时，游离 PSA 具有一定的辅助诊断价值。因为患者血清游离 PSA 水平与前列腺癌的发生呈负相关，当游离 PSA/总 PSA＜0.1，患前列腺癌的概率为 56%，而当游离 PSA/总 PSA＞0.25，其概率仅为 8%。我国推荐游离 PSA/总 PSA＞0.16 作为正常参考值。若患者总 PSA 水平在 4～10ng/ml，而游离 PSA/总 PSA＜0.16 应建议转诊进行前列腺穿刺活检。

3. 血清总 PSA＞10ng/ml 时，转诊进行前列腺穿刺活检。

4. 直肠指检触及前列腺坚硬结节，边界欠清，无压痛，转诊进行前列腺穿刺活检或手术治疗。DRE 挤压可致 PSA 入血，影响检测准确性，DRE 检查需要抽血查 PSA 后进行。

5. 如需筛查可疑前列腺癌，可转诊行 MRI 检查辅助诊断前列腺癌，以及确诊前列腺癌明确临床分期。

（三）治疗策略

前列腺癌的治疗包括姑息治疗（即观察等待与主动监测）、外科手术治疗、放射治疗及其他治疗（如前列腺冷冻消融和高能聚焦超声）。全科医师应关注前列腺癌生存者的管理，即治疗前的监测及治疗后并发症的管理，治疗前的监测参阅《前列腺癌诊疗指南（2022 年版）》。并发症的管理包括并发症的健康教育和治疗干预（表 7-8-2）。

表 7-8-2　前列腺癌并发症的管理

并发症类型	全科处理
心血管疾病	1. 健康教育： 前列腺癌与心血管疾病的关系：最大限度雄激素阻断是目前最常用的前列腺癌内分泌治疗方法，其方式为去势治疗加抗雄激素药物，然而雄激素水平的改变可激活纤溶酶原激活抑制剂，从而使抗凝血物质生成变少，机体血液处于高凝状态，造成斑块出血和血栓形成，导致动脉粥样硬化；针对前列腺癌术后患者建议行心血管疾病一级预防，详见相关指南 2. 治疗干预：详见心血管疾病一级预防相关指南
胃肠道毒性	1. 健康教育： ①前列腺癌与胃肠道毒性关系：人体盆腔结构较为复杂，软组织多，前列腺周围存在直肠、膀胱等多个重要脏器，在前列腺接受放疗的过程中，直肠、膀胱等也会接收到高剂量照射后会出现较为严重的不良反应； ②饮食方式：改变饮食（以膨胀粪便体积，如西梅、燕麦、芹菜等），补充水分，1500～2000ml/天 2. 治疗干预：盆底理疗以降低排便的急迫性/频率，药物治疗（如抗腹泻药洛哌丁胺和抗胆碱能药物）缓解放疗对胃肠道的影响
泌尿道毒性	1. 健康教育： ①前列腺癌与泌尿道毒性关系：同上； ②生活及饮食：注意个人卫生以预防皮肤刺激、避免可引起膀胱刺激的物质摄入，如咖啡、辛辣食物和酒，指导膀胱训练、指导完成排尿日记等 2. 治疗干预：中医辨证治疗、必要时建立家庭病床，定期上门更换导尿管等
性功能障碍	1. 健康教育： ①44%～75%前列腺癌根治术过程中可能会损伤支配阴茎海绵体勃起的盆腔神经，引起性功能障碍，导致 60%的患者对此问题感到苦恼； ②生活方式：避免药物滥用、酗酒、疲劳，保持平衡的心理状态等 2. 治疗干预：强调“功能恢复性”治疗，需要专科医师指导治疗。全科医师可以为患者完善抑郁焦虑量表评分，进行心理咨询，必要时精神专科转诊

（四）随访

1. 血清总 PSA≥4ng/ml 为异常，须尽快随访指导复查，复查时要包含血清总 PSA、游离 PSA，如复查正常则每 2 年随访复查。

2. 血清总 PSA 在 4～10ng/ml 时，须尽快随访复查，若游离 PSA/总 PSA＜0.16 应建议转诊进行前列腺穿刺活检。若游离 PSA/总 PSA＞0.16 指导专科就诊并定期随访。

3. 推荐年龄≥60 岁 PSA 检测水平＜1.0ng/ml 的男性停止筛查；推荐年龄≥75 岁的男性根据个人健康状况选择是否停止筛查；对于预期寿命＜10 年的男性停止筛查。

案例分享

张大爷 63 岁，既往体健，因为要帮忙带孙子，从四川老家来到深圳，平时比较关注自身健康，已签约家庭医师，经常到社康进行健康咨询。今天张大爷拿着体检报告走进我的诊室。

张大爷："您好黄医生，这是上周我儿子带我做的体检的报告，报告上有几个红色的箭头，能不能帮我看一下，我有点看不懂。"

黄医生亲切回应："好的，没问题，这个箭头是血脂有点升高了，您之前没有基础疾病，低密度脂蛋白建议控制在 2.6mmol/L 以下，其他血常规、肝肾功能、肿瘤指标等都是正常的。"

张大爷听后稍微放松了一些，但随即又问："肿瘤指标？你看看我这都查了一些什么肿瘤的指标，需不需要再查一些别的？"

黄医生："肺部、消化道、鼻咽部肿瘤都筛查了，平常有哪里不舒服吗？"

张大爷："我就是前列腺增生 3 年多了，最近夜尿比较多，还感觉尿无力，我也知道好多同龄人都有这一问题。"

黄医生："张大爷先不要担心，您这些症状有可能是前列腺增生引起的，刚好我们这里有免费的前列腺癌筛查项目，要不现在给您做一个？"

张大爷："那实在太好了，没有想到社康这么便利，谢谢黄医生啊！"

给张大爷免费血清 PSA 筛查结果显示：血清 PSA 8ng/ml。根据检测结果，黄医生通过绿色通道将张大爷转诊到上级医院泌尿外科进一步检查。穿刺活检为前列腺癌，因发现时间早，张大爷接受了前列腺癌根治术，术后恢复情况良好。张大爷对社康中心提供的及时、专业的服务表示了深深的感激。

思考题

（1）哪些人群需要进行前列腺癌的筛查？

（2）针对前列腺增生等常见老年病症状，社区全科医师应该如何进行初步评估和筛查，以区分良性增生和潜在的前列腺癌？

（3）前列腺癌高危人群在社区如何进行健康宣教及管理？

黄瑞杰　孙　娟　陈晓敏

第九节　结核病的筛检和基层管理

结核病是影响人类健康的重要传染病之一，是一个重大的公共卫生问题。根据世界卫生组织的数据，2022 年全球登记报告的结核病患者（包括新发和复发患者）1060 万例中，估计有 130 万例患者死于结核病。2020 年基于国家重大科技专项研究成果显示，结合全国近 3000 个县区的肺结核报告率初步估算，我国结核病潜伏感染人数逾 2 亿人，在世界结核病高负担国家排名中我国排名第 2 位，仅低于印度。世界卫生组织在 2016 年提出 2050 年消灭结核病的终极目标，并将 2035 年全球终止结核病的流行作为阶段性目标之一。为实现"终止结核病流行策略"目标，结核病防控最有效、最核心的措施仍是发现和治疗结核病患者，关口前移、主动筛查潜伏感染者。因此，结合中国结核病防治实践和科学研究相关经验，我们要聚焦于在结核病防治机构对结核病密接人群和社区高风险人群开展肺结核主动筛查，促进主动筛查策略在中国结核病防控工作中的应用。

一、定　义

结核病是由结核分枝杆菌（*Mycobacterium tuberculosis*）复合群中的结核分枝杆菌、牛分枝杆菌和非洲分枝杆菌引起的慢性传染性疾病，主要由呼吸道传播及感染，可累及全身各个器官，其中尤以肺结核最为多见。

二、筛　查

社区或基层是结核病发现的“前哨”。根据相关研究，高达 90%的肺结核可疑症状者首诊都在基层医疗卫生机构。由于肺结核的症状与其他呼吸道疾病症状很相似，没有特异性，因此往往被患者忽视而得不到及时、准确的诊断，导致延误病情。因此，尽早识别出肺结核可疑症状者，开展主动筛查发现疑似患者，并做好推介是社区或基层医疗机构的一项非常重要的工作。

（一）筛查对象

结核病的筛查对象为 6 类人群，具体如下。

1. 肺结核患者的密切接触者，是在指示病例确诊前 3 个月至开始治疗后 14 天内共享一个封闭空间（如居住、学习、工作或社交聚会场所），直接连续接触 8 小时及以上或累计达到 40 小时者，比如，共同居住者、同事、同学、朋友、邻居等。

2. 长期使用类固醇激素和免疫制剂的结缔组织疾病患者、部分肿瘤患者，其结核病的发病率明显上升。

3. 婴幼儿，因为此时期对结核分枝杆菌的免疫力较低。

4. 青少年，青春期由于体内内分泌系统的重大改变，结核病的感染率较高。

5. 65 岁以上老年人群糖尿病患者，因为机体免疫力降低。

6. 免疫力低下的非结核病患者，如 HIV/AIDS、急慢性传染病、硅肺病等患者患病机会更大。

（二）筛查方法

在《中国结核病预防控制工作技术规范（2020 版）》中结核病的筛查方法包括症状筛查、胸部影像学检查、C 反应蛋白检测、病原学检查、免疫学检查等。基于社康中心现有的医疗资源及职责，目前主要使用的筛查方法以症状筛查、胸部影像学检查为主，其余的筛查方法略。

1. 症状筛查　咳嗽、咳痰时间在 2 周及以上、咯血或咳血痰是肺结核的主要症状，具有以上任何一项症状者即为肺结核可疑症状者。

2. 胸部影像学检查（表 7-9-1）

（1）对 15 岁及以上的肺结核可疑症状患者进行胸部影像学检查（胸片）。

（2）0～14 岁儿童肺结核可疑症状者，要先进行结核菌素试验[或者 γ-干扰素释放试验、结核特异性抗原皮肤试验（EC）]及相关的结核病实验室检查，对于结核菌素试验中度/强阳性或病原学阳性者，以及与其他肺部疾病需要鉴别诊断者，要拍摄胸片。

表 7-9-1　社区常见筛查对象的筛查方法汇总

筛查对象	筛查方法
肺结核患者的密切接触者	任一结核病症状筛查和胸部 X 线检查，在指示病例获得诊断的第 0、6、12、24 个月各筛查一次
既往结核患者	对治疗成功或未经治疗自愈的既往结核病患者在治疗完成或发现后连续 5 年内每年开展任一结核病症状筛查和胸部 X 线检查

续表

筛查对象	筛查方法
HIV/AIDS 患者	对社区随访的 HIV/AIDS 患者，在每次随访时开展肺结核症状筛查，对有症状者进行胸部 X 线检查或 CRP 检测，每年对其进行一次胸部 X 线检查
老年人	1）对 65 岁及以上老年人在其每次前往基层医疗卫生机构就诊和参加社区年度健康体检时进行任一结核病症状筛查，对有症状者进行胸部 X 线检查，对具有高危因素者每年进行一次胸部 X 线检查 2）对养老机构的 65 岁及以上老年人在进入养老机构前和在机构中每年进行任一结核病症状筛查和胸部 X 线检查
糖尿病患者	对社区管理的糖尿病患者每次随访时进行任一结核病症状筛查，每年对其进行一次胸部 X 线检查
一般人群	在肺结核报告发病率为 150/100000 及以上的地区推荐对一般人群开展结核病任一症状筛查。筛查频次为每年 1 次，从第 3 年开始进行评价，经主动筛查结核病检出率低于 100/100000 后停止

（三）筛查结果管理

1. 青少年　对于结核感染者的筛查，首先需询问患者的病史与症状，例如有无咳嗽、发热、乏力及盗汗等症状。如有疑似结核感染症状，则进行胸部影像学检查。若胸部影像异常，则进行结核病的鉴别诊断；若胸部影像正常，则要进行 TST/IGRA/EC 的检测，若结果提示结核感染，推荐预防性治疗。若没有上述病史与症状，则直接进行 TST/IGRA/EC 检测，若结果提示结核感染，继续进行胸部 X 线检查，胸片正常则推荐预防性治疗；若结果未提示结核感染，可 3 个月后再做一次，如图 7-9-1 所示。

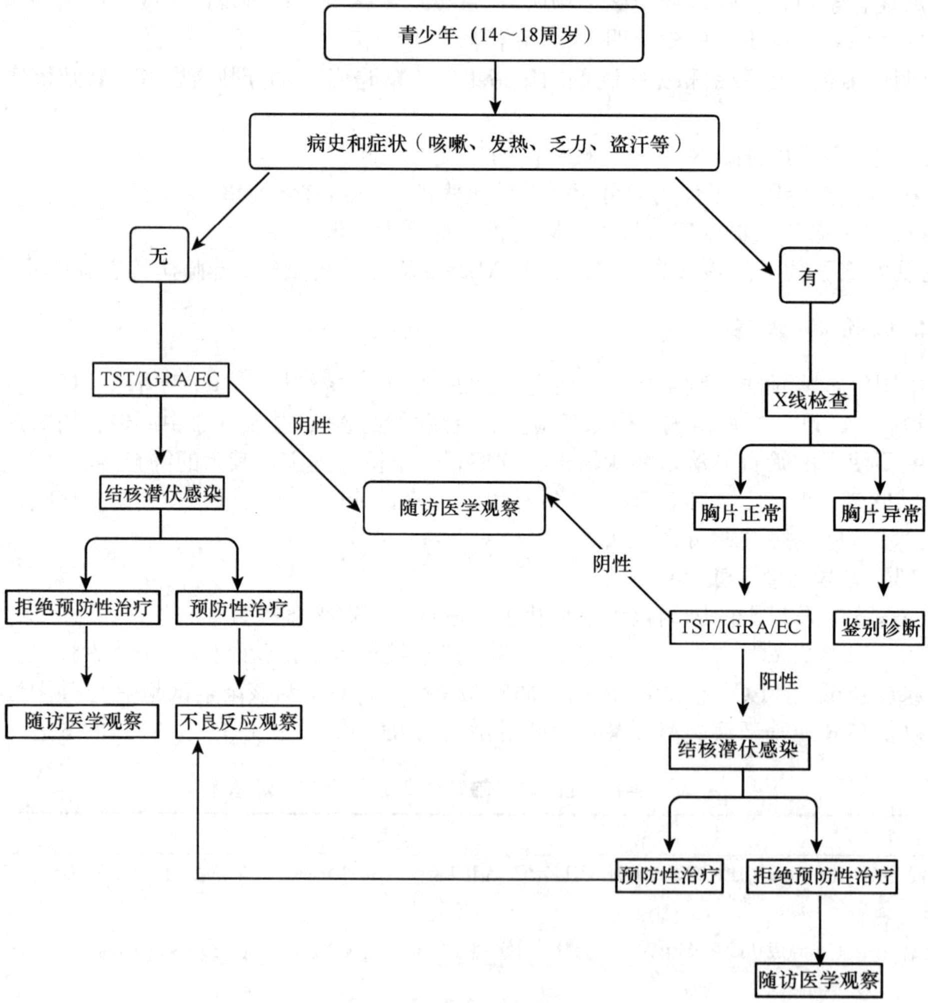

图 7-9-1　青少年结核筛查

2. 成年人　首先进行症状及影像学的结核筛查，如果结核症状或影像学异常，则进行结核病的鉴别诊断。如果结核症状和影像学无异常，则进行 TST/IGRA/EC 检测，若结果提示结核感染，推荐预防性治疗；若结果未提示结核感染，可 3 个月后再做一次。如图 7-9-2 所示。

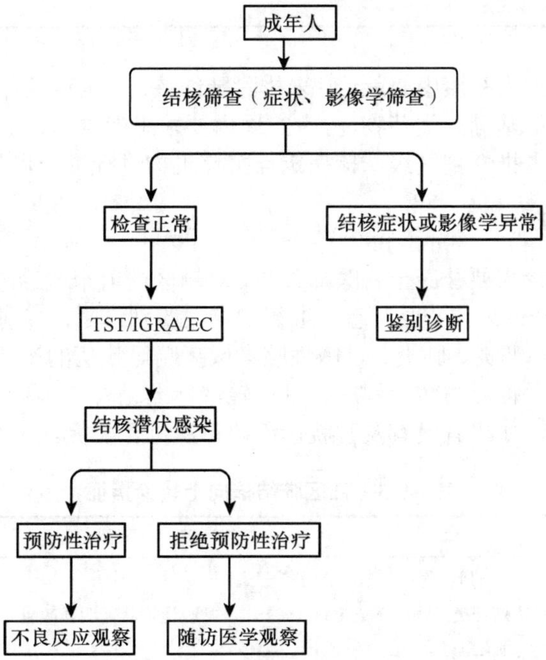

图 7-9-2　成年人结核筛查

三、全科医学处理

社区或基层医疗机构是我国结核病防治服务体系的重要组成部分，负责对辖区内前来就诊的居民或患者进行肺结核筛查、推介，对疑似肺结核患者进行追踪，对辖区肺结核患者治疗期间进行健康管理、结核病防治知识宣传/健康教育等工作。

（一）首诊评估

全科医师对有呼吸道症状的患者，要保持足够的警惕性，特别是咳嗽、咳痰时间在 2 周及以上，咯血或痰中有血丝，或伴胸闷、胸痛、盗汗、午后低热等就诊者，全科医师应进行综合病情评估，具体评估内容如表 7-9-2 所示。

表 7-9-2　肺结核可疑者首诊评估内容

评估项目	评估内容
病史	起病缓急，诱因，有无咳嗽、咳痰、痰中带血等呼吸道症状，有无并发症相关症状，病程发展及治疗期间是否自服抗生素（非喹诺酮类和氨基糖苷类药物），如有服用，服用何种抗生素，用药多久，效果如何，症状有无改善，病程中体重变化情况
	询问患者有无吸烟史、慢性支气管炎及其他呼吸道基础疾病病史，结核病患者密切接触史、职业史，以及是否有其他免疫系统疾病等
体格检查	肺部的体检按视、触、叩、听的程序进行。肺结核的典型体征改变有患侧呼吸运动减弱，触震颤增强，叩诊呈浊音，听诊有支气管肺泡呼吸音和湿啰音。病灶轻微者体征无明显改变。广泛慢性病变，纤维组织增生，可使局部胸廓下陷；胸腔积液、积气可使胸部饱满、呼吸运动减低。干性胸膜炎时，局部有摩擦音。肺炎性实变，大量胸腔积液、肺硬变时，叩诊浊音

续表

评估项目	评估内容
实验室检查	社康基础项目：血常规、C 反应蛋白检测、空腹血糖等 有条件者可做：X 线胸片

患者因呼吸道症状首次去社康中心就诊，未排除肺结核前，全科医师如果对患者进行抗感染治疗，不能使用喹诺酮类或氨基糖苷类药物，1～2 周内要求患者复诊，如呼吸道症状无明显改善，则应怀疑肺结核，并将患者推介到区级结核病定点医疗机构进行进一步鉴别诊断。

（二）转诊指征

肺结核疑似症状者转诊需要社康全科医师参与，对辖区内前来就诊的居民，如发现肺结核可疑症状者，要及时转诊。在转诊之前，要对患者进行初步的鉴别诊断，鉴别诊断是指描述有拍摄胸片未见异常、急性支气管炎、咽炎、肺炎、过敏性咳嗽或哮喘等疾病的诊断。同时，填写“双向转诊单”，做好疫情上报，进入推介与转诊程序，具体转诊标准见表 7-9-3。全科医师要在一周内跟进患者就诊情况、诊断结果，如患者没有及时就诊需要再次进行督促。

表 7-9-3　社区肺结核向上转诊指征

分类	转诊指征
初诊转诊	1. 咳嗽、咳痰≥2 周、咯血或咳血痰
	2. 非喹诺酮类或氨基糖苷类药物抗感染治疗 1～2 周，呼吸道症状无明显改善
	3. 社康 X 线胸片疑似肺结核
	4. 影像学检查结果提示肺部感染的就诊患者，且抗感染治疗 2 周疗效不佳，或无病原学依据
	5. 因诊断需要到上级医院进一步检查
随访转诊	1. 是否有胃肠道不适、皮肤瘙痒、皮疹、关节疼痛
	2. 是否有视力下降或视物模糊
	3. 怀疑与结核药物相关且难以处理的不良反应
	4. 随访过程中发现严重临床疾病或心、肝、肾损害而难以处理
紧急转诊	1. 意识丧失或模糊
	2. 患者是否有呼吸困难、发绀、咯血、心悸气急、胸痛胸闷
	3. 其他影响生命体征的严重情况，如意识淡漠伴血压过低或测不出、心率过慢或过快，突发全身严重过敏反应等

（三）治疗管理策略

社康医师发现疑似结核病患者后，将患者转介到辖区结核病定点医疗机构进行相关检查，结核病的精细化诊疗在结核病定点医疗机构，患者治疗期间管理由一级督导医师分配到辖区社康中心。全科医师对结核病患者治疗期间的管理重点包括 4 部分：入户随访、督导服药和日常访视管理、随访检查以及结案评估。

1. 入户随访　社康接到定点医疗机构管理肺结核患者的通知单后，要在 72 小时内访视患者，通过家访方式对患者居住环境进行评估（表 7-9-4）并宣传结核病防治相关知识（表 7-9-5）。

表 7-9-4　肺结核患者居住环境评估表

居住环境评估	评估内容	评估后指导
居室分配情况	是否具备患者单独居住一个卧室的条件	有条件，患者应单独居住在一个卧室； 无条件，尽可能与配偶分床睡（床位应处在下风向），或头脚睡

续表

居住环境评估	评估内容	评估后指导
居室通风情况	居室是否能够保持通风良好	南方地区及北方地区的夏季建议通过经常开窗通风的措施预防传染，每次通风时间应≥60 分钟； 北方地区冬季可增加换气扇，换气扇通风方向应由内向外；每日至少早晚通风 2 次，每次通风时间应≥60 分钟
共同居住人员	有无 5 岁以下儿童和 65 岁以上老人共同居住	患者在与其他人同处一个房间时，尽量减少与家人直接面对面无防护接触，尤其是家中有 5 岁以下儿童和 65 岁以上老人时； 必须进行接触时，患者需佩戴外科口罩
消毒情况	居住环境内是否使用消毒水进行消毒，是否配置带盖痰盂	家中放置带盖带消毒液（84 液）的痰盂，也可使用带盖杯； 痰盂或痰杯需进行定期消毒； 患者家中应定期用消毒液拖地面及擦拭家具表面
咳嗽习惯	是否了解并按照咳嗽礼仪执行，是否随地吐痰	咳嗽时，应避免面向他人，应用手或纸巾掩住口鼻； 痰液应吐在带盖带消毒液的痰盂中，也可将痰液吐在纸巾中，深埋或焚烧

表 7-9-5　健康宣教内容

项目	内容
治疗疗程	配合医师、遵从医嘱，严格坚持规律服药，大多数肺结核是可以治愈的。一般情况下，初治肺结核患者的治疗疗程为 6 个月，复治肺结核为 8 个月，耐药肺结核为 9 个月以上
不规律服药的危害	如果不遵从医嘱，不按时服药，不完成全疗程治疗，会导致初次治疗失败，严重者可发展为耐药结核病。治疗疗程明显延长，治愈率也会大大降低，甚至终身不愈。治疗费用也会大幅度增加。如果传染给其他人，被传染者一旦发病也是耐药结核病
服药方法及药品存放	抗结核药物宜采用空腹顿服的服药方式，一日的药量要在同一时间一次服用。药品应放在阴凉干燥、孩子接触不到的地方。夏天宜放在冰箱的冷藏室
不良反应及处理	常见的不良反应有：胃肠道不舒服、恶心、皮肤瘙痒、关节痛、手脚麻木等，严重者可能会出现呕吐、视物不清、皮疹、听力下降等；当出现上述任何情况时，应及时和医师联系，不要自行停药或更改治疗方案。服用利福平后出现尿液变红、红色眼泪现象为正常现象，不必担心。为及时发现并干预不良反应，每月定期到定点医疗机构进行血常规、肝肾功能复查
复诊查痰	1. 查痰的目的是让医师及时了解患者的治疗是否有效、是否需要调整治疗方案。初治肺结核患者应在治疗满 2、5、6 个月时复诊，复治肺结核患者在治疗满 2、5、8 个月时复诊，耐药肺结核复查痰涂片和培养（强化期 1 个月 1 次，继续期 2 个月 1 次）； 2. 正确的留痰方法：深呼吸 2～3 次，用力从肺部深处咳出痰液，将咳出的痰液留置在痰盒中，并拧紧痰盒盖。复查的肺结核患者应收集两个痰标本（夜间痰、清晨痰）。夜间痰：送痰前一日，患者晚间咳出的痰液；清晨痰：患者晨起立即用清水漱口后，留存咳出的第 2 口、第 3 口痰液。如果患者在留痰前吃过东西，则应先用清水漱口；装有义齿的患者在留取痰标本前应先将义齿取出。唾液或口水为不合格标本
外出期间服药	如果患者需要短时间外出，应告知医师，并带足量的药品继续按时服药，同时要注意将药品低温、避光保存；如果改变居住地，应及时告知医师，以便能够延续治疗
吸烟和饮酒	吸烟会加重咳嗽、咳痰、咯血等症状，大量咯血可危及生命。另抗结核药物大部分经肝脏代谢，并且对肝脏有不同程度的损害，饮酒会加重对肝脏的损害，降低药物疗效，因此在治疗期间应严格戒烟、禁酒
注意事项	要注意休息，避免重体力活动，加强营养，多吃奶类、蛋类、瘦肉等高蛋白食物，还应多吃绿叶蔬菜、水果以及杂粮等富含维生素和无机盐的食品，避免吃过于刺激的食物
接触者检查	建议患者的家人，同班同学、同宿舍同学，同办公室同事或经常接触的好友等密切接触者，及时到定点医疗机构进行结核分枝杆菌感染和肺结核筛查

2. 督导服药和日常访视管理

（1）督导服药

1）医务人员督导：社区医疗卫生机构可以通过创新的手段，例如移动互联网、远程医疗、手机 App 等信息化技术的应用，对患者进行视频督导服药，管理流程见图 7-9-3。

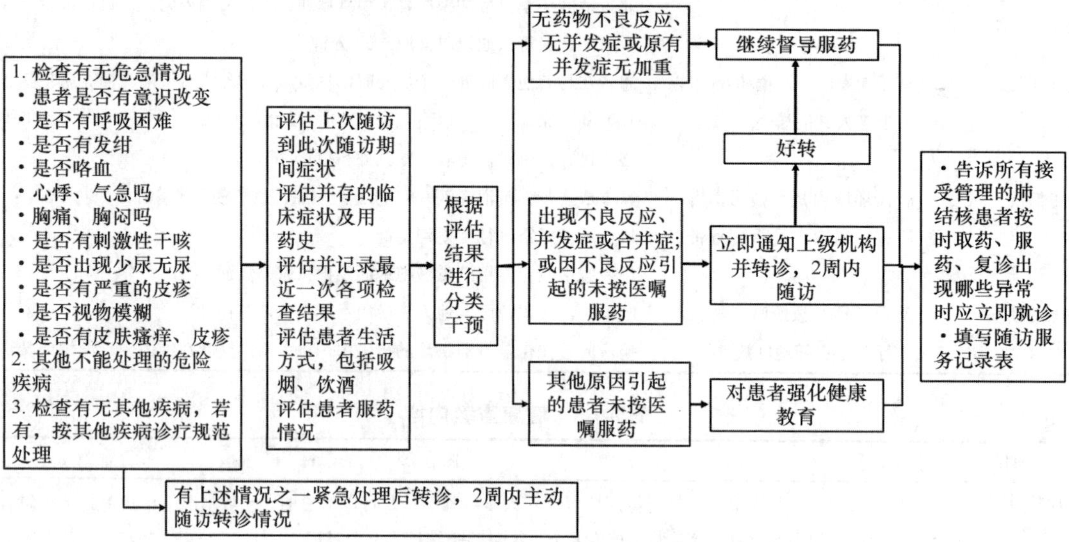

图 7-9-3　肺结核患者督导服药管理流程图

2）家庭成员督导：患者每次服药要在家属的监视下进行。

（2）日常访视管理：日常访视的频次为每月至少记录 1 次，日常访视管理内容如下，每次访视结束，均需如实填写表 7-9-6 肺结核患者随访服务记录表，并预约下一次访视日期。

表 7-9-6　肺结核患者随访服务记录表

姓名：

随访时间		年　月　日	年　月　日	年　月　日	年　月　日
治疗月序		第　月	第　月	第　月	第　月
督导人员		1 医师 2 家属 3 自服药 4 其他	1 医师 2 家属 3 自服药 4 其他	1 医师 2 家属 3 自服药 4 其他	1 医师 2 家属 3 自服药 4 其他
随访方式		1 门诊 2 家庭 3 电话	1 门诊 2 家庭 3 电话	1 门诊 2 家庭 3 电话	1 门诊 2 家庭 3 电话
症状及体征： 0 没有症状 1 咳嗽咳痰 2 低热盗汗 3 咯血或咳血痰 4 胸痛消瘦 5 恶心纳差 6 关节疼痛 7 头痛失眠 8 视物模糊 9 皮肤瘙痒、皮疹 10 耳鸣、听力下降		□/□/□/□/□/□/□ 其他	□/□/□/□/□/□/□ 其他	□/□/□/□/□/□/□ 其他	□/□/□/□/□/□/□ 其他
生活方式指导	吸烟	支/天	支/天	支/天	支/天
	饮酒	两/天	两/天	两/天	两/天

续表

用药	化疗方案				
	用法	1 每日 2 间歇	1 每日 2 间歇	1 每日 2 间歇	1 每日 2 间歇
	药品剂型	1 固定剂量复合制剂 2 散装药 3 板式组合药 4 注射剂	1 固定剂量复合制剂 2 散装药 3 板式组合药 4 注射剂	1 固定剂量复合制剂 2 散装药 3 板式组合药 4 注射剂	1 固定剂量复合制剂 2 散装药 3 板式组合药 4 注射剂
	漏服药次数	次	次	次	次
药物不良反应		1 无 2 有______	1 无 2 有______	1 无 2 有______	1 无 2 有______
并发症或合并症		1 无 2 有______	1 无 2 有______	1 无 2 有______	1 无 2 有______
转诊	科别				
	原因				
	2 周内随访，随访结果				
处理意见					
下次随访时间					
随访医师签名					
停止治疗及原因		1 停止治疗时间____年____月____日 2 停止治疗原因：完成疗程□ 死亡□ 丢失□ 转入耐多药治疗□			
全程管理情况		应访视患者_____次，实际访视_____次； 患者在疗程中，应服药____次，实际服药___次，服药率___% 评估医师签名：			

3. 随访检查　随访检查的执行机构为结核定点医疗机构，全科医师的职责为督促患者定期到结核定点医疗机构门诊复查，具体项目如表 7-9-7。

表 7-9-7　肺结核随访内容及频率一览表

检查项目	频率	针对的并发症
血常规	每个月 1 次	血液系统损害
肝肾功能	每个月 1 次，或根据患者病情需要调整	肝肾脏损害
痰涂片或痰培养	非耐药肺结核：2 个月末、疗程结束前月末、疗程结束月末。耐药肺结核：强化期 1 次/月，继续期 1 次/2 个月	—
胸部影像学	在治疗 2 个月末和疗程结束时各检查 1 次胸片，或根据临床需要调整	—
尿常规	有可疑肾脏损害或方案中包括注射剂时，每个月检查 1 次	肾脏损害
心电图	有相关症状时随时检查	心脏损害
视力视野	有视力受损高风险人群，在治疗过程中出现视力下降及时复查	视觉障碍
耐药检测	患者在治疗期间任何时间出现病原学阳性，都要开展耐药检测	

4. 结案评估　当患者停止抗结核治疗后，社康督导医生要联系结防机构对其进行结案评估，并记录患者停止治疗的时间及原因，按照“一人一档”原则。

（四）预防

结核病预防是防止结核病发病及传播的重要措施，主要通过控制传染源、切断传播途径和保护易感人群，具体措施包括卡介苗接种和预防性治疗（化学预防、免疫预防），其中接种卡介苗为结核病预防的主要措施。

1. 卡介苗接种　卡介苗属于我国免疫规划第一类疫苗，可明显降低儿童结核性脑膜炎和粟粒型结核的发病率，接种对象主要是新出生婴幼儿，接种剂量为0.1ml，共1剂次，通过皮内注射在左上臂外侧三角肌中部略下处，严禁皮下或肌内注射。

从事卡介苗预防接种工作由设有产科的各级各类医疗卫生机构按照“谁接生，谁接种”原则，承担新生儿卡介苗预防接种服务。极个别社区医疗卫生机构可承担3岁以内的儿童补种任务。

2. 预防性治疗　结核潜伏感染定义为一种由结核分枝杆菌抗原刺激导致的持续免疫状态，但没有活动性结核病的证据。对结核潜伏感染进行预防性治疗可减少该人群发生结核病的机会，适用于排除活动性结核病、无预防性治疗禁忌的潜伏感染者，由医务人员进行讲解，签署知情同意后开展预防治疗。目前常用的方式包括化学预防和免疫预防，具体如下表7-9-8。

表7-9-8　预防性治疗方案

类型	方案	优势
化学预防	异烟肼+利福平3个月，每天1次口服或异烟肼+利福喷丁3个月，每周2次口服	费用较低，保护效果较好
免疫预防	注射用母牛分枝杆菌，间隔2周给药1次，共给药6次	安全性好，保护效果一般

案例分享

对话1：某城市某区慢性病防治院结核病门诊。56岁的张先生进入诊室，他体形消瘦，慢性病容，精神有点疲惫。

杨医生：“您好，请坐！你感觉哪里不舒服?”

张先生：“一直咳嗽、咳痰，吃了很多药都不见好。”

杨医生：“咳嗽多长时间了?痰什么颜色?”

张先生：“快两个月了，痰主要是白色，有时是黄色。”

杨医生：“还有没有其他不舒服?”

张先生：“我感觉有时候下午有点发热，但没量过体温，汗多一觉睡醒枕头都湿了。”

杨医生继续问：“还有什么其他的身体不适吗，例如胸痛、气促、体重下降等？”

张先生：“胃口差，瘦了很多，爬个楼梯就累。”

张先生说完后开始咳嗽，连声干咳，谈话期间声音有气无力。（思考：患者目前胸闷、气喘是既往心血管疾病或呼吸道疾病引起的，还是新的并发症？）

病史采集很顺利，患者配合度高，接下来杨医生需要继续了解患者近两个月的就诊情况。

杨医生：“最近两个月你有去社康中心或是医院看病吗?”

张先生：“有，一开始我去了家附近的社康中心，医生说可能感冒了，吃了几天感冒药，症状好一点，过几天又咳嗽，晚上咳嗽加剧，入睡困难。（张先生语速开始加快，杨医生忙点头示意他继续往下说。）我又去找社康中心医生，医生给我查了一次血（他从包里掏出一张检验单递给杨医生看），说有感染，给我开了几天消炎药。”

那是一张血常规检验单，提示WBC 11.6×10^9/L，NE% 82%，CRP 20.0mg/L。

杨医生：“开的什么消炎药？”

张先生叹气道：“好像是头孢，反正没什么效果，还是咳嗽，有时候痰还蛮多的。社康医生叫我到慢性病防治院排除一下结核病。”

杨医生：“社康中心有没有给你转诊单?血糖高不高？”（思考：糖尿病患者属于结核病的

高发人群，结核病患病率比普通人群高4～8倍）

张先生："这是转诊单。近两年，我血糖一直高，医生叫我吃药，我没吃。医生，我是不是得了结核病？"

杨医生："我现在还不能确诊，需要进一步检查才能确定。你需要留三次痰标本。你的糖尿病也需要去综合医院评估一下，尽快治疗。"听说要做检查，还要去大医院治疗糖尿病，张先生有点紧张了，看他的衣着打扮，估计是担心费用的问题。

张先生："听说结核病是免费的，是吗？还有，我不是本地户口，也可以吗？"

杨医生："你不需要紧张，本地户籍和外来人员都一样对待，有免费政策啊。你先查三个痰标本，分别是夜间痰、晨间痰和即时痰。夜间痰是今晚睡前咳出的痰，晨间痰是明天早晨清水漱口后深咳出的第二、三口痰，即时痰是你随时咳的痰。3个痰盒，你明天一起送过来。"

结合问诊的内容，杨医生大致了解了患者的整体情况，张选择无其他病史，家人和周围同事没人得过结核，无吸烟史，偶饮酒。接下来杨医生进行相关的体格检查，并给张先生开了胸部X射线摄影和一些检验单。

对话2：张先生痰检查结果出来后，杨医生向他做相关解释。

杨医生："从胸片和痰检查结果看，你得了肺结核，并且具有传染性，需要治疗，并且需要你的家人和密切接触的同事进行肺结核筛查。"

张先生："我需要住院隔离吗？要吃什么药，吃多久?"

杨医生："别紧张，一般来说，这个病是可以治愈的。治疗主要以门诊治疗为主，你现在有传染性，可以住院隔离治疗2周或是居家隔离治疗。我们一般会建议病情比较复杂的患者，或是需要有创操作（如抽胸腔积液、活检）的患者去住院治疗，出院后再进行门诊治疗。"

张先生："是不是住院治疗好得快一点？"

杨医生："不是的，普通的肺结核疗程要6个月，你有糖尿病，需要治疗9～12个月。"

经与家人商量，张先生决定在门诊定期取药治疗。

张先生："医生，需要吃什么药，麻烦你开一下?"

杨医生："吃结核组合药，因为结核病治疗时间长，为保证你全程规律服药，需要一名督导员来监督你服药。我们科室的督导医生会跟你介绍我们往后的一些治疗计划……"

随后科室一级督导员详细地讲述了对张先生的督导管理计划……

社康督导员在对患者进行管理的同时，应注意加强对患者家属的健康宣教，给予患者精神上的鼓励与支持，在其回归家庭后关注患者病情，使其注意家庭感染控制和消毒隔离，避免互相传染，避免到人群聚集的地方活动，鼓励并帮助患者戒烟。

参考文献

成诗明，王黎霞，陈伟. 2016. 结核病现场流行病学[M]. 北京：人民卫生出版社.

赵雁林，陈明亭. 2021. 中国结核病防治工作技术指南[M]. 北京：人民卫生出版社.

中国疾病预防控制中心. 2020. 中国学校结核病防控指南(2020版)[M]. 北京：人民卫生出版社.

中华人民共和国卫生健康委员会办公厅. 2020. 中国结核病预防控制工作技术规范(2020版)[M]. 北京：人民卫生出版社.

World Health Organization. 2021. Global Tuberculosis Report 2021. Geneva: World Health Organization.

金凤霞　秦道新

第十节 精神障碍的筛检和基层管理

按照国际疾病分类诊断标准，人类可以罹患的精神障碍近四百种。精神障碍可以出现在人生的任一阶段，也可以在某些关键时期呈高发态势。国外的精神疾病流行病学调查显示，成年人中任一精神障碍的终身患病率为 46%。中国人群心理障碍中，心境障碍、焦虑障碍和物质滥用障碍最为常见，在各地进行的调查结果倾向于精神障碍的终身患病率为 17%左右。即使我们估算其中仅有五分之一的患者需要医学干预，然而，我国现有精神科医师仅为 2 万名，广大患者的精神卫生服务需求与现有的服务能力之间的巨大差距是显而易见的。而缩小这一差距最为有效，也最为可行的办法就是把精神卫生服务的部分内容下放到基层医疗，此外，针对心理问题的普遍性、连续性、长期性等特点，全科医师在遵循生物–心理–社会的医学模式的同时，也能在个体服务层面，帮助绝大多数有心理健康问题的个体。

一、定　义

随着人的认知、情绪、行为等方面的变化，让患者感到精神上的痛苦的同时可能对其社会功能产生损害的一系列疾病视为精神障碍。而引起精神障碍的原因除器质性因素（如脑部感染、躯体疾病）导致的精神障碍外，还有凭当前的实验室各种仪器都无法查出的功能性精神障碍（如精神分裂症等精神病性障碍和焦虑症、应激所致的精神障碍等轻性精神障碍）。

在基层医疗机构中，全科医师需提供服务的对象涵盖了器质性精神障碍（癫痫所致精神障碍和精神发育迟滞伴发精神障碍）、功能性精神障碍（精神分裂症、分裂情感性障碍、偏执性精神病、双相情感障碍）及符合《中华人民共和国精神卫生法》第三十条第二款第二项情形并经诊断、评估为严重精神障碍患者。

二、筛　查

研究表明，生物、心理及社会性的危险和保护因素以及它们之间的相互作用，对从胚胎期起开始的整个生命周期都有影响，而其中的许多因素又是可以改变的，因为这些因素就有可能成为疾病预防和健康促进潜在的作用目标，而作为全科医师，服务于整个生命周期，如何提高公众的精神卫生水平，筛查具有易患精神障碍危险因素的高危人群并转介，服务已确诊的严重精神障碍患者，至关重要。

（一）筛查对象

辖区内居住的重点人群（如儿童、青少年、老年人、孕产妇），以及基层医疗机构就诊的居民群众。

（二）筛查方法

主要包括与患者谈话过程中的关键性提问，以及筛查问卷，具体见表 7-10-1 和表 7-10-2。筛查发现可疑病例后，再进一步进行评估。

表 7-10-1 社区常用筛查心理障碍的关键性提问

序号	问题
1	你是不是发觉失去了做事的兴趣或快乐?你是不是感到情绪低落或抑郁?
2	你是不是感到比平时更紧张或焦虑?你对很多不同的事情都很担心吗?
3	你是不是常有焦虑发作，或者有惊恐的感觉?

续表

序号	问题
4	你有没有想过自己喝酒太多了，或想过应该少些喝酒?是不是有其他人认为你喝酒太多了?
5	你是不是担心你的体重，担心自己太胖了，并且试图减肥?你是不是尝试刻意地减肥，比如采取过度运动、呕吐、服用泻药等方法减肥?
6	你是不是对饮食失去了控制?你暴饮暴食吗?
7	你是不是睡眠不太好？怎么不好?

表 7-10-2 常用的精神障碍评估工具

精神障碍	量表名称	注意事项
抑郁	抑郁自评量表	自评量表
	患者健康问卷（PHQ-9）	自评量表
	汉密尔顿抑郁量表	他评量表
焦虑	广泛性焦虑量表	自评量表
	焦虑自评量表	自评量表
	汉密尔顿焦虑量表	他评量表
睡眠障碍	匹兹堡睡眠质量指数量表	自评量表
精神病性障碍	简明精神病量表	他评量表
	贝克-拉范森躁狂量表	他评量表
痴呆	简易智力状态检查量表	他评量表

（三）筛查结果管理

1. 上述他评量表可用于筛查阳性或可疑阳性者。鉴于目前国家并未要求将轻症患者纳入管理，只是对重症患者有要求。所以，如果将相关流程写进去，有可能会增加全科医师的工作量。全科医师可以借助上级医疗机构的精神卫生资源，邀请精神专科医师，如专科医师通过社区门诊面见患者、采用病历汇报的形式，全科医师和专科医生共同商讨下一步建议等形式进行会诊。邀请精神专科医师的时机是灵活的，取决于是否需要得到精神专科医师建议以立即采取危机干预措施，是否需要专科医师帮助做鉴定诊断，或是否需要请精神专科医师制订连续性的治疗计划。因此全科医师很有必要掌握所在地区的服务资源。

2. 存在自伤或伤害他人风险者。在门诊中，有两种情况需要做出紧急风险评估，一种是患者存在伤人行为，另一种是患者可能存在自伤危险。因涉及患者、家庭乃至社区各工作人员的认知、行为、信念及环境诱因等多变因素，加之对象又涉及年龄、行为类型、所处环境及触发因素等，需要准确地科学地进行评估，常用的评估方式为自杀自伤风险评估、疑似严重精神障碍患者危险性评估，具体见表 7-10-3、表 7-10-4。

自杀自伤风险评估主要评估患者近一周内的情况，若处于中风险，建议患者或就诊人告知监护人，协助转诊；若得分为高风险，立即告知患者监护人，并转诊至精神专科门诊，确保患者的安全。

表 7-10-3 自杀自伤风险评估

条目	是/否	如答案为否，得分为 0，如答案为是，得分如下
1. 是否觉得死了会更好或者希望自己已经死了		1
2. 是否想要伤害自己		2
3. 是否想到自杀		6

续表

条目	是/否	如答案为否，得分为0，如答案为是，得分如下
4. 是否有自杀计划		10
5. 是否有过自杀未遂的情况		10
6. 一生中曾经有过自杀未遂的情况		4
总分（上述条目的总分）		

注：低风险为0～5分，中风险为6～9分，高风险≥10分。

疑似严重精神障碍患者危险性评估主要评估患者近一周的危险行为，若患者既往有过危害他人的举动或行为，甚至可以扩大到近一个月的情况。应区分静态（不能通过干预改变的，如人口学特征、既往暴力等）与动态（可通过干预改变，如非法持有武器、出现精神症状、物质滥用等）、近期（如当时的应激状态、精神症状等）与远期（人格特征、社会支持及环境等）的风险评估，一旦患者的危险性评估处于3级及以上，立即拨打110，请求公安机关介入。

表 7-10-4　疑似严重精神障碍危险性评估

等级	评估内容
0级	无符合以下1～5级中的任何行为
1级	口头威胁，喊叫，但没有打砸行为
2级	打砸行为，局限在家里，针对财物，能被劝说制止
3级	明显打砸行为，不分场合，针对财物，不能接受劝说而停止
4级	持续的打砸行为，不分场合，针对财物或人，不能接受劝说而停止（包括自伤、自杀）
5级	持械针对人的任何暴力行为，或者纵火、爆炸等行为，无论在家里还是公共场合

3. 已确诊的轻症精神障碍患者。全科医师除完成必要的躯体问题治疗外，应适当给予力所能及的心理辅导，必要时协助患者寻求专业的心理治疗。

4. 已确诊的严重精神障碍患者（门诊或住院）。全科医师接收到精神卫生医疗机构的严重精神障碍患者报告卡，对辖区内有固定居所且连续居住三个月以上的患者开展随访服务（包括预约患者到门诊就诊、电话跟踪和家庭随访等方式）。

三、全科医学处理

作为一名合格的全科医师，需要在日常诊疗或家庭随访中，通过结构化问诊，了解居民的躯体情况受心理因素影响的程度，同时评估是否已达到心理障碍及严重程度，为其提供下一步治疗计划和建议；而对确诊的严重精神障碍患者，开展长期随访，并提供基本的药物指导，同时积极发现药物不良反应，提供专业的医学建议。

（一）首诊评估（表 7-10-5）

表 7-10-5　结构化问诊项目及内容

项目	内容
主诉及现病史	病史主要来源于患者和知情者：①主要就诊的问题；②目前的特征性表现有哪些，持续多长时间，是否为新增表现，还是一个慢性持续存在；③近期有无重大生活事件，有无新的现实因素导致上述表现有所加重或减轻，内心是否感到痛苦；④为何来就诊，如何就诊，谁陪同就诊，是否有主动求治的欲望；⑤上述表现是急性发作，还是疾病的一次复发，又或者是慢性疾病的周期性发作；⑥如果是慢性病程，曾接受过什么样的治疗，治疗效果如何；⑦出现上述表现后，饮食、睡眠、学习或工作，以及与亲友们的交往情况如何，从而提取患者整体情况

续表

项目	内容
个人史	自杀史；婴儿期、童年期和青少年期的生长发育情况；工作状况；社交人际交往情况
家族史	家族中有无精神障碍患者、人格障碍者、癫痫病患者、酒精和药物依赖者、精神发育迟滞者、自杀者以及有无近亲婚配者
躯体化疾病史	有无发热、抽搐、昏迷、药物过敏史；有无感染、中毒及躯体疾病史，特别是有无神经系统疾病如脑炎、脑外伤，若有，则需澄清躯体疾病与上述表现之间有无时间、因果关系；患者从母亲妊娠到发病前的整个生活经历如何
吸毒/酗酒	是否有酗酒、吸毒、性病及烟草依赖情况
个性特点	①人际关系：与家人相处如何；有无异性或同性朋友，朋友多还是少，关系疏远还是密切；与同事、领导或同学、老师的关系如何等 ②习惯：有无特殊的饮食、睡眠习惯；有无特殊的嗜好或癖好；有无吸烟、饮酒、药物使用等习惯 ③兴趣爱好：业余或课余闲暇活动，有无兴趣和爱好，爱好是否广泛；有无特殊的偏好 ④占优势的心境：情绪是否稳定；是乐观高兴还是悲观沮丧；有无焦虑或烦恼；内向或情感外露；是否容易冲动或激惹 ⑤是否过分自信或自卑，是否害羞或依赖 ⑥对外界事物的态度和评价
社会状态	经济状况、社会地位、家庭成员之间的关系，日常生活、学历教育、工作能力、个性特征及婚姻家庭（必要时询问性生活）等状况；老年人与家人相处的状况
精神状态	①感觉异常表现：凭空听到与自己相关的话题、机械声、鸟叫声，感觉身上有东西在爬，女性凭空感觉到性快感，闻到不存在的气味或正常的物品中不可能存在的气味，如饭菜里有屎味，凭空看到有人影在自己房间偷东西，发现自己身体的某一个部位变形 ②思维形式异常表现：特别健谈，说话滔滔不绝，感觉脑子特别灵活；语量少，语速慢，语音低和反应迟缓；寡言少语，患者感到空空荡荡，没有什么思想；说话东拉西扯，以至于别人弄不懂患者要阐述的是什么主题思想；在无意识障碍下，又无外界干扰时，言语突然停顿，片刻之后又重新开始，但所谈的话题已经转换 ③思维内容异常表现：怀疑他人迫害或谈论自己，觉得自己与伟人有关系从而有非凡的能力、无中生有地坚信自己的配偶对自己不忠诚，毫无依据地感觉父母非亲生的，在被对方多次拒绝的情况下仍坚信对方喜欢自己，莫名地感觉到自己内心所想的事情没有向外人透露时而被周围人知道，无端地认为电视、互联网等媒体的报道都与自己有关系 ④注意力异常表现：对周围环境保持高度警惕，过分地注意别人的举动；对身体的细微变化十分敏感，过分地注意自己的健康状态；注意力不集中，容易受到外界干扰 ⑤记忆异常表现：患者对病前已经遗忘且不重要的事都能重新回忆起来；记不住刚见过的人的名字、刚告知的电话号码，严重的难以回忆个人的经历；对未经历的事件或想象的事情填补记忆的缺损；对过去所经历过的事件，在发生的地点、情节，特别是时间上出现错误的回忆，并坚信不疑 ⑥智能异常表现：记忆力、计算力、理解力、判断力下降，工作和学习能力下降，后天获得的知识与技能丧失等 ⑦情感异常表现：不同程度的与周围环境不相称的病态喜悦，患者整日喜笑颜开，语音高昂，眉飞色舞，表情丰富；感到前途灰暗，没有希望，严重时可因悲观绝望而出现自杀企图及行为；面部表情呆滞，对周围发生的事情漠不关心；顾虑重重、紧张恐惧、坐立不安，严重时可表现为搓手顿足，惶惶不可终日，似有大祸临头的感觉，常伴有心悸、出汗、手抖、尿频等自主神经功能紊乱症状
体格检查	进行全身各系统的检查，尤其是关注神经系统的检查，以及患者主诉不适的部位
辅助检查/诊断性实验	全血、肝、肾、甲状腺功能检查，对于怀疑患有脑部病理改变的人群，如存在认知功能缺陷的老年人、既往有抽搐发作的患者、性滥交群体，要常规做脑部 CT、梅毒血清学、脑电图等检查；对怀疑或已知有药物滥用史，可能需要做乙型肝炎、丙型肝炎及人类免疫缺陷病毒检查（征得患者及陪同家属的同意）

（二）转诊指征

全科医师做进一步评估后，出现表 7-10-6 中的情况时应该考虑转诊。

表 7-10-6　精神障碍转诊指征汇总表

项目	内容
精神行为异常	患者生病的严重程度和表现，加之表 7-10-2 中的评估工具得出异常结果，超出全科医师的能力范围：①曾在精神科住院治疗；②因精神异常而被关押；③无故冲动，伤人、毁物，或无故离家出走；④行为举止古怪，在公共场合蓬头垢面或赤身露体；⑤经常无故自语自笑，或说一些不合常理的话；⑥变得疑心重，认为周围人都针对他或者迫害他；⑦变得过分兴奋话多（说个不停）、活动多、爱惹事、到处乱跑等；⑧变得冷漠、孤僻、懒散，无法正常学习、工作和生活；⑨有过自杀行为或企图
患者处于急性生病状态	常规治疗没有效果
其他因素	如共患其他躯体疾病，治疗比较复杂
严重药物不良反应	①最为常见的是运动不能、肌张力高、震颤和自主神经功能紊乱，多发生在治疗的最初 1～2 个月；②无法控制的激越、不安、不能静坐、反复走动或原地踏步，治疗 1～2 周最为常见；③舌或口唇周围的轻微震颤或蠕动，多见于持续用药几年后；④不由自主的、奇特的眼上翻、斜颈、颈后倾、面部怪相和扭曲、吐舌、张口困难、角弓反张和脊柱侧弯等，出现最早；⑤出现口干、视力模糊、排尿困难和便秘等抗胆碱能的副作用，多见于服用氯氮平、氯丙嗪、硫利达嗪等药物；⑥内分泌紊乱，如体重增加、血糖升高、泌乳素分泌增加等
住院治疗指征	①因为生病，患者对自己或他人造成了胁迫；②因为生病，患者的行为在所处的环境中令人无法忍受；③最好在医院开始治疗；④门诊治疗不成功；⑤鉴于治疗的复杂程度或强度，需要使用住院部的资源；⑥作为门诊患者，无法做进一步的诊断性评估；⑦让患者离开他们所处的环境，会有利于治疗；⑧戒酒或戒毒可能或将会使评估和治疗复杂化

（三）治疗策略

全科医师精神评估的最后一步就是制订一个恰当的治疗策略，考虑的内容包括：是否立即转诊以处理危机或者有高度风险的精神病情况指征（转诊标准见前文），是否有转给精神病学专家、临床心理学专家、其他心理健康服务专家的指征，是否有入院治疗指征，还有很重要的一点，是评估患者及其家属对于转诊的态度，是否涉及一些实际问题，如费用、交通等。

（四）健康教育（表 7-10-7）

表 7-10-7　健康教育的对象及内容汇总

项目	面向人群	内容
精神障碍知识	全人群	宣传精神卫生的有关知识，如什么是情绪、如何识别并正确处理情绪，出现情绪问题无法自我调节时，应该求助相应的心理专业人员
转诊重要性	疑似或确诊患者及家属	及时就诊，明确诊断，接受合理、系统的药物和心理治疗，争取使疾病达到完全缓解，减少和防止疾病的复发
疾病性质特征	稳定期患者	了解自己的个性特质、对世界的认知、自身需要和动机，哪些自我的体验为症状，哪些现实因素容易成为疾病复发的诱因，家庭成员间的配合
药物治疗基本知识	患者和家属	精神疾病在首次确诊后需要长时间治疗，特别是精神分裂症患者，确诊后，维持治疗时间至少 5 年；服药期间不能擅自停药，出现病情波动时，应及时就诊；如出现手抖、流口水、体重增加、心慌等不良反应，应及时与医师讨论目前药物治疗的利与弊，若确实不能忍受不良反应，则根据医师建议进行药物调整

续表

项目	面向人群	内容
态度	家属及亲友	了解患者的哪些表现和行为是症状，认同患者症状体验所带来的情绪反应，不与患者争辩症状的真实性和现实度，保持同理心对待，但并非百依百顺，特别是当患者出现较强烈的情绪反应或现实事件时；患者出现睡眠质量差、情绪不稳定、不愿规律服药时，应优先跟全科医师乃至精神专科医师沟通，了解是否需要加大剂量或更换药物剂型，以暗中投药；患者无法辨认自己行为时，应果断地陪同患者到专科医院就诊，切勿因担心患者出院后报复而拒绝送医

（五）随访

对精神障碍患者的随访工作内容主要包括患者的信息管理和随访服务。

1. 患者信息管理　对于在社区内已确诊的严重精神障碍患者纳入管理，全科医师需对患者进行一次全面评估，除采集基本的居民健康档案信息外，仍需格外了解以下内容。①近期个人生活料理和睡眠情况；②近期出现的症状有无变化；③近期有无辱骂、打砸或自伤等危害他人或自己的倾向；④在家属督促下是否能定时定量服药；⑤服药后有无心慌、手抖、便秘、静坐不能、流口水等不适，出现后有无到精神专科就诊，专科医师是否有处理，且患者本人对躯体不适的态度如何；⑥家属对患者治疗后的改变观察以及对患者治疗的态度如何。全科医师应根据评估结果开展国家基本公共卫生服务工作。

2. 随访服务　对纳入管理的患者，征得监护人和（或）患者本人同意后，患者配合度高的情况下，每年至少进行1次健康检查，内容包括：一般的体格检查、生命体征的测量、血常规（需包含白细胞分类）、肝功能（需包含转氨酶）、血糖及 HbA1c、肾功能（需包含肌酐）及心电图。社区全科医师每年至少随访4次，服务内容主要包括以下7个方面。

（1）近期个人生活料理、睡眠和社会功能恢复情况。

（2）既往症状有无再次出现的苗头，能否意识到既往异常体验是病态。

（3）是否能主动按时按量服药，还是需要家人督促服药，在出现不适时主动寻求家人、医师的帮助。

（4）有无定期监测体重、血糖和血脂、肝肾功能、泌乳素、心电图结果等，且日常中有无舌或口唇周围的轻微震颤或蠕动、运动不能、肌张力过高、震颤和流口水、面具脸等不良反应出现。

（5）与家人、朋友关系如何，对未来生活有无打算。

（6）对患者的日常行为评估危险性，评估条目见表 7-10-4。

（7）严重精神障碍患者每次随访应对患者进行危险性评估；检查患者的精神状况，包括感觉、知觉、思维、情感和意志行为、自知力等；询问和评估患者的躯体疾病、社会功能情况、用药情况及各项实验室检查结果等。其中，危险性评估见表 7-10-4。

3. 分类干预　根据患者危重情况、危险性等级、精神症状、自知力等维度来综合评估患者精神障碍的稳定性，根据稳定性程度采取相应的管理方案，具体见图 7-10-1。

（1）病情不稳定患者：若危险性为3～5级或精神症状明显、自知力缺乏、有严重药物不良反应或严重躯体疾病，对症处理后立即转诊到上级医院。必要时报告当地公安部门，2周内了解其治疗情况。对于未能住院或转诊的患者，联系精神专科医师进行相应处置，并在居委会人员、民警的共同协助下，2周内随访。

（2）病情基本稳定患者：若危险性为1～2级，或精神症状、自知力、社会功能状况至少有一方面较差，首先应判断是病情波动或药物疗效不佳，还是伴有药物不良反应或躯体症状恶化，分别采取在规定剂量范围内调整现用药物剂量和查找原因对症治疗的措施，2周时随访，若处理后病情趋于稳定者，可维持目前治疗方案，3个月时随访；未达到稳定者，应请精神专科医师进行技术指导，1个月时随访。

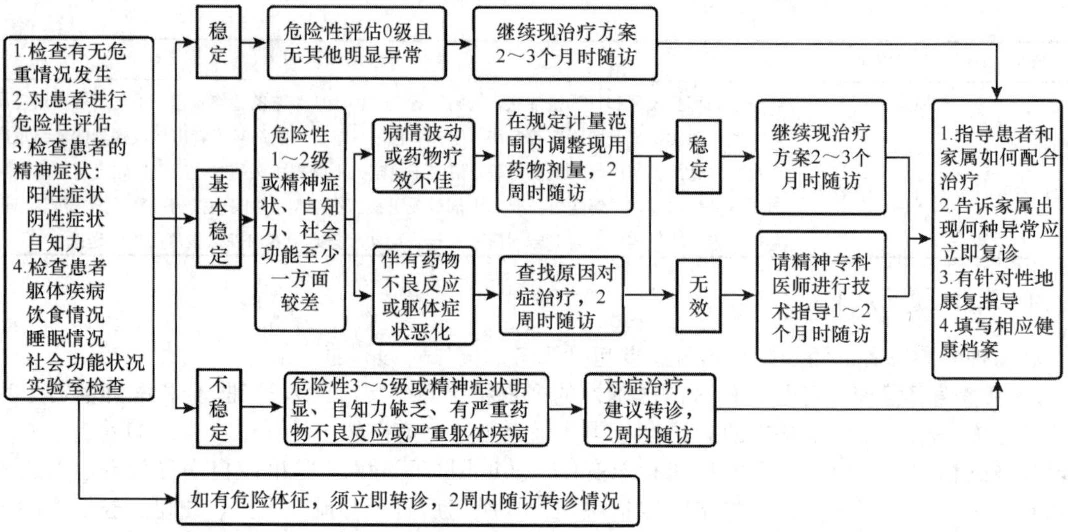

图 7-10-1　严重精神障碍患者管理服务流程

（3）病情稳定患者：若危险性为 0 级，且精神症状基本消失，自知力基本恢复，社会功能处于一般或良好，无严重药物不良反应，躯体疾病稳定，无其他异常，继续执行上级医院制订的治疗方案，3 个月时随访。

案例分享

“有你们在真好，祝你们新年快乐！”2022 年 12 月 30 日，2022 年的最后一个工作日，罗湖某社康中心迎来了三位客人——社区严重精神障碍康复者文某和其父母。

文某，今年 28 岁，与父母同住在罗湖某社区，2016 年的夏天，文某出现兴奋、话多、乱花钱、不睡觉等情况，被家人送往康宁医院住院治疗，经过治疗后病情好转出院，患者和父母均认为病情已经痊愈，未能坚持服药，先后 3 次病情复发被送往康宁医院治疗，而其一直拒绝社区关爱帮扶小组的帮助。

2022 年 5 月，文某因与朋友酒后发生争执和肢体冲动，被评为 4 级高风险，第 5 次被送住院治疗，出院后仍不愿服药，一周内再次发作，重新住院。在患者住院期间，社区关爱帮扶小组了解到患者与家人关系比较差，彼此沟通少，不能很好地了解患者的内心想法，但患者在外时与其他人相处较好，家属希望患者能通过积极的治疗恢复正常生活，但又担心配合社区管理会暴露患者病情，影响患者的未来；精防医生和社工多次上门，先对家属的憧憬给予了肯定和鼓励，然后继续通过通俗易懂、深入浅出的描述，向家属科普此类疾病的护理知识，并分享了其他患者坚持治疗后重返职场、组建家庭的积极康复事迹，家属最终同意社康中心对患者进行精防服务，并愿意在患者出院后接受免费长效针剂治疗。2022 年 7 月中下旬，患者出院后，精防社工协助其申请罗湖区慢性病防治院的免费长效针剂治疗（棕榈酸帕利哌酮注射液）。

目前文某仍坚持治疗，每月在社工的提醒下，均能按时到罗湖区慢性病防治院注射长效针剂，患者情绪明显改善，作息、社交等功能恢复良好，目前正在积极寻找工作。社区关爱帮扶小组按时回访患者，针对患者治疗积极性给予正向反馈，协助患者回归社会，适应社会发展。

思考题

（1）在全科门诊中，如何对患者精神状态初步评估，并成功转诊？

（2）在全科诊疗中，怎么开展居民的心理健康状况自查和提高居民心理卫生知识？

参考文献

国家卫生健康委医政医管局. 2018. 精神障碍诊疗规范(2020年版)[M]. 北京: 人民卫生出版社.
江开达. 2013. 精神病学[M]. 7版. 北京: 人民卫生出版社.
李长明. 2017. 国家基本公共卫生服务规范操作手册[M]. 3版. 北京: 金盾出版社.
张明园, 何燕玲. 2015. 精神科评定量表手册[M]. 长沙: 湖南科技出版社.

黄　婵　李　莎　张元东

第三篇　公共卫生服务项目的实践

第八章　基本医疗卫生服务

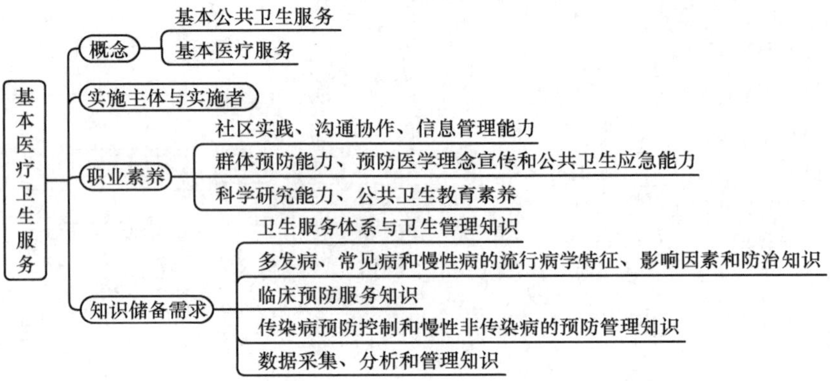

图 8-0-1　基本医疗卫生服务

学习目标（图 8-0-1）

1. 描述基本公共卫生服务与基本医疗服务的概念，及其对国家民生发展的重要性。
2. 列举全科医师在基本医疗卫生服务实施中应该掌握职业素养及知识储备需求。

为了发展医疗卫生与健康事业，保障公民享有基本医疗卫生服务，提高公民健康水平，推进健康中国建设。2019 年 12 月 28 日第十三届全国人民代表大会常务委员会第十五次会议通过《中华人民共和国基本医疗卫生与健康促进法》。该法明确提出，基本医疗卫生服务，指的是维护人体健康所必需、与经济社会发展水平相适应、公民可公平获得的，采用适宜药物、适宜技术、适宜设备提供的疾病预防、诊断、治疗、护理和康复等服务。基本医疗卫生服务包括基本公共卫生服务和基本医疗服务。国家建立基本医疗卫生制度，建立健全医疗卫生服务体系，保护和实现公民获得基本医疗卫生服务的权利。同时，国家采取各种措施，保障公民能够免费享有安全有效的基本公共卫生服务，以控制影响健康的危险因素，提高疾病的预防控制水平。

一、基本公共卫生服务与基本医疗服务

（一）基本公共卫生服务

基本公共卫生服务是指由疾病预防控制机构、城市社区卫生服务中心、乡镇卫生院等城乡基本医疗卫生机构向全体居民提供的服务，是公益性的公共卫生干预措施，主要起疾病预防控制作用。目前，国家提供的基本公共卫生服务项目有 14 项。从不同服务人群来分类，主要包括三类：①面向所有人群的公共卫生服务，如城乡居民健康档案管理、健康教育、传染病及突发公共卫生事件报告和处理服务、卫生计生监督协管服务、免费提供避孕药具、健康素养促进行动；②面向特定年龄、

性别、人群的公共卫生服务，如预防接种、0～6 岁儿童健康管理、孕产妇健康管理、老年人健康管理、中医药健康管理；③面向疾病患者的公共卫生服务，包括慢性病患者健康管理（高血压、糖尿病）、严重精神障碍患者管理、结核病患者健康管理。这些项目主要是考虑到在政府财政的最大支持能力的基础上，针对我国对居民健康影响大、具有普遍性和严重性的公共卫生问题，以及结合居民的健康需求、实施健康干预措施的可行性及效果等多种因素而确定的。凡是中华人民共和国的公民，都能够享受这些国家基本公共卫生服务项目。基本公共卫生服务项目所规定的服务内容由国家免费提供，所需经费由政府承担，由乡镇卫生院、村卫生室、社区卫生服务中心（站）负责具体实施。近年来，各级政府基本公共卫生服务经费补助标准逐渐提高，由 2011 年的人均 25 元提高至 2023 年的 89 元。国家基本公共卫生服务项目，是促进基本公共卫生服务逐步均等化的重要内容，是深化医药卫生体制改革的重要工作。

（二）基本医疗服务

基本医疗服务是指医疗保险制度中对劳动者或社会成员最基本的福利性照顾。基本医疗服务的目标是保障劳动者或社会成员基本的生命健康权利，使劳动者或社会成员在防病治病过程中按照防治要求得到基本的治疗。基本医疗服务主要由政府举办的医疗卫生机构提供，同时鼓励社会力量举办的医疗卫生机构提供基本医疗服务。在基本医疗服务的推行中，国家主要实行分级诊疗制度，引导非急诊患者首先到基层医疗卫生机构就诊，实行首诊负责制和转诊审核责任制，逐步建立基层首诊、双向转诊、急慢分治、上下联动的机制，并与基本医疗保险制度相衔接。同时推进基层医疗卫生机构实行家庭医师签约服务，建立家庭医师服务团队，与居民签订协议，根据居民健康状况和医疗需求提供基本医疗卫生服务。

二、基本医疗卫生服务的实施主体与实施者

基本公共卫生服务和基本医疗服务主要由基层医疗卫生机构、医院、专业公共卫生机构等提供。其中，基层医疗卫生机构主要提供预防、保健、健康教育、疾病管理，为居民建立健康档案，常见病、多发病的诊疗以及部分疾病的康复、护理，接收医院转诊患者，向医院转诊超出自身服务能力的患者等基本医疗卫生服务；医院主要提供疾病诊治，特别是急危重症和疑难病症的诊疗，突发事件医疗处置和救援以及健康教育等医疗卫生服务，并开展医学教育、医疗卫生人员培训、医学科学研究和对基层医疗卫生机构的业务指导等工作；专业公共卫生机构则主要提供传染病、慢性非传染性疾病、职业病、地方病等疾病预防控制和健康教育、妇幼保健、精神卫生、院前急救、采供血、食品安全风险监测评估、出生缺陷防治等公共卫生服务。各级各类医疗卫生机构应当分工合作，为公民提供预防、保健、治疗、护理、康复、安宁疗护等全方位、全周期的医疗卫生服务。

基层医疗卫生机构是国家实施基本医疗卫生服务的主体。在范围上，基层医疗卫生机构主要包括乡镇卫生院、社区卫生服务中心（站）、村卫生室、医务室、门诊部和诊所等。在职能上既包括国家基本公共卫生服务，同时又提供基本医疗服务，是我国实施分级医疗制度和家庭医师签约制度的一线机构。同时，作为基本医疗卫生服务的重点实施者，全科医师的队伍不断发展壮大。2021 年末的统计数据显示，我国有基层医疗卫生机构近 126.8 万个[含社区卫生服务中心（站）36.2 万个，乡镇卫生院 3.5 万个，诊所和医务室 27.1 万个，村卫生室 60 万个]，床位数 171.2 万张，人员数 443.2 万人（含卫生技术人员 330.2 万人），其中乡镇卫生院 149.2 万人，社区卫生服务中心（站）68.3 万人，年就诊量 42.5 亿人次（占总诊疗量的 50.2%）。数据显示，2018 年全国新增全科医师 4.3 万人，全科医师总数达到 30.9 万，基层医师队伍日益壮大（2021 年我国卫生健康事业发展统计公报）。较 2009 年新一轮的医改以来，政府对基层卫生机构的投入增加了 10 倍。这一投入获得了良好的成效，极大地促进了医疗资源的合理配置，城乡居民可以公平地获得基本公共卫生服务项目，预防为主的卫生与健康工作方针落到了实处。但在数量提高的同时，中国基层医疗卫生机构的服务质量面临一

定的挑战。与人民群众日益增长的健康需求相比，我国全科医师队伍建设在培养能力、队伍结构、技术水平和岗位吸引力等方面还存在突出问题。2020 年 6 月，多个国内外研究团队和机构在《柳叶刀》发文指出，医务人员的教育和培训机会不足是我国基层医疗卫生机构服务的首要问题；并建议在全科医师教育中，政府须监督各医学院校的培养质量以确保同质性，注重培养新一代的全科医学师资队伍和领军人才；同时，医学教育机构需要拓展医学生接触和了解基层的机会，加强全科医学专业的学生参与多专业团队工作和医患沟通的能力，进而优化基本公共卫生服务，提升服务质量。

三、全科医师在基本医疗卫生服务实施中的职业素养

在我国，全科医师是基层医疗卫生服务的重要执行者。全科医师通过接受全科医学的专门训练，在基层中承担着预防保健、常见病与多发病的诊疗及转诊工作，以及健康管理、慢性病管理和患者的康复等一系列卫生服务工作，为个体和家庭提供协调性的医疗保健服务，是人民健康的“守门人”。提高全科医师的医疗服务能力，应从全科医学教育开始。全科医学是一个面向社会与家庭，整合临床医学、预防医学、康复医学以及人文社会学科于一体的综合性医学专业学科。通过有效措施提升社区全科医师的公共卫生思维与能力，从而强化社区卫生服务中心的预防控制功能，发挥重大疫情前的“侦察兵”“吹哨人”的作用，是摆在卫生行政部门和医学院校面前的一个重大问题。从预防医学的角度，一个合格的全科医学专业本科毕业生，应当具有以下针对基本医疗卫生服务的职业素养。

（一）社区实践能力

能够解决实际问题，提升岗位胜任力。对社区人群开展常见病、多发病诊疗，对患者进行体格检查和相应辅助检查，并提出诊断和制订治疗、康复方案，负责患者治疗，指导、帮助其康复。

（二）沟通协作能力与信息管理能力

能够与患者、家属、医师和其他卫生专业人员进行有效的沟通和交流，充分做到良好的医疗实践，服务于社区人群，做好公共关系的处理，协调社区资源，完成健康人群与高危人群的健康管理。

（三）群体预防能力和预防医学理念宣传

具有保护并促进个体和人群的健康责任意识；能够解释影响人群健康、疾病和有效治疗的因素；能够以开展健康教育等方式进行有效沟通；解释和评估人群的健康检查和预防措施；掌握疾病预防控制的基础知识，培养“预防为主，防治结合”的理念，将“生物-心理-社会医学模式”整合在健康宣教中，提高社区人群的健康素养。

（四）公共卫生应急能力

了解基层医疗卫生机构应急管理的基本情况，能够识别突发公共卫生事件，具有风险识别和评估能力，熟悉处理流程，并具有一定的初步处理能力；能够一定程度开展流行病、传染病的预防、监测与处理。

（五）科学研究能力

能够获取、甄别、理解并应用医学等科学文献中的证据；能够在临床数据系统中有效地检索、解读和记录信息；能够应用常用的科学方法，提出相应的科研问题并进行设计研究和完成项目研究并形成论文；能够应用循证医学证据选择最合适的医疗实践，遵循临床指南，应用临床路径。

（六）公共卫生教育素养

全科医学临床工作者应具备一定的教育学理论基础，熟悉教学流程，能够对预防医学知识进行

一定程度的规范讲授、示范、反馈和评价，对于见习实习的医学生能够开展教学工作。

四、全科医师的知识储备需求

在展开系统的公共卫生知识体系的学习中，全科医学生应该掌握以下知识内容，提高自身职业素养，树立预防为主的观念，应用健康生态模型在社区群众的多发病、慢性病的诊治和管理中贯彻三级预防原则，提高人群健康水平。

（一）卫生服务体系与卫生管理知识

学生应了解我国医疗卫生体系及其相关政策法规与制度。学生应了解经过长期发展，我国已经建立了由医院、基层医疗卫生机构、专业公共卫生机构等组成的覆盖城乡的医疗卫生服务体系；同样也应该清楚，我国医疗卫生资源总量不足、质量不高、结构与布局不合理、服务体系碎片化、部分公立医院单体规模不合理扩张等问题依然突出。而自中华人民共和国成立以来，我国的医疗体制随着社会与经济的发展进行过多次改革，医疗保险与医疗费用制度也随之变革，了解其背景有助于学生更好地了解现行医疗现状，构建全面的专业知识体系，以便学生毕业后能够尽快适应基层医疗机构的工作，尽快成为一名业务精湛的优秀医师。同时，全球健康策略与健康中国战略的提出事关全人类和全社会的全面进步，需要同学们从该层面上了解，并在未来的工作中贯彻。

（二）多发病、常见病和慢性病的流行病学特征、影响因素和防治知识

基本医疗卫生服务的主要内容是对常见病、多发病和慢性病的咨询、诊断和治疗。从预防医学的角度，了解这些基本的流行病学特征、影响因素和防治原则，能够让医学生在临床实践中提供更好的临床预防服务，促进社区人群健康管理工作，与公共卫生人员共同提高个体和群体的健康水平。

（三）临床预防服务知识

临床预防服务主要针对慢性病的相关因素，包括营养、烟草、体力活动等健康行为及危险因素，提供精准和有针对性的干预措施，开展疾病早诊早治，推行临床与预防的一体化、连续性的卫生保健服务。

（四）传染病预防控制和慢性非传染病的预防管理知识

基层医疗机构往往是面对传染病的第一道防线，对于传染病的预防和控制知识的掌握可以将传染病的传播切断在初期阶段，有利于传染病的控制。慢性非传染病的管理是社区管理的重要内容。全科医师在诊断治疗过程中做好管理工作将降低社区群众的疾病负担，全方位、全周期地保障人民健康。

（五）数据采集、分析和管理知识

社康中心在诊疗过程中产生大量的数据。掌握一定的数据采集和分析能力，能够提高全科医师“发现问题、分析问题、解决问题”的能力，同时能够促使全科医师用循证思维，将循证证据转化到临床实践中，促成临床与科学的共同促进，良性循环。而前沿的全科医学研究对于全科医学学科的发展至关重要。

提高全科医师的职业素养任重而道远。只有提升基层卫生服务能力，才能真正构建起公共卫生健康的防护网，守住社区疾病的防与治这个网底。

刘彩霞　胡友莹　刘　宇

第九章　基层公共卫生研究项目的实践

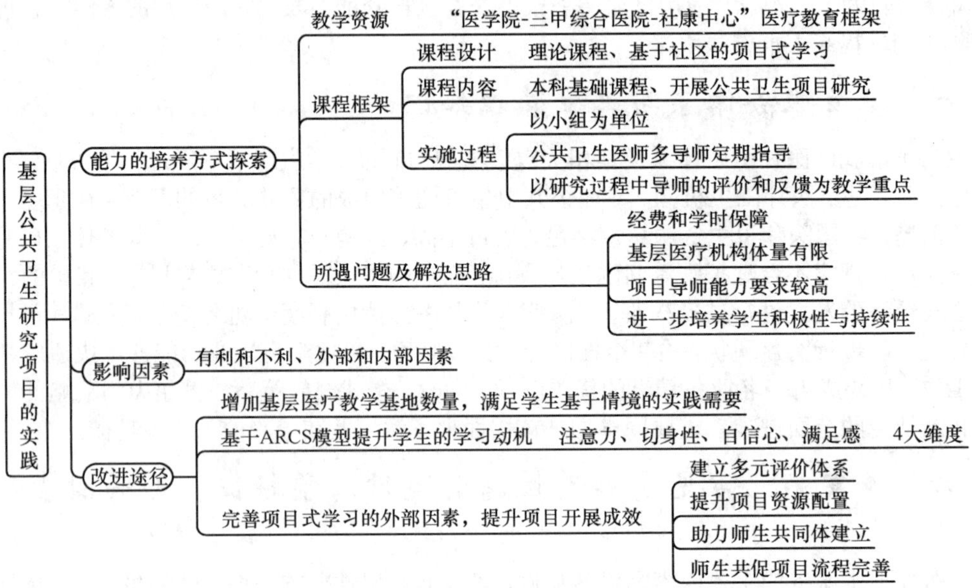

图 9-0-1　基层公共卫生研究项目的实践

学习目标（图 9-0-1）

1. 阐述基层公共卫生研究的学习模式。
2. 分析基层公共卫生研究开展的影响因素及改进方式。

一、医学生公共卫生能力的培养方式探索

近年来国际国内公共卫生事件频发，尤其是新型冠状病毒疫情对人类生活和健康产生的深远影响令人印象深刻。“健康中国”战略和 2020 年《国务院办公厅关于加快医学教育创新发展的指导意见》为医学人才培养指出方向，在医学本科阶段培养基本公共卫生能力十分必要。认知心理学强调学生通过解决问题和不断反思，有助于学生重组知识体系并提升专业能力。美国安布罗斯等的《聪明教学 7 原理》提出：学生获得有关技能是必要，之后通过实践和知识整合，能够分析应用这些技能，才能逐步提升至精熟水平。结合这些理论，本科阶段临床医学专业学生开展基于工作场景的公共卫生项目研究具有重要意义。

（一）公共卫生研究开展的教学资源

《国务院办公厅关于推进医疗联合体建设和发展的指导意见》等文件发布后，医疗联合体建设得到稳步发展，新型医疗改革得到多元化、创新性发展。部分医疗联合体强化了医教研的充分融合，优势互补，探索搭建三位一体的“医学院–三甲综合医院–社康中心”医疗教育架构，以三甲综合医院为桥梁，连接富有教学底蕴的医学院和庞大社区人群数据的基层医疗机构，推动医教深度协同，打通学生在医学院、三甲综合医院、基层医疗卫生机构不同学习情境的转换通道，三甲综合医院具有较完备的教学管理制度和投入，这些为学生开展基于公共卫生的项目式学习模式提供了支撑保障。

（二）公共卫生项目研究的课程框架

1. 课程设计　工作场景主要指基层医疗卫生机构，比如社区卫生院或社康中心，通过理论课程以及基于社区的项目式学习两部分内容开展课程设计；在第二或第三学年开展理论授课，以 1 年为期进行项目式学习。

2. 课程内容　目前临床医学专业本科阶段公共卫生课程有 3 门基础课程，为流行病学调查技术与应用、临床科研技术与实践、公共卫生与预防医学导论。学生在开展相关学科知识过程中，穿插生物医学、通识基础课程或临床相关课程，同时启动公共卫生方向的研究项目，学生在导师指导下完成选题、研究设计和明晰步骤，将理论与实践紧密结合开展学习，关注基于工作情境的公共卫生理念的融入和实践能力的提升。

3. 实施过程　将公共卫生相关的基础理论授课同步基层医疗机构实践，通过实践完成项目研究过程，以 5～6 人为研究小组，在三甲综合医院教学管理部门主管下开展，由高校公共卫生相关学科教师和基层医疗机构全科医师、公共卫生医师组成导师小组，对项目全程指导，学生研究小组在基层医疗卫生机构进行实践，进行有目标的观察、文献查询、设计并完善调查问卷、尝试多角色沟通、统计分析数据、归纳总结研究结论，绘制展报，以 1 年为研究期限，通过答辩完成结题。研究成果与所得学分关系不大，学习和评估重点在研究过程中由导师指导和反馈，学生小组及时改进和调整，经历整个研究过程，实现公共卫生、人际沟通、团队协作、科学研究等综合素养的培育。

（三）公共卫生项目研究课程开展所遇问题及解决思路

临床医学本科阶段在基层医疗机构开展公共卫生项目研究，仍处于早期开发阶段，据广东某高校医学院《中国医学生培养与发展调查：临床医学类专业院校分报告》显示，截至 2022 年参与此类项目的该校学生在同校同届临床医学专业总学生中的占比不超过 20%。

限制性因素及解决思路主要有以下几方面。

1. 基层医疗机构比较分散，与高校距离不定，实践过程产生的交通、住宿、饮食和时间消耗等成本较高。因此开展此类项目需要一定的经费和学时保障。

2. 多数基层医疗机构可容纳的学生数量有限，高校或医院需要开发更多的基层医疗机构及相关单位以满足学生开展研究的需要。

3. 项目导师需要有较高的科研素养和带教能力，但目前此类导师十分紧缺，加强基层医疗单位人员的师资和科研素养培训以及建立高校或医院多导师协作机制，是解决此问题的一个思路。

4. 学生参与此类项目的积极性和持续性需要进一步培养等。这些均需要对课程和管理进行优化进而逐步解决。

二、基层公共卫生项目学习的影响因素及改进途径

《中国临床医生岗位胜任力模型构建与应用》在 2015 年出版，确立了中国临床医师八大岗位胜任力，即临床技能和医疗服务、疾病预防与健康促进、信息与管理能力、医学知识与终身学习能力、人际沟通能力、团队合作能力、科学研究能力、核心价值观与医师职业素养，为近年来临床医学教育改革提供了重要借鉴。在人口老龄化、公共卫生事件频发、人民对健康需求日益增长等多重背景下，《国务院办公厅关于加快医学教育创新发展的指导意见》进一步强调了培养医学生全科理念的必要性，其中的疾病预防与健康促进相关公共卫生能力培育也愈加成为医学生培养的重要目标。

国内外很多学科采用了项目式学习方法来训练学生的思维和能力，并取得了良好成果；可将该方法在培养医学生公共卫生能力方面进行移植，设计并实践在基层情境中学生开展公共卫

生研究项目学习的课程。随着医学教育改革的深入，临床医学和公共卫生知识在教育体系内必将加快融合，结合项目式学习特点，医学生在基层医疗机构开展公共卫生研究项目的学习是一种特色性实践。

（一）参与基层公共卫生项目学习的影响因素

医学生参与基层公共卫生项目持续时间约为1年，并且穿插于课程中完成。项目开展具有一定的特点，体现在良好调动学生主动参与和基于工作场所的学习；但同时面临：周期相对较长；地点较为多样；项目进程中会接触到不同人群，包括不同年龄患者、家属和医护人员等；对带教导师的项目指导能力具有一定要求等。相关影响因素详见表9-0-1。

表9-0-1 学生参与基层公共卫生项目学习的影响因素

	有利因素	不利因素
内部因素	学生良好的自主学习能力	认为项目开展很难，易退却
	自我提升的内在动力	难以深入理解公共卫生政策
	享受挑战成果后的成就感	希望把时间用于其他方面的提升
	应对挑战的积极态度	对公共卫生研究缺乏兴趣
	运用社区医疗环境更深入了解公共卫生知识	
	有意识培养自己的兴趣	
外部因素	获得学分和考试的学业压力	样本量难以达标
	希望发文章，提升自我竞争力	导师给予的指导有限
	选导师的优势	项目流程不清楚
		与居民沟通吃力
		环境不熟悉
		课程繁重，没有时间
		项目开展时间有限
		该项目创新性不足

（二）公共卫生研究项目学习的改进途径

1. 增加基层医疗教学基地数量，满足学生基于情境的实践需要 医学生开展基层公共卫生项目式学习需要广泛的实践场地，无论是在城市内的社康中心还是在乡镇卫生院，实践成效一致，教学管理部门需要开发更多的基层医疗教学基地，增加医学生开展公共卫生能力和研究素养的项目式学习场所。

2. 基于ARCS模型提升学生的学习动机 ARCS即attention、relevance、confidence、satisfaction的英文首字母缩写，译为注意力、切身性、自信心和满足感，最早由美国心理学家约翰·M. 凯勒提出，教学中重视环节设计以激发学习者动机，由于相关研究成果丰富，受关注度正逐渐提升。访谈结果显示，大多数学生反馈的内因主要集中在自主性、内在动力、对待挑战的态度、兴趣，这些限制性内因集中在学生的内在动力，因此进一步提升学习者学习动机十分重要，ARCS学习动机理论为解决这一问题提供了方案。

（1）基于ARCS注意力维度，逐步维持好奇心：注意力与学习好奇心密切相关，具有集中性、指向性。基于基层公共卫生项目学习特点，教师和学生应明确项目学习的步骤和要求，学生制订合理的项目进展计划，明确项目阶段性目标，定期沟通讨论，增强团队内成员的投入和关注感，以促进学生保持良好的注意力。

（2）基于ARCS模型的切身性维度，逐渐建立价值观：切身性强调了教与学的密切关联度，即学习内容能够帮助学生解决现在或未来的可能性问题。公共卫生能力是医学生培养的核心能力之一，基于工作情境的公共卫生研究项目学习是已证实的学生能力培养的有效方法，因此学生以小组为单位进行自主选题时，应充分分析选题与现实问题的相关性和重要性，展示项目研究意义，结合导师建议，最终确定主题和可行性方案。学生在工作环境中体验并深入感受工作意义，与未来职业紧密联系到一起，逐步建立起自身价值观。

（3）基于ARCS模型的自信心维度，不断体验职业自信：自信心显示了学生面对学习和挑战的态度，这是学生完成颇具挑战性项目式学习需要训练的品质。学习项目一般会维持1年或以上的时间，项目进展中会出现不同问题和挑战，学生团队与导师、教学管理者等需要定期、主动沟通，逐步形成学习共同体，在主动沟通中寻求解决方法或获得相关支持，解决问题或完成小目标的过程会帮助学生逐步积累自信，增强抗挫能力，以及提升应对未来职业要求的自信。

（4）基于ARCS模型的满足感维度，持续提升学业成就感：满足感是自我评价学习效果、维持学习动机的关键因素。医学生完成结题后继续开展此类项目的积极性有待加强，项目学习模式设计和实施还需要进一步完善，以促进学生学业成就感提升。根据项目需求，鼓励学生自主组建和运行研究团队，组内推选富有奉献精神的组长，建立定期讨论机制，组内合理分工、加强互动、相互激励，充分调动每位成员的参与，日常做好记录，在团队成果汇报中展示个人对团队的贡献。最终通过研究项目学习，训练学生的团队意识，提升他们的学业成就感。

3. 完善项目式学习的外部因素，提升项目开展成效　如表9-0-1所示，多数学生反馈的外因主要集中在学分要求、样本量不足、导师指导有限和不清楚流程方面。推动学生项目式学习成效仍需要在评价机制、项目资源、导师质量和流程梳理等方面予以改进。

（1）建立多元评价体系：项目式学习以小组为单位进行，涉及多个角色，由学习共同体完成。对学生评价，按横向维度，分团队和个人的评价，建立由导师评价、组员互评、组间互评的评价制度；按纵向维度，分形成性和终结性评价，建立定期反馈机制和合理的项目成果考核标准。将两者融合，最终整合至每位学生的课程得分，纳入学业考核，或提升学分或获得某些资质。评价结果应与立项经费、奖励、学分获得等挂钩。

（2）提升项目资源配置：不同基层医疗机构实践并未影响学生的参与度，但由于单个基层医疗机构所管辖的范围和规模有限，项目样本量受限或居民群体存在差异，难以达到研究的可靠数量，这需要相关主管部门为项目团队提供与其他机构合作的支持，研究团队应积极主动沟通，建立联系，优势互补，以解决这些问题。

（3）助力师生共同体建立：导师在项目式学习中起到关键指引作用，需要有丰富的全科或公共卫生学科工作经验和良好的学术研究能力，在学生选题、设计、统计分析等方面进行专业指导，并在学生遇到项目困难时能够及时、有效地回应。因此，导师提升对学生项目审核和指导的力度十分必要，教学部门需要开展有关研究技巧和项目驱动类型的培训，制订并落实导师激励措施，并推动师生学习共同体的建立，做中学、学中做，促进师生的互动性，实现共同成长。

（4）师生共促项目流程完善：教学部门建立有效反馈通道，导师和学生可以及时、客观反馈项目实施中的问题，教学部门根据实际情况和项目特点等综合评估，及时回应，与教师和学生共同完善项目流程；给予一线教师和学生参与管理的机会，增进互动和理解，推动项目的高效开展。

综上，项目式学习是实现学生公共卫生能力培养的有益尝试，经调查、访谈及参考相关文献，参照本节的学生内在学习动机的提升和外部支撑条件的完善方法，相信项目式学习可以更加有效实施，实现学生对公共卫生知识的内化和综合能力的培养。

万岩岩　陈　勤　王　丽

第十章　以社区诊断为基础的公共卫生项目学习实践

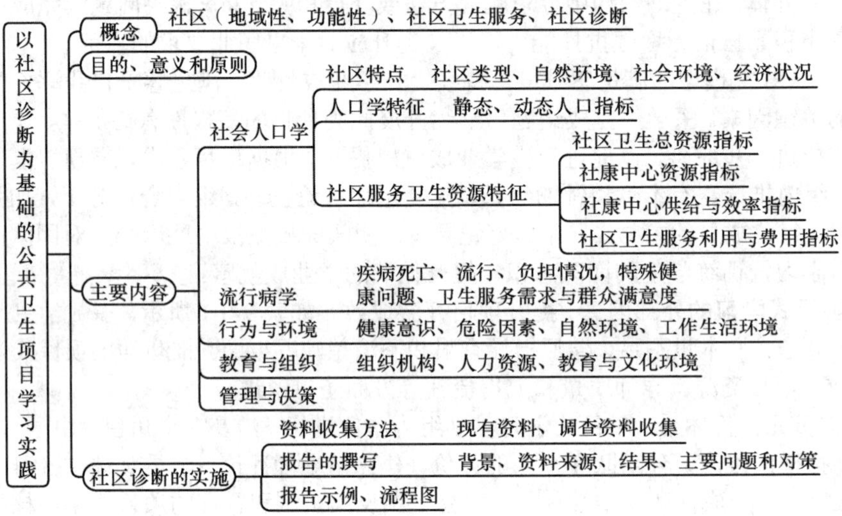

图 10-0-1　以社区诊断为基础的公共卫生项目学习实践

学习目标（图 10-0-1）

了解社区卫生诊断的内容和实施路径。

社区诊断是社区卫生工作者通过一定的调查研究方法，收集必要的资料，通过科学、客观的方法确定并得到社区人群认可的该社区主要的公共卫生问题及其影响因素，为社区预防服务计划的制订提供科学依据的研究方法。

社区诊断报告是摸清社区疾病基本情况及危险性因素，了解社区相关背景资料与社会支持体系，分析社区卫生服务实际健康需求，综合确定社区健康优先解决问题，为疾病综合防治提供重要依据的重要途径。

以社区诊断为基础的公共卫生项目实践，能够让临床医学专业学生掌握评估社区主要健康问题及影响因素的方法，明确社区综合防治优先干预的人群和策略。真正理解以居民健康需求为导向的社区卫生服务模式。

一、社区诊断的概念

（一）社区

社区（community）是社会的基本构成单位，由一定数量，具有共同的地理环境、共同的文化、共同的信念、共同的利益、共同的问题和共同的需求的人群组成。

地域性社区，是在一个固定的地理区域范围内，由不同的个体或家庭生活在相邻的空间，通过相互合作而形成的。

功能性社区，是不同个体因某种共同特征相互联系而结合在一起的群体。一个或多个功能性社区可以嵌套在一个地域社区。

（二）社区卫生服务

社区卫生服务（community health service）是在政府主导、部门协同、社区参与、上级机构指导下，以基层医疗卫生机构为主体，以解决社区主要卫生问题、满足基本卫生服务需求为目的，坚持以居民健康为中心，着重为社区内儿童、妇女、老年人、慢性病患者、残疾人等重点人群，提供融预防、医疗、保健、康复、健康教育等为一体的，经济、方便、综合、连续的基层卫生服务。

（三）社区诊断

在传统的医学中，“诊断”是临床医师的专用名词，通过对患者各种体征和生化指标的收集、整理和综合判别分析，给患者所患疾病做出专业的结论。临床医师的诊断不是他们职业的最终目标，而是通过临床诊断，为后续的临床医学干预提供依据。

社区诊断（community diagnosis）是现代医学模式下产生的概念和做法，它借用了临床上“诊断”这个名词，研究在特定时间与特定范围内人群中健康状况，以及疾病与影响健康的因素之间的关系。

社区诊断是开展社区卫生服务非常重要的工作环节，它采用社会学、流行病学、统计学等研究方法，通过一定的定性与定量的调查方式和手段，收集必要的资料，对一定时期内社区/地区的主要健康问题及其影响因素、社区卫生服务的供给与利用以及社区内外各种综合资源及环境等进行客观、科学的诊断和评价，从而发现和分析问题，提出优先干预项目。社区诊断通过制订本社区卫生服务工作规划，充分利用社区现有卫生资源实施卫生行动，逐步解决社区主要卫生问题，不断提高居民健康水平和生活质量。

二、社区诊断的目的、意义和原则

社区诊断显现了现代医学发展的渐进层次，由传统医学模式下人们以疾病诊治为目的，转向以社区人群健康为目的。由以患者个体为对象，转向以社区人群及其生产、生活环境为对象。

（一）社区诊断的目的

1. 发现并确定社区存在的主要健康问题及影响因素。
2. 分析并提出本社区需要优先解决的卫生问题。
3. 总结并评价社区卫生服务及其他卫生资源的供给及利用。
4. 了解并分析社区环境及相关资源现状。
5. 调查并分析居民需求、意向及满意度。
6. 为制订符合社区需要的卫生计划提供参考，并评价卫生计划执行情况和效果。

（二）社区诊断的意义

1. 有利于政府（部门）编制社区卫生规划、合理配置卫生资源和决策。
2. 有利于针对性地解决本社区主要健康问题。
3. 有利于提高社区卫生服务的供给与利用能力。
4. 有利于发挥社区各类相关资源的综合利用效益。
5. 有利于评价卫生工作成效，保证社区卫生服务健康、可持续发展。

（三）社区诊断的原则

1. 政府主导原则　社区诊断属于核心的公共卫生服务，须纳入公共卫生计划，保证政府投入与组织协调。

2. 科学完整原则 社区诊断的设计要科学规范，资料要完整准确，结果应客观可靠。

3. 适宜可行原则 社区诊断工作须与当地实际情况相结合，流程和方法适宜可行，以最低成本发挥最大效益。

4. 特异敏感原则 社区诊断要具有针对性和特异性，及时显示并突出本社区的特点。

5. 周期渐进原则 全面的社区诊断能反映本社区一定时间段的状况，其结果和结论有明晰的时段性。

三、社区诊断的主要内容

（一）社会人口学诊断

从分析社会问题入手，了解社区的特点，发现社区问题和健康问题的相关性，确定社区人群的生活质量和健康需求。

1. 社区特点

（1）社区类型分为居民社区、企业社区、城市社区、农村社区等。

（2）自然环境包括社区的地形、地貌、地理位置和自然资源等。

（3）社会环境包括社区人群宗教信仰、风俗习惯、社会意识、价值取向等。

（4）经济状况包括社区人群的人均收入与消费支出情况、医疗费用支付和比例等。

2. 人口学特征

（1）静态人口指标，包括：①平均人口数，是人口统计和疾病统计的基础指标，是规划卫生事业的主要依据；②性别构成，两种表示方法，分别是性别百分比和性别比例；③年龄构成，一般应用金字塔图表示或统计年龄构成；④重点人群构成，如老年人口系数、少年儿童人口系数、未成年人与育龄妇女构成比等。

（2）动态人口指标，包括：①出生率，人口统计的基本指标，是分析和研究人口发展趋势的基础，可粗略反映人口的生育水平；②人口自然增长率，反映出生和死亡引起的人口数量变化，是反映人口再生产状况的综合性指标，是制定人口计划生育政策的主要依据；③人口构成变化，如老龄化、迁入迁出、死亡、出生人口所导致的人口构成变化，可根据当前与历史资料去进行相关的统计分析。

3. 社区服务卫生资源特征

（1）社区卫生总资源指标，包括：①社区内医疗保健机构的数量；②社区内医疗保健机构拥有的大型医疗设备数量；③社区每千人口床位数；④社区卫生人力状况，每千人口医师/护士数。

（2）社康中心资源指标，包括：①设施设备统计，包括建筑面积、科室设置、药品种类与常用急救药物数量以及各类技术服务设备等；②在岗职工总数、卫生技术人员数量与构成比；③卫生技术人员的医、护、技人员基数及其构成；④卫生技术人员的学历/专业/技术资格构成；⑤全科医师数/每万居民人口；⑥财务指标，如收入来源、业务收入及构成、总支出与构成、职工年人均收入。

（3）社康中心供给与效率指标，包括：①预防保健指标，包括传染病防治、计划免疫、儿童保健、妇女保健等指标；②基本医疗指标，包括门诊、急诊和日间病床年诊疗人次，家庭病床和住院患者年收住人次等；③重点人群（老年人、慢性病患者、儿童、妇女、残疾人、低保与特困人群等）建档数和建档率；④高血压、糖尿病患者管理人数、管理频次、管理率与控制率；⑤老年人保健管理人数、管理频次，管理率；⑥精神病患者管理人数、管理频次、管理率。

（4）社区卫生服务利用与费用指标，包括：①两周患病卫生服务利用指标，包括两周患病采取措施情况、两周就诊率及按疾病分类、按人口特征分类的就诊率以及就诊单位构成、两周患病未就诊比例、原因及人口特征构成；②住院与家庭病床卫生服务利用指标，如住院及家庭病床原因分析、住院与家庭病床就诊单位构成；③社康中心知晓与利用指标，如居民对社康中心的知晓率、利用率、年均利用次数与项目分别构成；④居民卫生服务费用指标，如居民家庭医疗费用负担及其占家庭收入比例、社康中心门诊费用统计；⑤服务满意度指标。

（二）流行病学诊断

根据社会学诊断的结果，提出与社区人群健康相关的卫生问题，通过流行病学方法获得资料，综合分析后揭示问题的普遍性和严重性。

1. 疾病死亡情况　包含传染病、慢性非传染性疾病、各类伤害的死亡率、死因构成和死因顺位。主要有：①总死亡率；②年龄别死亡率；③婴儿死亡率；④新生儿死亡率；⑤5岁以下儿童死亡率；⑥孕产妇死亡率；⑦死亡专率；⑧死因别死亡率；⑨死因构成比与死因顺位。

2. 疾病流行情况　包括：①传染病发病情况；②儿童和孕产妇常见疾病检出情况；③残疾患病率；④慢性病患病率及其病别、人口特征别患病率；⑤两周患病指标；⑥一年住院与家庭病床情况分析。

3. 疾病负担状况　包括：①不同病因的早死损失生命年（YLLs）；②伤残损失生命年（YLDs）；③伤残调整生命年（DALY）；④危险因素归因疾病负担。

4. 社区特殊健康问题　包括：①损失与中毒情况；②居民的生活质量；③心理健康状况；④疾病的社会和家庭负担状况。

5. 卫生服务需求与群众满意度　包括：①社区人群对健康服务的需求；②相关服务的及时性、可达性和群众的满意度。

（三）行为与环境诊断

流行病学诊断确定主要健康问题后，进一步确定与主要健康问题相关的行为因素和环境因素。

1. 健康意识　①成年居民身高、体重、血压自我知晓率及其人口特征构成；②成年居民主动获取卫生知识及其渠道分布；③成年居民单项卫生知识知晓率，成年居民基本卫生知识知晓率，高血压成年患者相关知识知晓率，糖尿病成年患者相关知识知晓率。

2. 危险因素　①吸烟；②饮酒；③超重肥胖指标；④运动锻炼指标；⑤不合理膳食流行率。

3. 自然环境　地理、地貌、自然植被、气象、生态、生物、自然灾害等。

4. 工作生活环境　居住条件、卫生设施、饮用水、生活用燃料、环境污染等。

（四）教育与组织诊断

行为和环境诊断确定了社区优先干预的主要行为和环境危险因素后，通过教育和组织诊断，进一步确定促使这些行为和环境发生变化的必要条件和促成因素。

1. 组织机构　社区行政组织管理、机构及其功能分工，以及各种组织、机构之间的关系。

2. 人力资源　各类卫生专业技术人员和卫生相关人员，以及非卫生机构人员。

3. 教育与文化环境　社区人群的宗教信仰、传统社会风俗习惯、受教育水平与行为观念、健康素养等。

（五）管理与决策诊断

（1）国家社会经济发展政策。

（2）社区卫生政策。

（3）现有和需要制定的防病政策。

（4）政策的受益面及实际覆盖面、政策的受损面。

（5）防病资源及可利用的状况分析。

四、社区诊断的实施

（一）社区诊断资料的收集方法

1. 现有资料收集，包括

（1）社区一般情况资料。

（2）社区人口构成资料。

（3）社区人群健康资料。

（4）卫生服务资源、投入、管理、工作机制等相关资料。

（5）生命统计、疾病监测等资料。

（6）政府部门公布的统计年鉴、政府工作报告等。

（7）期刊、专著等文献资料。

2. 调查资料收集

（1）定性调查：用定性调查技术获得个人或人群在想法、意向、感受等方面较深层次的反应信息。了解人群有关态度、信念、动机、行为等信息。

1）个人访谈：一个访谈者与一个被访谈者面对面地进行交谈，以了解有关信息。适用于调查的主题较复杂或很敏感。须对访谈的内容和过程事先进行研究，拟定访谈提纲或设置简要问卷。

2）专题小组访谈：将一组人召集在一起，就某一特定问题进行深入讨论。适用于探索目前了解不多的问题。专题小组访谈便于组织，提供信息和意见自由，但是要求主持人水平高，收集的资料不容易整理和分析。

（2）定量调查：将所要调查的内容和问题编成统一问卷。可以通过面对面调查、电话调查、自填式或邮件调查等方式进行。

1）普查：为了了解某病的患病率或健康状况，于一定时间内对一定范围的人群中每一位成员进行调查。普查不适用于患病率低、诊断技术复杂的疾病。

2）抽样调查：调查某一人群中有代表性的部分（样本），根据样本所调查出的结果估计出该人群疾病的患病率或某些特征的情况。常用的抽样调查方法有单纯随机抽样、系统抽样、分层抽样、整群抽样和多级抽样等。

（二）社区诊断报告的撰写

社区诊断报告的撰写要求实事求是、共性与个性相结合、突出重点、要有可行性与可操作性。

1. 背景 简要介绍开展社区诊断的目的、范围，以及诊断报告结果的应用。

2. 资料来源 详细描述社区诊断的资料来源，包括现有资料的来源，以及调查资料的收集方法、质量控制、统计分析等。

3. 结果

（1）区域的基本情况。

（2）区域的疾病谱特点。

（3）人群行为危险因素现状。

（4）社区条件和设施情况。

（5）慢性病相关组织结构和人员情况。

（6）现有的卫生疾病防治政策。

4. 主要问题和对策 分析存在的主要问题，包括地域性问题、重点人群、重点健康问题及相关因素，以及卫生服务需求等。明确优先干预策略、预期目标、行动措施、评价标准等。

附件 1　××区/县慢性病社区诊断报告

一、资料来源

资料来源包括从卫生部门或机构、其他政府部门或机构收集的信息和资料，以及通过专题调查（包括项目名称、完成单位、开展年份、研究目的、样本人群概况）等途径获得资料。

二、××区/县基本情况

（一）地理环境

（二）行政区划

（三）辖区人口

（四）社区资源

三、××区/县疾病谱特点

（一）基本情况

（二）居民主要健康问题

1. 高血压

2. 糖尿病

3. 血脂异常

4. 超重/肥胖

5. 其他疾病

6. 死因顺位

四、行为危险因素现况

（一）自我保健知识、态度

（二）健康相关行为

1. 吸烟

2. 饮酒

3. 运动

4. 睡眠

5. 静坐

6. 心理

五、辖区内社区条件和设施情况

（一）社区环境

（二）健身设施

（三）食品标签等推广情况

六、慢性病防控相关组织机构和人员情况

与慢性病防控有关的不同部门和机构的工作职责、内容、人员配备情况。

七、现有的卫生、疾病防治政策

包括慢性病防控有关政策现状、经费来源，机构和人员、医疗服务提供等。

八、当地慢性病防控重点人群、优先策略、目标、行动措施和评价标准

根据人群年龄特点、突出的健康问题、健康相关知识和行为习惯，分别给予针对性的防控策略和目标。

附件 2　社区卫生诊断流程图（图 10-0-2）

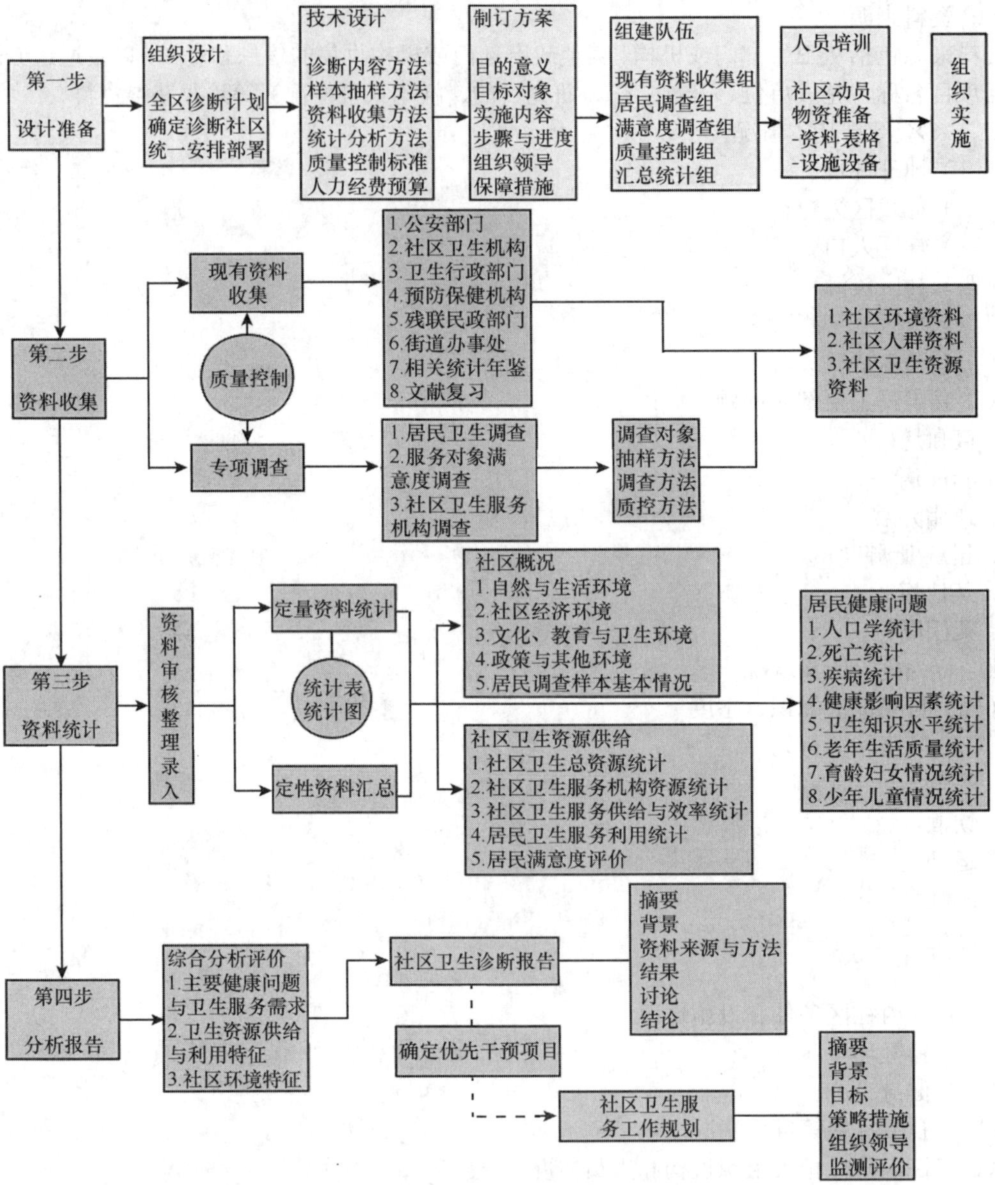

图 10-0-2　社区卫生诊断流程图

参 考 文 献

宫芳芳, 孙喜琢, 李文海, 等. 2018. 医疗联合体建设现代医院管理制度的探索与研究[J]. 现代医院管理, 16(5): 2-4.

林蕙青. 2020. 加快我国医学教育几个重点领域改革的新思考[J]. 大学与学科, (1): 72-78.

申庆楠. 2022. 基于 ARCS 动机理论的高校大学生项目式学习模型构建及实践研究[D]. 河北师范大学硕士学位论文.

万岩岩, 陈晓敏, 叶剑锋, 等. 2023. 临床医学社区公共卫生项目学习影响因素分析[J]. 基础医学教育, 25(1): 75-79.

万岩岩, 王颖, 王洪发, 等. 2020. 医药卫生体制改革背景下非直属附属医院的医学教育探索与实践——以深圳市罗湖医院集团为例[J]. 华西医学, 35(12): 1431-1434.
万岩岩, 叶剑锋, 刘彩霞, 等. 2023. 临床医学专业学生公共卫生能力培育的探索——基于医联体内社区项目研究[J]. 教育教学论坛, (4): 180-184.
夏雪梅. 2021. 指向创造性问题解决的项目化学习: 一个中国建构的框架[J]. 教育发展研究, 41(6): 59-67.
叶玲, 吴新炜. 2022. 医学院校“课程思政”导向的英语学习共同体构建——基于教学管理模式新思维的研究[J]. 中国医学教育技术, 36(3): 342-346.
赵炬明. 2017. 打开黑箱: 学习与发展的科学基础(上)——美国“以学生为中心”的本科教学改革研究之二[J]. 高等工程教育研究, (3): 31-52.
赵炬明. 2017. 打开黑箱: 学习与发展的科学基础(下)——美国“以学生为中心”的本科教学改革研究之二[J]. 高等工程教育研究, (4): 30-46.
郑燕林. 2022. 走向主体自觉: ARCS 模型视角下导师培育博士生学术训练动机的策略探析[J]. 学位与研究生教育, (1): 6-12.

付　莹　孙　涛　唐爱发